HUESOS SANOS

Si este libro le ha interesado y desea que lo mantengamos
informado de nuestras publicaciones, puede escribirnos a
comunicacion@editorialsirio.com,
o bien suscribirse a nuestro boletín de novedades en:
www.editorialsirio.com

Título original: THE HEALTHY BONES NUTRITION PLAN AND COOKBOOK.
How to prepare and combine whole foods to prevent and treat osteoporosis naturally,
de Laura Kelly y Helen Bryman Kelly

Traducido del inglés por Julia Fernández Treviño
Diseño de portada: Editorial Sirio, S.A.
Maquetación y diseño de interior: Toñi F. Castellón

© de la edición original
2016 Chelsea Green Publishing, Shite River Jct.

Este libro ha sido negociado a través de Ute Körner Literary Agent, Barcelona
www.uklitag.com

© de la presente edición
EDITORIAL SIRIO, S.A.
C/ Rosa de los Vientos, 64
Pol. Ind. El Viso
29006-Málaga
España

www.editorialsirio.com
sirio@editorialsirio.com

I.S.B.N.: 978-84-17030-35-3
Depósito Legal: MA-1250-2017

Impreso en Imagraf Impresores, S. A.
c/ Nabucco, 14 D - Pol. Alameda
29006 - Málaga

Impreso en España

Puedes seguirnos en Facebook, Twitter, YouTube e Instagram.

Dra. Laura Kelly & Helen Bryman Kelly

HUESOS SANOS

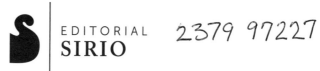

EDITORIAL
SIRIO

A mi madre, porque no solo me dio la vida (y buenos genes), sino que también trabajó incansablemente para ayudarme a que me dedicara a mi gran pasión.
A mi abuela, en su centésimo cumpleaños, y a mi abuelo, que aún sigue haciéndome reír.
Y a Nick, que me ha apoyado con amor y paciencia de todas las formas posibles y en todas las circunstancias.
LAURA

A mi hija Laura, por su infatigable búsqueda de la verdad y su empeño por descubrir la raíz de los problemas y por haberme ofrecido su tiempo con amor y firmeza para ayudarme a recuperar la salud de mis huesos y mejorar mis posibilidades de estar fuerte y tener una larga vida.
A mi querido esposo, Chris Titterington, que durante todos estos años han conducido durante horas cada dos semanas para comprar leche natural y porque además me ha apoyado incondicionalmente en la búsqueda de la salud de mis huesos. Mi corazón le pertenece.
HELEN

Con el mayor respeto y agradecimiento, dedicamos este libro a todas las personas que contribuyen a que encontremos alimentos sanos en el mercado: los agricultores que no utilizan pesticidas, los recolectores que trabajan cuidadosamente para no dañar los productos que manipulan, los transportistas, los vendedores y todos los que se esmeran con un pequeño tallo de hierba limón, un tomate biológico, un melocotón perfecto. Ellos se encargan de los alimentos para que nosotros podamos cuidarnos y cuidar a nuestras familias. Muchas gracias.

Prólogo

No estaría mal que los «expertos» dejaran de cambiar de opinión sobre lo que es beneficioso para nosotros y lo que no lo es. La verdad sobre la salud de los huesos últimamente ha pasado de ser que *los comprimidos de calcio son beneficiosos* a que *son perjudiciales.* Cuando la verdad cambia, los profesionales como yo nos encontramos en una situación incómoda. Esto me lleva a romper una regla implícita de mi trabajo: para aconsejar a mis pacientes debo confiar en mis conocimientos. Esa regla requiere que el silencio sustituya algunas palabras como por ejemplo, «Ehhh...» y «No lo sé», que podrían bajar la nota de un examen y, presumiblemente, mermar la confianza que los pacientes depositan en mi persona.

Ese «Ehhh...» pronunciado en voz alta y provocado por el hecho de que los suplementos de calcio se caigan de la estantería donde colocamos las verdades médicas, podría pasar desapercibido en medio del jaleo producido por otros cambios recientes en el campo de la medicina.

Entre ellos, la abolición del antiguo consenso sobre el carácter nocivo de las grasas y la emergencia de una nueva verdad que establece que la grasa es beneficiosa, mientras que el azúcar y los carbohidratos son nocivos para la salud.

Quizás nos sentiríamos más cómodos, o incluso nos alegraríamos, al decir «Ehhh...» si la verdad se acercara más al sentido común. Por ejemplo, ten en cuenta que ninguna de las autoras del libro que tienes en las manos es «especialista en huesos» en el marco del sistema médico; y uno de sus mensajes clave es que *las cosas no son tan complicadas.* Este mensaje tiene mucha fuerza y puede contribuir a que te sumes a una tendencia positiva de la tecnología de la información, la práctica médica y los resultados en materia de salud.

Huesos sanos forma parte de un cambio radical en el enfoque de los científicos, médicos y escritores sobre los cuidados sanitarios, y en el modo en que las personas pueden cambiar su condición de pacientes crónicos para gozar de buena salud. Esta nueva orientación está por encima del paisaje llano de la medicina que se apoya en las recetas médicas y se dedica a dar nombre a los síntomas, culparlos y controlarlos, y se basa en una perspectiva superior que tiene en cuenta una red multidimensional que organiza los sistemas vivos. Desde la posición ventajosa que nos ofrece un sistema interconectado, podemos constatar la proximidad de elementos que antes parecían estar distantes. De este modo, todo lo que sucede en tus intestinos o tu cerebro es significativo para los problemas de los huesos. La nueva forma de pensar establece que debes prestar atención a la información que te ofrece tu salud personal sobre tu estilo de vida y las opciones de tratamiento. Esa información nos recuerda el antiguo mensaje de dejar que los alimentos sean nuestra medicina.

La lección más importante que puedes aprender de este libro es que en el reino de las enfermedades crónicas el objetivo del tratamiento no es la enfermedad sino el individuo. Si eres un paciente crónico, la pregunta de sentido común es la siguiente: ¿qué es lo que necesitas añadir, o por el contrario evitar, con el propósito de favorecer el potente impulso natural hacia la curación? Laura Kelly y Helen Bryman Kelly aplican esta idea a la osteoporosis, señalando que en la mayoría de los casos no se trata de una enfermedad sino de una carencia o deficiencia.

El sentido común dice que el acero y la madera conforman el marco de las estructuras en las que habitamos. Sin embargo, los clavos y los tornillos son los componentes esenciales y, en última instancia, de ellos dependen el tamaño y la estructura de los edificios. Este libro te ayudará a comprender que los elementos fundamentales de los alimentos que ingieres (igual que los clavos y los tornillos de un edificio) son componentes clave para mantener tu esqueleto fuerte y flexible a la vez. Este elegante libro es un precursor oportuno de un cambio de perspectiva que pasa desde una organización exclusivamente vertical a otra en la cual prestamos atención a la información. La voz de las autoridades médicas será escuchada a través de personas inteligentes como Laura Kelly, que puede reunir los datos y organizarlos para que se ajusten a la verdad.

Cuando un médico afirma que la osteoporosis es la causa del problema de un paciente y elige un tratamiento con el objetivo de curarla como si se tratara de una enfermedad, está pasando por alto una gran cantidad de información relativa al paciente. Apoyarse en el *nombre* del diagnóstico como si fuera *algo* capaz de *causar* la enfermedad es confundir la naturaleza y las causas de las enfermedades crónicas. En problemas relativos a una enfermedad *aguda*, como una amigdalitis o faringitis estreptocócica, o una fractura en un brazo, la confusión de nombres, ideas y elementos no marca la diferencia. Sin embargo, cuando se trata de enfermedades crónicas, como por ejemplo la salud de los huesos, es especialmente importante que nos recuerden que la osteoporosis es únicamente el nombre que se utiliza para describir un síntoma, pero no es la causa ni el objetivo del tratamiento.

Si comprendes la diferencia entre un tratamiento orientado hacia la enfermedad y otro personalizado para cada individuo, compartirás mi admiración por la forma en que las autoras de este libro te preparan para que conozcas la información necesaria para mantener tus huesos sanos. Esto se opone por completo a un enfoque en el que la información se utiliza para ponerle nombre a tu estado de salud y luego prescribir un tratamiento para ese nombre. Si tú y tu médico os dedicáis a analizar tu información personal, las opciones de tratamiento cambian y se transforman en un proceso de colaboración para personalizar el tratamiento en el que se ensayan, modifican y adaptan todos los elementos (los síntomas, los signos y los resultados de los análisis de laboratorio). Este cambio, denominado medicina personalizada, se está imponiendo poco a poco, y por una buena razón que se relaciona precisamente con el tipo de información que nos ofrece este libro. Los lectores que utilicen las instrucciones ofrecidas por la Dra. Laura Kelly y Helen Kelly para crear un plan nutricional personal estarán capacitados para interactuar con los médicos profesionales de una forma novedosa caracterizada por ser más racional, más segura y menos costosa. Y al basarse en verdades con una alta probabilidad de perdurar podrán obtener mejores resultados.

Dr. Sidney MacDonald Baker
Sag Harbor, Nueva York
Mayo de 2016

¿Por qué los suplementos por sí mismos no pueden salvarnos?

A pesar de los millones que los consumidores gastan en suplementos de calcio y de la cantidad de fármacos recetados para combatir la pérdida de masa ósea, en el mundo se produce una fractura debida a la osteoporosis cada tres segundos. Pero esos huesos rotos no son el único territorio que habitan las personas mayores: el 50% de los estadounidenses mayores de cincuenta años padece osteopenia,[1] lo que significa que experimentan una pérdida significativa de masa ósea. En términos de porcentajes, se producen más fracturas entre personas con osteopenia que entre las que padecen osteoporosis. Una de cada tres mujeres mayores de cincuenta años (y, notablemente, uno de cada cinco hombres de la misma franja de edad) sufren fracturas osteoporóticas. Entre los pacientes que se han fracturado la cadera, uno de cada tres dependen de cuidados constantes durante un año, y uno de cada cinco muere en ese mismo período, muchos incluso durante el primer mes.

Las cifras para las fracturas espinales debidas a la osteoporosis son aún peores.

Hablando claramente de los riesgos, un 10% de pérdida ósea de la cadera puede ser dos veces y media más peligrosa que una fractura de cadera, mientras que un 10% de pérdida de masa ósea de las vértebras puede duplicar el riesgo de fracturas vertebrales.

Por lo tanto, resulta decepcionante que los suplementos de calcio y los fármacos no sean suficientes para mantener los huesos sanos. No obstante, hay muchas evidencias que indican que la dieta puede conseguirlo. Entre los habitantes de los países que están cambiando las dietas tradicionales y los alimentos naturales por la comida rápida, los productos procesados, los mariscos criados artificialmente (piscicultura), los huevos de granjas avícolas industriales, las bebidas azucaradas y las hortalizas y carnes tratadas químicamente, se observa un agudo declive de la salud ósea. Por ejemplo, mientras estábamos escribiendo este libro, los analistas de la industria sanitaria auguraron que las cifras de la osteoporosis en China se duplicarán en 2035[2] y que en 2050 las lesiones osteoporóticas supondrán un coste equivalente a más de 25 billones de dólares para los chinos. Las previsiones se basan en las estadísticas: desde los años sesenta hasta los noventa del pasado siglo se registró un incremento de un 300% de las fracturas de cadera; en 2010, 2,3 millones de chinos (70% de mujeres y 30% de hombres de un país cada vez más occidentalizado) sufrieron fracturas de cadera, vertebrales y de muñecas de origen osteoporótico que requirieron tratamiento y supusieron un coste equivalente a 10 billones de dólares.[3] En otros países se dan cifras similares, aunque menos dramáticas.

La ciencia es inequívoca: consumir alimentos inapropiados aumenta el riesgo de contraer osteopenia y osteoporosis; ingerir los alimentos adecuados para la salud de los huesos reduce el riesgo de padecerlas y puede ayudarte a desarrollar reservas óseas en la menopausia, controlar la pérdida de masa ósea posterior a ella y detenerla, cuando no restituirla, en cualquier momento de la vida. Conocemos esto de primera mano porque algunas de las recetas de este libro fueron el punto de arranque para que Helen consiguiera detener una grave pérdida de masa ósea osteoporótica a los setenta años.

HUESOS SANOS: TU NUEVO PARADIGMA

El dolor, el sufrimiento, la hospitalización, la discapacidad y la muerte debidos a una pérdida de densidad ósea están haciendo sonar las alarmas en todo el mundo y los científicos coinciden en que todavía queda mucho por hacer en lo que se refiere al tratamiento de este problema en sus etapas tempranas. Los profesionales de la medicina no se ponen de acuerdo en cuál es el mejor tratamiento y son muy pocos los que sitúan el foco en la prevención.

Para ayudarte a evaluar las recomendaciones para prevenir y tratar la pérdida de densidad ósea y prepararte para hablar con tu médico sobre este tema, en este libro encontrarás información sobre el desarrollo de los huesos, qué sucede cuando pierden densidad con el paso del tiempo, de qué forma los nutrientes son los protagonistas de ambos procesos y cómo puedes aprovechar el poder de estos nutrientes para lograr y mantener unos huesos densos y a la vez flexibles. Existen factores genéticos que parecen estar asociados a la densidad ósea, pero es esencial que sepas que los genes pueden activarse y desactivarse mediante el estilo de vida y la nutrición. Este libro no se ocupa de la parte genética de la pérdida ósea porque el ejercicio y la nutrición adecuada son suficientes para la gran mayoría.

Los modernos paradigmas médicos occidentales ofrecen tecnología de ensayo y potentes fármacos capaces de erradicar enfermedades y mejorar la vida de muchas personas. Obviamente, nuestro agradecimiento es infinito y nuestro respeto inconmensurable. No obstante, tienen sus límites y, considerando cómo la medicina enfoca la epidemia de dolencias crónicas que afronta la sociedad actual, debemos afirmar que el paradigma occidental ha llegado a su límite. En lugar de reflexionar sobre las causas esenciales o explorar a fondo la prevención, tiende a focalizarse en el tratamiento y los fármacos. Pero las píldoras no deberían ser la primera opción, sino la última, en especial cuando existen terapias nutricionales que han demostrado ser efectivas para tratar estas patologías sin efectos secundarios y a largo plazo.

Echemos un vistazo a algunos de los ejemplos del paradigma farmacéutico *en peligro*:

- En un extenso estudio, el 50% de un grupo de mujeres posmenopáusicas que recibió un tratamiento a base de estatinas desarrolló diabetes.[4] El tratamiento con estatinas parece aumentar el riesgo de contraer diabetes en un 46% de la población general.[5]
- Las reacciones adversas de los fármacos causan la hospitalización de aproximadamente un millón y medio de estadounidenses cada año.[6]
- Los bifosfonatos pueden detener la pérdida de densidad ósea a corto plazo; sin embargo, estos medicamentos también pueden provocar deterioro de la mandíbula y fractura del fémur.[7]

Estos datos son de por sí lo suficientemente graves, pero la situación nos parece aún más preocupante si consideramos que a partir de 2014 se recetó medicación psiquiátrica a más de ocho millones de niños en Estados Unidos,[8] cuando para la mayoría de ellos hubiera sido suficiente con introducir cambios en la dieta.

No nos equivoquemos: los fármacos están justificados cuando no existen otras opciones, es decir, cuando debemos consumirlos inequívocamente porque así lo requiere una enfermedad. De cualquier modo, en la actualidad existen límites en relación con el consumo de bifosfonatos.[8] La tendencia a recurrir a los medicamentos

como una solución rápida para problemas que podrían tratarse mediante la dieta, así como también a otro tipo de intervenciones que no incluyen fármacos, se nos ha ido de las manos.

SOBRE LOS MÉDICOS Y LA DIETA

Del juramento hipocrático original (de finales del siglo v a. de C):

Por lo que respecta a la curación de los enfermos, ordenaré la dieta según mi mejor juicio y mantendré alejado de ellos todo daño y todo inconveniente. No me dejaré inducir por las súplicas de nadie, sea quien fuere, a administrar un veneno o a dar mi consejo en semejante contingencia.

En la enmienda para los médicos modernos de 1964, se eliminó el compromiso con la dieta y se sustituyó por las siguientes palabras:

Aplicaré todas las medidas necesarias para el beneficio del enfermo, buscando el equilibrio entre las trampas del sobretratamiento y del nihilismo terapéutico.

Recuperar lo natural

Proponemos un nuevo paradigma para abordar la salud de los huesos: la prevención basada en la evidencia y un tratamiento que incluye grupos específicos de alimentos naturales.

En la industria alimentaria y en otros ámbitos la palabra *natural* se ha utilizado en exceso, de manera frívola y a veces para crear falsas impresiones. Nosotras la hemos recuperado tal como se aplica a los alimentos, para ayudar a destacar el nuevo paradigma. Por *natural* entendemos los alimentos de origen vegetal que proceden de animales criados en sus propios hábitats y en granjas en las que no se utilizan pesticidas ni fertilizantes químicos. Hemos recuperado esta palabra para destacar su prestigio y porque queremos que represente el poder de su verdadero significado. *Natural* es uno de los pocos términos que describen la vida armoniosa y equilibrada de la naturaleza. Los alimentos naturales son la mejor medicina para favorecer la salud ósea a lo largo de la vida.

LA HISTORIA DE HELEN

En la etapa previa a la menopausia, una densitometría reveló que sufría una osteopenia avanzada, de modo que comencé a ocuparme de la salud de mis huesos. Decidí no tomar fármacos porque no confiaba en ellos, pero adopté una nueva visión de la alimentación, además de empezar a seguir los consejos de los expertos y a tomar suplementos alimenticios. Pasé a beber leche de soja y a consumir hortalizas, queso, pan integral biológico, salvado de avena —que es beneficioso para el corazón—, salvado de trigo —por su contenido en fibra, que facilita la digestión—, aceite de oliva en lugar de mantequilla, boniatos en lugar de patatas y bayas y col verde en abundancia.

Abandoné los *pretzels** e incorporé los frutos secos naturales biológicos. Dejé de comer carne roja y opté por el pavo. Mi marido ignoró los nuevos productos que yo consumía y siguió haciendo filetes a la plancha y guisando patatas. Sin embargo, yo perseveré. Tomaba suplementos de

* N. de la T.: es un tipo de galleta o bollo horneado y retorcido en forma de lazo, con un sabor ligeramente salado, de origen alemán.

calcio cada día (1.200 mg según las indicaciones) junto con vitamina D y continué haciéndolo durante muchos años hasta que mi compromiso con la salud de mis huesos finalizó de una forma abrupta y devastadora: una densitometría puso en evidencia que tenía osteoporosis. ¿Cómo podía sufrir esa enfermedad si había hecho todo lo que los expertos recomendaban?

Más adelante comprendí que no había sido la única en descubrir que la promocionada ruta hacia la salud de los huesos consistía en una serie de pasos perjudiciales que desembocaban en un punto muerto. Mujeres de todo el mundo se habían adherido incondicionalmente al mismo régimen alimentario exageradamente publicitado... y millones de mujeres inteligentes y perseverantes habían sucumbido al peligro de tener huesos frágiles.

¿Por qué habían salido mal las cosas? Por muchas más razones de las que jamás hubiera podido imaginar.

En primer lugar, para desarrollar tejido óseo, el cuerpo necesita calcio y también otros minerales en la proporción correcta. Por lo tanto, los suplementos de calcio por sí solos, incluso los que están enriquecidos con vitamina D, jamás hubieran podido evitar el deterioro de mi densidad ósea.

En segundo lugar, a pesar de consumir frutos secos, semillas naturales y hortalizas verdes (todos ellos ricos en calcio), no lo hacía de forma adecuada. Parece ser que en los alimentos de origen vegetal existen sustancias naturales que fijan el calcio y otros minerales en grandes moléculas ricas en calcio pero que no son digeribles (estas sustancias protegen la planta: salvaguardan un patrón evolutivo delicado, evitan que las semillas germinen cuando las condiciones no son favorables para su desarrollo y previenen el ataque de los enemigos). A pesar de ingerir una buena cantidad de alimentos ricos en calcio, una vez las sustancias químicas protectoras presentes en los granos, semillas, bayas y hortalizas verdes llegaban a mis intestinos, pegajosas como telarañas, envolvían el calcio y otros minerales esenciales. Es decir, estaba tomando ingentes cantidades de calcio que no llegaban hasta mis huesos.

Sin embargo, la mayor sorpresa aún estaba por llegar. Según se dice, la leche y los productos lácteos son una maravillosa fuente de calcio, ¿verdad? No necesariamente. Cuando la leche es pasteurizada, se eliminan todas las bacterias presentes en ella. El objetivo de la pasteurización es destruir las bacterias que podrían causar enfermedades pero, de hecho, durante el proceso también se eliminan la enorme cantidad de bacterias que son beneficiosas para la digestión y las enzimas gracias a las cuales podemos asimilar el abundante calcio presente en la leche. Sin la acción de dichas enzimas todo el calcio contenido en los productos lácteos pasteurizados, sean biológicos o no, no solo no es beneficioso para los huesos sino que, por el contrario, puede empeorar las cosas.

Me sentía absolutamente desanimada después de haber apostado durante varios años por una dieta rigurosa que no me había servido para nada. Me había fiado de los alimentos ricos en calcio (que consumía hervidos o asados) y de los suplementos, ignorando que, en realidad, la dieta que me costaba tanto trabajo seguir no les aportaba a mis huesos el calcio que tanto necesitaban.

Y allí fue donde entró en acción mi hija Laura, la principal autora de este libro.

Yo seguía oponiéndome a tomar fármacos. Los médicos de dos países me habían prescrito bifosfonatos, la droga maravillosa de los *baby boomers*,* pero los resultados de la densitometría a largo plazo no me satisficieron y los descarté a pesar de sus objeciones.

Laura me aconsejó volver a la alimentación, en esta ocasión con un nuevo enfoque. Me mostró pacientemente cómo se pierde densidad ósea y me enseñó cómo podía recuperar la salud de mis huesos. Ella está convencida de que unos datos fiables nos ayudan a alejarnos de un *marketing* que fomenta temores y nos permiten tomar decisiones objetivas basadas en una buena información. Y estaba en lo cierto. Me resultó muy satisfactorio conocer lo que estaba sucediendo dentro de mi cuerpo, y mucho más descubrir que podía encontrar soluciones por mis propios medios.

Laura y yo comenzamos a combinar alimentos para obtener todos los minerales esenciales, las vitaminas y las enzimas necesarios para que el calcio llegara hasta mis huesos y nos dedicamos a aprender la forma idónea de preparar plantas comestibles con el fin de poder asimilar durante la digestión los minerales que contienen. Además, me sorprendió enterarme de que prácticamente todas las civilizaciones preoccidentales, incluso las más primitivas y antiguas, conocían las sustancias presentes en las plantas que fijan los minerales, así como también el modo de prepararlas para aprovechar la acción de dichos minerales. Cuando me enteré de que los animales

---

* N. de la T.: *baby boomer* es un término usado para referirse a las personas nacidas en el período posterior a la Segunda Guerra Mundial, entre los años 1946 y 1965, en algunos países anglosajones, y hace referencia al gran número de nacimientos que se produjeron en esa etapa.

salvajes saben instintivamente cómo hacer esto, experimenté una profunda sensación de humildad. Por eso, con el debido respeto a todos los que nos precedieron en este saber, en el libro incluimos un método para preparar alimentos de origen vegetal que permite una óptima asimilación de los nutrientes.

Por qué escribí este libro

Hasta que Laura planificó mi dieta, me sentía atrapada entre la espada y la pared. Los fármacos diseñados para impedir o tratar las enfermedades óseas pueden producir importantes efectos secundarios y, en última instancia, lesionar los huesos. Los suplementos de calcio, los alimentos procesados enriquecidos y los productos lácteos pasteurizados no me habían ayudado en absoluto, puesto que el calcio no había alcanzado mis huesos. No obstante, quedarme sin hacer nada implicaba el riesgo de sufrir una fractura, y cuando se sufre osteoporosis, una fractura de cadera implica un riesgo de muerte.

El giro decisivo fue aprender que se requiere un conjunto sincronizado de reacciones químicas y que es necesario un gran elenco de nutrientes para que el calcio consumido llegue y se adhiera a los huesos. Es algo parecido a producir un espectáculo: en una representación hay protagonistas pero la función no puede realizarse si no existen también otras fuerzas que se combinan para montar el espectáculo y llevarlo a cabo.

Si no hubiera hecho nada, ¿habrían seguido desgastándose mis huesos? La respuesta es sí. Después de los treinta años, el desgaste es prácticamente invisible pero se acrecienta a medida que disminuye el nivel hormonal. ¿Significa esto que hay que tomar fármacos como solución a

corto plazo para no arriesgarse a sufrir una merma ósea, especialmente después de la menopausia? De ningún modo. Mujeres de cualquier edad, y también hombres –constituyen el 20% de quienes padecen osteoporosis–, pueden fortalecer sus huesos y prevenir la pérdida de masa ósea, e incluso recuperarla eligiendo, preparando y combinando correctamente los alimentos. Este es el motivo por el que Laura y yo hemos escrito este libro.

LA HISTORIA DE LAURA

Este libro se hizo realidad cuando mi madre insistió en tratar su osteoporosis sin tomar bifosfonatos. No conseguí encontrar instrucciones debidamente estructuradas sobre la forma de detener la pérdida de masa ósea sin tomar fármacos, pero de todos modos tenía plena confianza en que conseguiríamos resolver su problema.

Soy licenciada en medicina tradicional china, y en esta práctica la alimentación es la medicina. Por otro lado, mi experiencia en el tratamiento de fracturas y lesiones traumáticas de huesos y músculos se basa en investigaciones actuales sobre el éxito de la medicina china para acelerar la curación de una fractura.[10] Pensé que para encontrar una solución para mi madre simplemente tenía que aplicar lo que ya sabía sobre la utilización de las hierbas y los alimentos como medicina para restaurar los huesos.

Me dediqué a planificar una dieta basándome en la ciencia metabólica y en un análisis riguroso de las investigaciones actuales. Organicé un plan nutricional y concebí algunas recetas. Cada una de ellas incluye elementos esenciales para la salud ósea. Las dietas que elaboramos, junto con ciertos suplementos específicos, permitieron que mi madre consumiera cada día una cantidad equilibrada de todos los elementos favorables para los huesos.

Después de catorce meses descubrimos que la pérdida de masa ósea de mi madre había remitido y, en consecuencia, mi plan nutricional había tenido éxito. Queremos compartir nuestra experiencia contigo, lo que hemos aprendido y lo que hemos hecho, de manera que también tú puedas hacerte cargo de la salud de tus huesos y, con suerte, evitar los fármacos, potencialmente dañinos.

A pesar de que comenzamos con la idea de resolver el problema de la pérdida de la masa ósea, pronto llegamos a comprender que la dieta puede servir también como prevención. Aunque no hayas desarrollado una masa ósea ideal durante las primeras etapas de tu vida, con la ayuda de este libro puedes empezar a mejorar la salud de tus huesos, cualquiera que sea tu edad.

Esperamos que compartas las ideas y la información de este libro con hombres y mujeres de todas las edades. La nutrigenómica, que estudia la forma en que los alimentos afectan a la expresión génica, muestra que la dieta alimentaria de tus ancestros tiene incidencia sobre tu salud, y que lo que tú consumes incidirá en la salud de las siguientes generaciones. De manera que vamos a ocuparnos de tener unos huesos fuertes y sanos de una manera segura, natural y eficaz y, si es posible, sin consumir fármacos. Nuestro planeta nos ofrece todo lo que necesitamos para disfrutar de una vida sana y prolongada. La clave es qué utilizar y cómo. Espero que este libro te ofrezca una información útil sobre uno de los aspectos que formarán parte de tu viaje hacia una

vida larga, sana y feliz. Recuerda que los huesos son solo una parte de un sistema mayor que es todo tu organismo. El cuerpo en su conjunto no funciona por partes independientes: lo que es bueno para tus huesos también lo es para el resto de tu cuerpo.

Por qué escribí este libro

Los fármacos que combaten la pérdida ósea tienen consecuencias muy nocivas. Los organismos reguladores tienden a limitar cada vez más su uso, pero la medicina occidental no propone ninguna alternativa. No obstante, prácticamente cualquier persona puede abordar el problema de la reducción de densidad ósea de forma natural, consumiendo los alimentos adecuados y de la forma correcta. Es un método económico que reporta grandes recompensas a largo plazo.

Escribí este libro en parte para compartir ese conocimiento con la mayor cantidad posible de lectores. Y, dado que la prevención es la mejor parte de la cura, también lo escribí con la esperanza de que quienes lo leyeran —tanto hombres como mujeres— les comunicaran a sus madres e hijos que la alimentación natural puede ahorrar años de limitaciones en la vida cotidiana, afecciones cardíacas, discapacidad y muerte.

Otra de las razones que me llevaron a escribirlo es que me parece justo que se conozcan las alternativas naturales, seguras y efectivas. Y también porque considero esencial que todo el mundo pueda tomar decisiones basadas en una información objetiva y prepararse para hablar de igual a igual con los profesionales de la salud.

Este libro refleja la satisfacción y felicidad que me reporta, tanto a nivel personal como profesional, el hecho de ayudar a las personas a tener una vida lo más larga posible y con la mejor salud posible.

LO MÁS IMPORTANTE

La más triste de las ironías es que muchos han invertido años de sinceros esfuerzos para aprender sobre la alimentación y la salud (y han adquirido todos los productos que, según aseguran los anunciantes, los médicos recomiendan para tener una vida larga y saludable) solo para terminar enfermos, muy enfermos o muertos, porque la información en la que habían puesto todas sus esperanzas había sido hábilmente presentada con el único objetivo de conseguir ventas rápidas y era totalmente equivocada. La incesante cruzada de la dieta baja en grasas puede ser parcialmente responsable de la epidemia de ataques cardíacos en Estados Unidos.[11] La campaña de suplementos de calcio es un triunfo del *marketing* masivo que ha dado como resultado índices cada vez mayores de fracturas osteoporóticas y osteoporosis —tanto entre hombres como entre mujeres—, consumidores confusos y preocupados que toman cantidades cada vez mayores de suplementos cuando las dosis mínimas no funcionan y un alto índice de mortalidad entre personas que ingieren una dosis normal de calcio a través de los alimentos y al mismo tiempo toman suplementos de calcio con dosis dos veces y media superiores a la dosis normal que se obtiene al consumir alimentos no procesados.[12] Y lo más sorprendente: el Grupo de Trabajo de Servicios Preventivos estadounidense recomienda que NO se consuman suplementos diarios de vitamina D_3 y calcio como prevención primaria de fracturas,[13] porque tomarlos de forma independiente no es eficaz.

La avalancha de medias verdades y la abundancia de alimentos manufacturados y nutrientes ineficaces son generalizadas. Podemos tener una mejor salud (y en este caso, una mejor salud ósea) apartándonos de las campañas promocionales que siembran miedo y aprendiendo cuáles son los alimentos naturales que favorecen la salud de nuestros huesos y cuál es la mejor forma de consumirlos para atender adecuadamente a las necesidades específicas de estos. La opción de recurrir a los nutrientes idóneos para disfrutar de unos huesos sanos y fuertes es una solución menos cara, más placentera y satisfactoria para los sentidos, y una forma mucho más simple y fiable de protegerlos. En este libro encontrarás información detallada sobre las razones por las que los alimentos naturales fortalecen los huesos y los fármacos pueden debilitarlos. También ofrecemos datos sobre cuáles son las combinaciones alimentarias que robustecen los huesos y enseñamos a preparar y cocinar los alimentos. Aprenderás algunos de los retos que plantean los alimentos naturales y cómo resolverlos y encontrarás recetas de platos deliciosos que ayudan a prevenir y revertir la pérdida de masa ósea.

Pero lo más importante es que lo que hemos escrito en este libro arroja luz sobre unas pocas grandes ideas que respaldan las razones para hacer de la dieta el camino hacia la salud de tus huesos.

Los suplementos de calcio no son suficientes

Los suplementos de calcio por sí solos no pueden prevenir ni tratar la pérdida de masa ósea. Y el motivo es que el calcio no se traslada desde el aparato digestivo hasta los huesos a través del flujo sanguíneo sin la ayuda de un elenco de sustancias entre las cuales destacan las vitaminas D y K$_2$, el magnesio, el fósforo, el silicio y los oligoelementos minerales. Cada miembro de la compañía interpreta un papel en la absorción del calcio y en su transporte hacia los huesos. Sin ellos, el calcio puede fijarse donde no te conviene, es decir, en las articulaciones y en los vasos sanguíneos.

Las maravillas de los rayos del sol y de los hongos

La vitamina D desempeña un papel esencial en la salud de los huesos y los humanos somos excepcionalmente afortunados porque la naturaleza nos ofrece una fuente que podemos aprovechar cada día de forma gratuita o con un coste muy bajo: los rayos del sol. Por otra parte, los hongos producen vitamina D de la misma forma que lo hace tu piel, es decir, cuando se exponen al sol. Cuando los hongos se dejan al sol durante dos días, producen vitamina D, que conserva toda su fuerza durante un año. Puedes dejar unos pocos hongos al sol para cocinarlos y consumirlos de inmediato, o hacer lo mismo con cinco kilos y luego secarlos y almacenarlos para tener vitamina D a mano durante los próximos meses. Debes saber que los hongos generan vitaminas D$_2$ y D$_3$. Tu cuerpo puede metabolizar únicamente la forma D$_3$ y, por tanto, debe convertir la vitamina D$_2$ en D$_3$ (hablaremos más de este tema en el capítulo 6). Los hongos *maitake* tienen la capacidad especial de producir vitamina D mientras crecen, cualquiera que sea la cantidad de sol, de modo que si puedes encontrarlos tendrás garantizada esta vitamina de forma inmediata.

Puedes obtener una dosis diaria de vitamina D$_3$ exponiendo al sol la mayor parte de la superficie de tu piel (y no solo las manos y los pies) durante veinte minutos cada día, al aire libre si tienes la suerte de tener privacidad o en un espacio soleado como puede ser un invernadero. Sin embargo, debes ser cauto. Si bien el hecho de exponerte al sol puede reducir significativamente la posibilidad de riesgo de muerte por cualquier tipo de enfermedad, la sobreexposición puede dañar tu piel. Por tanto, no pases más de treinta minutos bajo la luz directa del sol; y no por el hecho de que podrías producir demasiada vitamina D (esto es una idea equivocada), sino porque una exposición prolongada al sol podría deteriorar tu piel si no tienes suficiente vitamina C (profundizaremos en este tema más adelante). Si no te apetece sentarte al sol, o no tienes la oportunidad de hacerlo de forma habitual, puedes tomar tus alimentos naturales ricos en calcio bajo el sol. Y estés donde estés, no te olvides de exponer los hongos al sol y agregar unos pocos a tus comidas. Con estos suplementos que recibes directamente a través de la ventana obtienes calcio y vitamina D, además de docenas de nutrientes necesarios para tu organismo.

Magnesio y vitamina K$_2$: esenciales y sin embargo escurridizos

El magnesio es otra de las ruedas de la maquinaria que transporta el calcio. Sin él todo se detiene. Por su parte, la vitamina K$_2$ ayuda a que el calcio se fije en los huesos. Tu cuerpo no es capaz de fabricarlos y tampoco abundan en la dieta occidental moderna. Y, por otra parte, incluso en los intestinos más sanos la digestión del magnesio es inferior a lo ideal. La mejor forma de aprovecharlo es pulverizarlo sobre la piel para absorberlo a través de ella. Puedes adquirirlo o prepararlo tú mismo siguiendo las instrucciones que ofrecemos en el capítulo 6. Aunque no es posible pulverizar la vitamina K_2, hay algunos alimentos que la contienen (hablaremos de ellos un poco más adelante).

Hierbas que contienen nutrientes concentrados

Existe una gran cantidad de hierbas que tienen todos los ingredientes que necesitas, en las proporciones correctas, para desarrollar unos huesos sanos. Si combinas vinagre de sidra con ciertas hierbas y dejas asentar la mezcla durante varias semanas, luego podrás verter una cucharada de este delicioso vinagre de hierbas en agua de hibisco, o en cualquier otro alimento que te apetezca beber o comer. Así habrás consumido prácticamente la mitad de la dosis diaria recomendada de calcio, vitaminas, oligoelementos y fitonutrientes, que te reportarán una gran cantidad de beneficios. Las hierbas son un alimento concentrado que contienen nutrientes muy poderosos. Otra buena forma de evitar los suplementos de calcio.

Los suplementos no pueden igualar a los alimentos

El efecto que los nutrientes de los alimentos naturales tiene en tu organismo es diferente al de los micronutrientes aislados y convertidos en suplementos. Imagina la posibilidad de plantar un suplemento de calcio: ¡obviamente, no se convertiría en un hueso! Los nutrientes aislados no son efectivos. Por el contrario, los alimentos naturales contienen enzimas, vitaminas, minerales, proteínas, fitoestrógenos y muchos otros elementos que interactúan para producir una correcta nutrición.

Intestinos sanos para tener unos huesos sanos

La salud de las bacterias intestinales no es un asunto menor. La absorción de nutrientes resulta radicalmente afectada cuando el revestimiento de los intestinos, la barrera intestinal, no está intacto y sano. En realidad, gran parte de tu sistema inmunitario se localiza en los intestinos, razón por la cual mantenerlos sanos es de fundamental importancia para la salud en general y, por tanto, también para la salud de los huesos. Lo explicaremos más detalladamente en el capítulo 5.

Es sensato pedir consejo sobre los suplementos a un profesional

Los suplementos son un asunto serio y por ello la mejor decisión médica debe basarse en tu propio perfil metabólico. Una y otra vez se ha demostrado que un excesivo consumo de calcio (algo que ocurre normalmente en personas que llevan una dieta equilibrada y además toman suplementos) no solo es peligroso, también puede ser fatal. Ingerir demasiada vitamina A sin una cantidad adecuada de vitamina D puede causar pérdida ósea. Cuando no se consume una cantidad suficiente de vitamina K_2, el calcio no se fija correctamente en los huesos.

Tu médico puede solicitar una prueba simple que indique los niveles básicos de los nutrientes que son necesarios para una salud óptima de los huesos. Esta prueba, una evaluación nutricional, es el punto de arranque para decidir el camino que deberás seguir para mantener o recuperar la salud de tus huesos y una herramienta clave para comprender cuáles son los suplementos que realmente necesitas. Más adelante, utilizarás suplementos acordes a tu propia salud corporal y comenzarás a sustituirlos por alimentos naturales a medida que mejore tu perfil nutricional.

Explorar paulatinamente nuevos caminos

A partir de ahora puedes empezar a cocinar pensando en la salud de tus huesos, eligiendo recetas que te resulten apetecibles. No obstante, personalizar tu dieta es algo que aprenderás gradualmente, saboreando los nuevos conocimientos. Tu plan nutricional incluirá una lista de nutrientes esenciales y alimentos ricos en ellos, combinaciones ideales para tus propias necesidades nutricionales y, por último, tu propia colección de recetas.

Hay una gran cantidad de información referente a la salud de los huesos; si intentas memorizarla, perderás el placer de aprender cosas nuevas y potenciar tu confianza y tu habilidad para ocuparte de la salud de tus huesos. No obstante, si inviertes tu tiempo en ir conociendo progresivamente cuáles son los alimentos y las combinaciones de nutrientes favorables (y además sientes curiosidad por aprender los fundamentos científicos que lo explican), tu capacidad para elegir alimentos que ayudan a reducir, e incluso eliminar, la necesidad de tomar fármacos pronto será un acto prácticamente instintivo. Ese conocimiento, junto con un plan personalizado de suplementos que acordarás con tu médico, te servirá para que tu buena salud sea duradera, incluyendo la de tus huesos.

A medida que elegir los alimentos idóneos para tener unos huesos fuertes se convierta en tu segunda naturaleza, llegarás a ignorar todas las campañas publicitarias llenas de promesas destinadas a vender suplementos. Te librarás del estrés que produce escuchar una y otra vez que no existen alternativas para los fármacos que, en realidad, ayudan a restituir los huesos solo durante un breve periodo de tiempo y, por otra parte, los debilitan de tal manera que pueden llegar a quebrarse fácilmente. Eso no significa que debas eliminar por completo los suplementos, ni tampoco que nunca tomes un fármaco para combatir el desgaste óseo; significa que cualquiera que sea la opción que elijas, tendrás criterio para evaluar las distintas alternativas porque estarás bien informado sobre las probables consecuencias de cada una de ellas.

Esperamos que después de leer este libro, el gusto por aprender a elegir, preparar, cocinar y consumir alimentos pensando en la salud de tus huesos llegue a convertirse en tu segunda naturaleza. Y también que disfrutes de la seguridad que da el hecho de hablar con tu médico de igual a igual para decidir cuál es la mejor opción, que te sientas gratificado al asumir el control de tu vida, y que estés satisfecho y seguro por ser capaz de tomar decisiones para proteger tus huesos, o para remediar la pérdida ósea en el caso de que ya se haya manifestado. Te animamos a que experimentes y crees tus propias recetas y dietas utilizando los principios fundamentales que te vamos a indicar y que elijas alimentos naturales siempre que sea posible: alimentos de origen vegetal cultivados biológicamente, carne de ganado que se alimente de pastos, productos lácteos naturales y huevos de gallinas en libertad.

Pero, por encima de todo, esperamos que muy pronto el recurso principal para tener unos huesos sanos y fuertes y una vida saludable sea alimentarse pensando en la salud y practicar ejercicio.

CÓMO UTILIZAR ESTE LIBRO

Esta obra es mucho más que un libro de cocina. En la primera parte ofrecemos información sobre la ciencia del metabolismo de los huesos y de los factores sistémicos e individuales que afectan a su salud. Explicamos también cómo crear un plan nutricional personal (puedes encontrarlo en www.medicinethroughfood. com). Si te decidieras a crear un plan nutricional personal, en el sitio web mencionado encontrarás sugerencias para definir tu perfil básico de nutrientes, analizar la distancia que hay entre tu estado actual y los nutrientes que tu organismo necesita y decidir qué puedes hacer en la cocina para reducirla. Si utilizas las hojas de trabajo del plan nutricional personal, puedes hacer un seguimiento de los alimentos que consumes para fortalecer el perfil de nutrientes necesarios para la salud de tus huesos, avanzando a tu propio ritmo, mediante un esquema de tu progreso a lo largo del tiempo.

No obstante, puedes pasar directamente a la segunda parte si lo único que te interesa es cocinar. Cuando empieces a familiarizarte con las recetas, poco a poco tendrás una idea más clara de lo que significa cocinar para tener unos huesos sanos y fuertes. Hemos reunido una serie de recetas de platos deliciosos, y a veces un poco atrevidos, que ofrecen los nutrientes adecuados de una forma que el organismo puede asimilar, digerir y utilizar. Por tanto, la segunda parte no es ni una dieta ni un plan nutricional en el sentido tradicional, sino un conjunto de platos idóneos para la salud de los huesos acompañados por las instrucciones para elaborarlos.

Con esta información a tu alcance, comprar alimentos, cocinarlos y consumirlos con el propósito de mantener o mejorar tu salud ósea (sea en casa o en un restaurante) se convertirá en un hábito que se deslizará discretamente en tu vida. Y esto es lo que crea el contexto ideal para prevenir y tratar la pérdida de masa ósea de forma natural a cualquier edad y durante toda la vida.

PRIMERA PARTE

OCÚPATE DE LA SALUD DE TUS HUESOS

La pérdida de densidad ósea que no recibe ningún tipo de tratamiento aumenta, como media, un 10% por cada década de vida de una persona.[1] Ese desgaste gradual es prácticamente equivalente en hombres y mujeres, excepto en el período de diez años que sucede a la menopausia, en el que se produce una mayor pérdida de masa ósea. En esa etapa de la vida de las mujeres, el declive hormonal causa normalmente entre el 5 y el 10% del desgaste de los huesos, pero esto no tiene por qué convertirse en osteopenia u osteoporosis. Más bien, debemos adjudicar la responsabilidad de la actual epidemia de pérdida ósea grave que causa osteopenia u osteoporosis (que se asocian al peligro de fracturas) a una nutrición deficiente acompañada de falta de ejercicio, estrés, dieta basada en alimentos procesados, consumo excesivo de alcohol y tabaco, intestinos en mal estado e inflamación; todos ellos son factores que provocan la pérdida de densidad de nuestros huesos. Del mismo modo, existen ciertos compuestos en los alimentos de origen vegetal que podrían desempeñar un papel adverso considerable debido a su capacidad para atrapar minerales e inhibir su absorción.

Nosotras consideramos que la osteopenia y la osteoporosis son más una deficiencia que una enfermedad, en el sentido tradicional. Cuando los huesos están en desarrollo, el colágeno, el calcio, el fósforo, el magnesio y cantidades ínfimas de otros minerales (como el silicio) se agrupan para producir hueso nuevo; sin embargo, este proceso no puede realizarse, o no se lleva a cabo del modo correcto, si no están presentes todos los nutrientes complementarios. Por ejemplo, el calcio, uno de los principales componentes óseos, no puede trasladarse desde el sistema digestivo hasta los huesos sin la ayuda de las vitaminas D_3 y K_2; de minerales como el magnesio, el fósforo, el silicio, el cinc y el boro; de proteínas, enzimas y oligoelementos, además de otras sustancias. Si la absorción es débil, el calcio puede excretarse del organismo. Si faltan nutrientes y el calcio es absorbido pero no llega hasta los huesos, puede depositarse en lugares que no sean convenientes (en las articulaciones y los vasos sanguíneos) a través de la circulación. Una deficiencia de calcio en los huesos puede deberse a una escasez de los elementos necesarios para su absorción, una falta de las enzimas precisas para transportarlo o metabolizarlo, la presencia de sustancias químicas que lo anulen o la carencia de otros elementos que favorecen la función del calcio en la formación de hueso.

Se trata de una complicada historia sobre los genes, el estilo de vida, el medioambiente y la función intestinal (y todo ello contra el telón de fondo de las hormonas, las enzimas y los alimentos); sin embargo, hay algo que está muy claro: ninguna parte de tu cuerpo funciona de manera aislada. Al aprender cuáles son los alimentos que contienen lo que necesitas y cómo prepararlos (y luego conseguir que dichos alimentos sean una parte esencial de tu dieta), es posible reducir paulatinamente la deficiencia de nutrientes, que suele ser la causa principal de la osteoporosis.

En esta sección del libro, ofrecemos información sobre el metabolismo de los huesos, cómo se desarrollan y qué sucede cuando pierden densidad. Explicamos cómo y por qué cada uno de los nutrientes fundamentales para la salud de tus huesos, por separado y colectivamente, pueden ayudarte a mantener la densidad ósea, prevenirla y tratarla a cualquier edad. Comprender por qué los huesos pierden densidad (y por qué los alimentos pueden contrarrestarla) es útil para conocer la mecánica metabólica. Pero el metabolismo de los huesos (los diversos procesos químicos que los mantienen vivos) es multifacético y bastante complejo, de manera que volveremos a explicar sus puntos clave en diversas secciones del libro. Con el paso del tiempo constatarás que todo lo que has comprendido sobre la interacción de vitaminas, minerales y otros nutrientes se estructura en un contexto coherente que relaciona la nutrición y la salud ósea.

CAPÍTULO 1

Acerca de tus huesos

Los huesos nos mantienen erguidos y nos protegen de los golpes. También almacenan calcio y producen plaquetas y glóbulos blancos y rojos. La médula ósea contiene células madre. Los huesos se modifican como todo tejido viviente, y esto significa que las células viejas se descomponen y surgen células nuevas en un proceso natural denominado remodelación ósea.

Ahí es donde comienzan los problemas de densidad ósea. Las células se descomponen y son reemplazadas por células nuevas durante la juventud, de modo que la densidad general de los huesos permanece más o menos constante. Con la edad, el equilibrio se modifica y la destrucción de las células se produce más rápidamente que la sustitución.

Para comprender por qué sucede esto, y cómo puedes contrarrestarlo con los alimentos, te explicaremos cómo funciona el metabolismo de los huesos.

LA MATRIZ DE LOS HUESOS: LA CONEXIÓN ENTRE EL COLÁGENO Y EL CALCIO

Un análisis profundo de los huesos revela que tienen una membrana exterior llamada periostio, que recubre los huesos corticales. Dicha membrana rodea y protege la matriz de los huesos trabeculares y la parte central, donde se encuentra la médula, que produce sangre y otras células, tal como se muestra en la figura 1.1 (página 65). Los huesos corticales (compactos) y trabeculares (esponjosos) están compuestos por los mismos materiales, aunque combinados de diferente modo: esencialmente, colágeno, fosfato de calcio y carbonato de calcio, además de sodio, magnesio y oligoelementos.

La matriz de los huesos trabeculares es como un andamio óseo compuesto de colágeno, que en los huesos sanos contiene una densa población de cristales de fosfato de calcio. Dicho andamio se ajusta espléndidamente a su propósito: es ligero y muy fuerte. Tiene una gran fuerza

LA OSTEOPOROSIS: LA ASESINA OCULTA DE LOS HOMBRES

En general, se habla de la salud de los huesos como un tema asociado a las mujeres de mediana edad, y no como una deficiencia con la que cualquier hombre podría identificarse. Sintiéndolo mucho, debemos decir que la pérdida de masa ósea también forma parte del proceso de envejecimiento de los hombres, que pueden sufrir un descenso hormonal en la misma proporción que las mujeres; en ambos casos este descenso se correlaciona con una menor densidad del tejido óseo. Existen otros factores que desencadenan la pérdida ósea y que no distinguen entre ambos sexos: esteroides, enfermedades, falta de ejercicio, obesidad, consumo excesivo de alcohol, estrés y preocupaciones, pérdida de un puesto laboral, divorcio, marginación social o soledad. Probablemente te sorprenderá saber que las cifras demuestran que las consecuencias de la osteoporosis son más graves en los hombres que en las mujeres. Las fracturas de cadera afectan solamente a un 25% de los hombres; sin embargo, el 31% muere al cabo de un año. En comparación, únicamente un 17% de mujeres fallece después de sufrir el mismo tipo de fractura.

Los hábitos de vida inadecuados y el estrés no son los únicos elementos que causan osteoporosis entre los hombres. Existen predisposiciones y factores genéticos que no distinguen entre los sexos, y también la herencia genética. Si el abuelo de un hombre sufrió una fractura de cadera, es mucho más probable que ese hombre desarrolle una osteoporosis que el nieto de una persona que no tuvo ese problema.

Los hombres tienden a desarrollar osteoporosis a una edad mayor que las mujeres, pero el 20% de quienes sufren fracturas osteoporóticas en Estados Unidos son hombres, y a nivel mundial la cifra es del 30%. Las estadísticas para los fumadores son aún más alarmantes. Un estudio de 2015 publicado en *Annals of the American Thoracic Society* informó que un 58% de las personas que han fumado una cajetilla de tabaco al día durante diez años presentan menos densidad ósea, y un 55% de esos fumadores son hombres. El mismo estudio reveló que un 37% de la misma población había sufrido fracturas vertebrales, y un 60% de las fracturas se había registrado entre hombres. La cifra sube hasta un 84% si agregamos las enfermedades respiratorias crónicas: todos los pacientes de ese grupo sufrían osteoporosis.

Cocinad pensando en vuestros huesos, caballeros. Os alegraréis de hacerlo, y también se alegrarán todos los que os quieren.

tensil, lo que significa que sometido a presión se dobla en lugar de romperse. Las sales minerales se depositan en la parte superior de esta estructura flexible, añadiendo densidad a los huesos. En general, la pérdida ósea se debe a una reducción de la densidad de los cristales de fosfato de calcio, que causa el debilitamiento de los huesos trabeculares. En el caso de la osteoporosis, también se debilitan los huesos corticales. Estos últimos, que son la parte exterior más dura, perderán alrededor del 3% de densidad por cada década de vida tanto en hombres como en mujeres.

Los huesos trabeculares pierden entre el 7 y el 11% de densidad por década, y por eso son esencialmente responsables de la osteopenia o la osteoporosis (ver la figura 1.2 en la página 65).

Los cristales presentes en la matriz de los huesos contienen un 85% de fosfato de calcio, un 7% de carbonato de calcio y pequeñas cantidades de sodio, magnesio y otros oligoelementos. La sal que forman estos minerales se denomina hidroxiapatita, y es responsable de producir la mayor parte del calcio almacenado en los huesos. Se descompone para liberar el calcio cuando tu cuerpo lo necesita, o cuando la descomposición de las células óseas es mayor que su crecimiento durante el proceso normal de sustitución ósea.

Con el paso del tiempo, también se reduce la densidad de nuestros huesos corticales, aunque las densitometrías normalmente ofrecen más información sobre el estado de la matriz trabecular. No obstante, la densidad de los huesos corticales parece desempeñar un papel más importante en las fracturas osteoporóticas de la cadera que en las de otros huesos.[1]

La densidad de la hidroxiapatita de la matriz ósea es el foco de los esfuerzos de la medicina convencional para fortalecer los huesos. No obstante, es importante recordar que densidad no necesariamente es igual a fuerza. Las mujeres japonesas tienden a presentar una densidad ósea inferior a la de las mujeres caucásicas y, sin embargo, sufren muchas menos fracturas. Aún hoy en día se pasa por alto la salud del colágeno, que mantiene la flexibilidad de los huesos. Nosotras pensamos que tiene la misma importancia (para aprender más sobre él, ver «Colágeno», en la página 41).

Perder el equilibrio

Tus huesos no pueden producir el calcio ni el fósforo que forman la hidroxiapatita, ni los aminoácidos necesarios para elaborar colágeno. Por lo tanto, debes ingerirlos a través de la dieta, y la fuente más beneficiosa son los alimentos naturales (es decir, alimentos integrales, sin procesar y sin sustancias químicas). Los alimentos naturales proporcionan las vitaminas, minerales, proteínas, enzimas y grasas que regulan el proceso metabólico que fija el calcio a los huesos y mantienen bajo control la relación descomposición-crecimiento de las células óseas.

Si falta cualquiera de los nutrientes esenciales, o no hay suficiente cantidad para la sustitución ósea, el andamio de colágeno puede ser frágil y el calcio puede depositarse en otras partes de tu cuerpo, aunque tus huesos lo necesiten desesperadamente. El calcio puede contribuir a que se formen placas en tus arterias o producir problemas en tus articulaciones; también puede mineralizarse fuera de los huesos, por ejemplo en forma de piedras en la vesícula o los riñones.

Algunos factores tienen una función crucial en la mineralización y el crecimiento de los huesos. Cuando los intestinos están sanos (es decir, cuando habitan en él las bacterias adecuadas para absorber y digerir correctamente los alimentos), son la primera línea de defensa para una asimilación eficaz de minerales. Tu cuerpo absorbe aminoácidos más fácilmente que minerales. Para conservar la salud, las bacterias intestinales necesitan los nutrientes de los alimentos naturales que les ofreces a través de la dieta. Nos ocuparemos más profundamente de la salud de los intestinos en el capítulo 5.

Algunos alimentos que ingerimos tienden a lixiviar el calcio de los huesos: el exceso de sal, las bebidas azucaradas, el carbonato, la cafeína y el alcohol, entre ellos. Algunas plantas consideradas saludables, como por ejemplo las espinacas, contienen compuestos químicos denominados antinutrientes que se adhieren al calcio y otros minerales, impidiendo que estén disponibles para la digestión. En el capítulo 6 explicaremos cómo podemos evitar este efecto preparando los alimentos de origen vegetal de un modo conveniente antes de cocinarlos.

Con menos frecuencia, la densidad ósea se reduce debido a una exposición insuficiente de la piel a la luz solar, a bajos niveles de hormonas en la adolescencia, a la inflamación o a la medicación.

GENERAR HUESO, DESCOMPONER HUESO

La reabsorción ósea es el proceso que tiene lugar cuando el tejido óseo se descompone para liberar calcio. Los andrógenos (los estrógenos y, en menor medida, la testosterona) desempeñan un papel fundamental en la sustitución ósea de hombres y mujeres. Estas hormonas son las encargadas de que el hueso mantenga un equilibrio saludable entre la producción y la descomposición de las células. El ejercicio (y de hecho, cualquier actividad que estire los músculos) envía señales a los huesos para que se fortalezcan. Y los pequeños daños que estos sufren en la vida cotidiana también ponen en marcha un proceso de autorreparación.

Existen células específicas dedicadas a producir y descomponer tejido óseo (lo que se denomina remodelación ósea; ver las figuras 1.3 y 1.4, en la página 66). Los osteoblastos son los responsables de producir hueso y los osteoclastos, de degradarlo y reabsorberlo. Ambos obedecen órdenes de diversas fuentes, como las hormonas, las vitaminas y los minerales (junto con otros nutrientes), que controlan el tiempo de degradación y regeneración de hueso y también la cantidad de este que debe procesarse. Cuando la degradación supera el crecimiento, el resultado es la pérdida de densidad ósea.

Osteo deriva de la palabra griega que significa «hueso»; *blasto* corresponde al término griego que quiere decir «germinar». Los osteoblastos funcionan en grupos de células conectadas llamadas osteonas* y tienen dos funciones: reducir las fibras de colágeno que forman el andamio de la matriz ósea y segregar una enzima denominada fosfatasa alcalina, que se une al colágeno como preparación para la generación de hueso y crea los lugares donde pueden depositarse los cristales de hidroxiapatita en la estructura de colágeno.

El osteoclasto es lo contrario del osteoblasto. *Clasto* procede de la palabra griega que significa «quebrado». Los osteoclastos se trasladan por la superficie del hueso y segregan fosfatasa ácida, una enzima que separa el calcio con el fin de descomponerlo. El hueso es el almacén de calcio del cuerpo. Cuando no hay suficiente calcio en la circulación sanguínea para todos los procesos metabólicos que lo necesitan, el organismo envía una orden mediante el sistema nervioso central para que los osteoclastos degraden y reabsorban algunas partes del hueso.

Existe un tercer tipo de células óseas, los osteocitos, que no desempeñan un papel directo en la sustitución ósea. Los osteocitos son osteoblastos viejos que se retiran al interior del hueso; ayudan a que el tejido óseo mantenga los niveles de oxígeno y de minerales y provocan que el hueso se refuerce en respuesta al estrés o a un daño determinado; por ejemplo, empujando los músculos contra los huesos tal como sucede al practicar ejercicio físico.

Robar calcio del almacén

Además de su función para la salud de los huesos, el calcio es necesario para otros procesos

---

* N. de la T.: Las osteonas son unidades estructurales del tejido óseo.

vitales como la secreción de insulina, el control de la presión sanguínea y la transmisión de impulsos nerviosos que, a su vez, permiten que los músculos se contraigan. Cuando hay suficiente calcio en el flujo sanguíneo, todo funciona bien; pero cuando el cuerpo lo necesita y en el torrente sanguíneo no hay una cantidad suficiente, o la que hay no está disponible, los mensajeros hormonales les ordenan a tus huesos (el almacén de calcio del organismo) que lo liberen.

Y toma nota: cuando las provisiones de calcio disponibles no son suficientes para los procesos metabólicos y a tus huesos también les hace falta reabastecerse, el que gana es el metabolismo. Algunos minerales presentes en los huesos se descomponen para liberar calcio (y fósforo) para tu organismo.

Esta elección obligada generalmente no constituye un problema en la primera mitad de la vida de un ser humano. Durante la juventud los huesos tienen una gran densidad gracias al calcio. Es un proceso parecido a almacenar nueces para el invierno. En esa etapa hay calcio suficiente para los huesos y para el resto del cuerpo. Sin embargo, la densidad ósea declina paulatinamente en la mediana edad, aunque no siempre nos enfrentamos al problema de la pérdida ósea. Aunque es ideal tomar alguna medida para reforzar los huesos antes de los treinta años, puedes hacerlo a cualquier edad. En Japón, donde tradicionalmente se sigue una dieta que protege la densidad de los huesos de forma natural, se observó que los índices de pérdida ósea representaron solamente el 40% de los que mostramos en Occidente, incluso después de los cuarenta años.[2]

ELEMENTOS BÁSICOS

El armazón de colágeno requiere una buena provisión de aminoácidos (proteínas), de vitamina C, de los oligoelementos cobre y cinc para colaborar en el proceso de construcción y de silicio para la estabilización. Los procesos de mineralización (depósito de hidroxiapatita) precisan esencialmente calcio, fósforo, magnesio, vitamina D, vitamina K_2 y los oligoelementos manganeso, boro y flúor.

El calcio y el camino hacia el hueso

Cuando consumes alimentos que contienen calcio, tu organismo debe realizar varios pasos para que se deposite en tus huesos. En un intestino sano las enzimas y las bacterias permiten que los alimentos que has ingerido se descompongan adecuadamente y pasen al flujo sanguíneo. A continuación, el calcio liberado puede ser absorbido por los intestinos de dos formas. La primera requiere la presencia de vitamina D; y aunque la segunda no la necesita, la absorción se incrementa en gran medida en presencia de un azúcar simple como, por ejemplo, la lactosa (el azúcar de la leche). Una vez en el torrente sanguíneo, el calcio puede unirse con el fósforo y los oligoelementos para formar la hidroxiapatita y depositarse en la matriz del hueso. Por tanto, se requiere la presencia de fósforo, vitamina D, magnesio y vitamina K_2 para activar la proteína llamada osteocalcina, liberada por los osteoblastos sanos, que se ocupa de agruparlos. Los oligoelementos ayudan a fortalecer los cristales de hidroxiapatita. La hormona paratiroidea (PTH, por sus siglas en inglés), la calcitonina y los estrógenos también desempeñan un papel en la sombra. La figura 1.5, en la página 67, muestra un

LA INTERRELACIÓN ENTRE EL CALCIO Y LAS HORMONAS

Existe una minuciosa organización (basada en las señales hormonales) que detecta el calcio y regula sus niveles en la circulación sanguínea.

La glándula paratiroides tiene una delicada membrana sensible al calcio que controla sus niveles en los líquidos que circulan por el organismo. Cuando la membrana percibe que los niveles de calcio están descendiendo en el flujo sanguíneo, envía una señal a la glándula paratiroides para que libere la hormona paratiroidea (PTH).

Esta hormona es un sistema de respuesta rápida que se sirve de tres órganos –los riñones, los intestinos y los huesos– para realizar una coreografía bellamente organizada. Desencadena un incremento repentino del crecimiento de los osteoclastos, las células de degradación ósea. Este proceso libera el calcio que hay en los huesos y los riñones aumentan la síntesis de vitamina D_3 para que los intestinos lo asimilen mejor.

Y a la inversa, cuando hay demasiada cantidad de calcio, la glándula tiroides segrega la hormona calcitonina, que actúa de un modo contrario a la PTH. Esta hormona inhibe tanto el crecimiento como la actividad de los osteoclastos y, como efecto, se inicia nuevamente el proceso de regeneración del hueso. Se trata de una solución a corto plazo porque los osteoclastos detectan la calcitonina con mucha rapidez y dejan de reaccionar después de algunos días. Esto ayuda a explicar por qué la calcitonina se consideró promisoria como tratamiento para la osteoporosis, aunque finalmente no ha demostrado ser eficaz (ver el capítulo 7 para obtener más información sobre la calcitonina como tratamiento para la osteoporosis).

resumen del recorrido que hace el calcio hasta llegar a los huesos.

Como el calcio es esencial para muchos procesos metabólicos, el organismo mantiene un control muy exhaustivo de sus niveles. También es el principal componente de los huesos, razón por la cual los suplementos de calcio se han convertido en el foco actual de la lucha contra la osteoporosis –aunque, como ya sabes, no actúa solo.

El equilibrio del calcio es un factor clave para la salud. El calcio se une con un gran conjunto de moléculas, con las que actúa de forma conjunta. Por ejemplo, se asocia con una proteína, llamada calmodulina, cuya función es activar las enzimas que proporcionan energía para la contracción muscular. Además, es un estabilizador de las proteínas y de las enzimas, y optimiza su funcionamiento. Y así como la vitamina D_2 es necesaria para la absorción del calcio en el intestino delgado, la conducción nerviosa[*] requiere que la enzima calmodulina (CaM) libere el calcio en el organismo.

El calcio es esencial para el metabolismo de los huesos aunque, por sí mismo, no es eficaz para promover o mantener su salud. El fósforo, el magnesio y los oligoelementos (cinc, cobre, silicio, boro, flúor y manganeso) desempeñan la función principal junto con las enzimas, las vitaminas y el colágeno.

Fósforo

El fósforo es el segundo mineral más abundante en nuestro cuerpo. Filtra los residuos en

_____

[*] N. de la T.: se refiere a la velocidad de las señales eléctricas a través de un nervio.

los riñones, equilibra la actividad de las vitaminas y de otros minerales e interviene en la transmisión de señales a nivel celular. Es una parte integral de la estructura de la membrana celular y desempeña una función en el desarrollo, mantenimiento y reparación de los tejidos. Colabora en la formación de los elementos genéticos básicos: el ADN –las estructuras químicas que contienen información genética– y el ARN –las estructuras que traducen dicha información.

El fósforo se combina con el calcio para producir un elemento primordial para la densidad ósea, la hidroxiapatita (fosfato cálcico), de manera que es esencial para la salud de nuestros huesos (un 85% del fósforo presente en el organismo se encuentra en ellos). También colabora en el crecimiento de las plantas cuando la semilla empieza a germinar. Aunque el fósforo es altamente biodisponible (lo que significa que el cuerpo puede absorberlo y utilizarlo con facilidad), la mayoría de los alimentos vegetales ricos en minerales y nutrientes contienen ácido fítico, un compuesto químico que bloquea el fósforo hasta que la semilla germina (ver el capítulo 4 para conocer más sobre el ácido fítico).

Cuando los niveles de fósforo están equilibrados, es decir, cuando las proporciones son ideales para la vida, el calcio y el fósforo forman fosfato cálcico de forma natural cada vez que el organismo lo precisa. En esas condiciones, ambos minerales permiten que el calcio permanezca en los huesos, donde es necesario. Una sobrecarga de fósforo en la circulación puede desencadenar la secreción de la PTH que, a su vez, pone en marcha la descomposición de hueso con el fin de liberar calcio. Los niveles altos de fósforo inciden en las enfermedades cardiovasculares, especialmente cuando el fosfato de calcio no se deposita en los huesos sino en otras partes del organismo. La carne roja, las aves, los alimentos procesados y las bebidas gaseosas contienen niveles muy altos de fósforo –las últimas incluyen entre diez y veinte veces más fósforo que calcio, motivo por el cual beber refrescos con gas puede provocar que el organismo degrade el tejido óseo.

Magnesio

El magnesio es fundamental en todas las fases del metabolismo esquelético, incluyendo la formación de la matriz de colágeno, la mineralización y el transporte de los minerales a través de las membranas celulares. Convierte la vitamina D en su forma activa, promoviendo así el transporte de calcio hacia los huesos; estimula la producción de calcitonina, que aumenta el depósito de calcio en los huesos, y también forma parte de un ciclo que asegura que este mineral no se deposite en los tejidos blandos. Además, ejerce un efecto directo sobre los huesos a través de su influencia sobre las hormonas. Los bajos niveles de magnesio ralentizan los osteoblastos y los osteoclastos, provocando una merma neta de masa ósea. El estrés provoca pérdida de magnesio; cuando los niveles de este mineral son muy bajos, se activa la PTH, que comienza a degradar el hueso.

Cientos de enzimas requieren magnesio para funcionar. La producción de energía, la síntesis de proteínas y la comunicación celular dependen de él. Este mineral también mejora la sensibilidad de la insulina y parece desempeñar un papel importante en la recuperación de accidentes cardiovasculares. Por otra parte, una deficiencia de magnesio puede obstaculizar el equilibrio de la vitamina D y el calcio.

El cuerpo humano adulto contiene aproximadamente 25 g de magnesio. Cuando hay una cantidad insuficiente en el flujo sanguíneo, descienden los niveles de calcio en la sangre y se produce una resistencia a la acción de la PTH y a algunos de los efectos de la vitamina D. El resultado de este proceso es que la matriz del hueso se reduce.

Los bajos niveles de magnesio parecen contribuir más a las enfermedades cardíacas que el colesterol o las grasas saturadas.[3] El magnesio también ayuda a equilibrar la enzima que produce colesterol.

Oligoelementos

Durante mucho tiempo la ciencia no reconoció que los oligoelementos son necesarios para la salud humana y su carencia es un factor determinante en la pérdida ósea. Sin embargo, resultan vitales para la salud general y, evidentemente, para la salud de los huesos. Los oligoelementos son esenciales en los procesos químicos y eléctricos que tienen lugar en tu organismo cada segundo y que dependen de minerales que son favorables para los huesos, pero también de oligoelementos como el boro, el cromo, el cobre, el flúor, el hierro, el yodo, el azufre, el manganeso, el molibdeno, el selenio y el cinc. Todos ellos están presentes en la corteza terrestre y en todos los seres vivos del mundo, incluidos los seres humanos.

Son tan importantes que no hay nada dentro de tu cuerpo que pueda desarrollarse o procesarse debidamente sin contar con ellos. Son los mediadores de la inflamación y participan en el transporte de oxígeno, la normalización del sistema nervioso y la estimulación del desarrollo, mantenimiento y reparación de los tejidos. También son esenciales para mantener y reparar los huesos.

El **silicio** es uno de los oligoelementos más importantes para la salud ósea, fundamental para la formación de huesos sanos. También parece tener una función en la regulación de los depósitos de calcio y fósforo en el tejido óseo. Hay algunas indicaciones de que solo podemos aprovechar los beneficios completos del silicio en presencia de estrógenos. Si se demuestra que esto es cierto, los fitoestrógenos podrían sustituir a los estrógenos para beneficiarnos del silicio (ver la página 117).

El **boro** también está asociado al metabolismo sano de los huesos. Los niveles de este oligoelemento a menudo son bajos en personas que sufren artritis u osteoporosis. El boro parece elevar los niveles de estrógenos y testosterona, lo que permite que el proceso de sedimentación en el hueso se lleve a cabo más adecuadamente. También tiene efectos sobre la eficacia de la vitamina D y ayuda a prevenir la pérdida de calcio a través de la orina.[4]

El **cobre** es necesario para la formación de los enlaces que unen el andamio molecular que cohesiona los huesos. Cuando una persona sufre osteoporosis, por lo general sus niveles de cobre (y de otros oligoelementos) suelen ser deficientes.

Se necesita **manganeso** para estimular la actividad de los osteoblastos, pero también la de los osteoclastos. Cuando los niveles de manganeso son insuficientes, la calidad de la sedimentación ósea disminuye y no se realiza el proceso de

ABSORCIÓN DE OLIGOELEMENTOS E INHIBIDORES DE LA BOMBA DE PROTONES

Los oligoelementos requieren la presencia de un nivel adecuado de ácido en el estómago para su absorción. Los medicamentos para la acidez estomacal que se venden sin receta médica (como Prilosec, Prevacid, Nexium y otros) interfieren en la absorción de minerales y perjudican la salud de los huesos. Las ventas de estos fármacos, denominados inhibidores de la bomba de protones, se han disparado. Su función es inhibir la producción de ácido en el estómago, en parte afectando al movimiento de los protones presentes en las membranas estomacales. Son medicinas muy potentes y muy efectivas a la hora de inhibir la producción de ácidos en los jugos gástricos.

En 2009 se prescribieron veintiún millones de recetas; en 2013, AstraZeneca[5] ganó más de seis mil millones solo con Nexium. Sin embargo, al inhibir la presencia de ácidos en el estómago, no solo se reduce peligrosamente la absorción de los minerales sino también la absorción general de los nutrientes. A medida que aumenta el consumo de fármacos, la salud de los huesos sigue resintiéndose en todo el mundo.

Y el riesgo para las personas que recurren a esta bomba de protones no se reduce solamente a que la salud de sus huesos puede resultar perjudicada. En junio de 2015, investigadores de la Universidad de Stanford utilizaron datos de dieciséis millones de registros sobre la salud y concluyeron que tomar este tipo de fármacos aumenta las posibilidades de sufrir un ataque cardíaco entre un 16 y un 21%.[6] Este vínculo es tan fuerte que llegará a ser necesario modificar la normativa sobre su venta. Por el momento, solo cabe tener cuidado. Si los has tomado durante más de dos semanas consecutivas, corres mayor riesgo de padecer una afección cardíaca. Un reciente comunicado de la FDA* sobre la seguridad de estos fármacos recomienda «consumirlos durante el período más breve posible» y no realizar más de tres tratamientos de dos semanas al año.

---

* N. de la T.: la FDA es la agencia del gobierno estadounidense responsable de la regulación de alimentos, medicamentos, cosméticos, aparatos médicos, productos biológicos y derivados sanguíneos.

---

degradación en los huesos frágiles; si la interacción es deficiente, estos se tornan quebradizos.

El **flúor** estimula el desarrollo de los osteoblastos y la formación de hueso nuevo. Aumenta la densidad de los cristales de hidroxiapatita y ayuda a estabilizar los minerales en el hueso. Sin embargo, demasiado flúor reduce enormemente la mineralización ósea idónea y la consecuencia es que terminan siendo más frágiles y más propensos a fracturarse.

El **cinc** mejora la formación de hueso mediante la estimulación de los osteoblastos, colabora en la síntesis del colágeno y aumenta los efectos de las vitaminas necesarias para la salud ósea.

Los seres humanos obtenemos los oligoelementos a través del consumo de plantas comestibles cultivadas en suelos sanos. Algunas prácticas agrícolas muy difundidas, incluidos el uso de pesticidas y el método de dejar la tierra sin cultivar (lo que provoca la erosión del suelo), contribuyen a reducir estos minerales esenciales en la dieta humana. La deficiencia de oligoelementos es un factor muy presente entre los pacientes osteoporóticos.

ENZIMAS

Por lo general, el nombre de las enzimas termina en *tasa*. Las enzimas preparan los nutrientes para que desempeñen su papel en el metabolismo descomponiendo las proteínas, los carbohidratos y las grasas (de modo que tu organismo pueda digerirlos) y activando las vitaminas.

Muchos alimentos en su forma natural contienen las enzimas necesarias para su propia descomposición. La leche es un ejemplo. La enzima lactasa se descompone en lactosa, el carbohidrato de la leche. La lactosa es una molécula relativamente grande, de hecho demasiado grande para los intestinos humanos, que únicamente pueden absorber moléculas pequeñas. De manera que la lactasa, que descompone la lactosa en unidades de menor tamaño, es esencial para la digestión. Solo algunas personas, y no todas, producen lactasa en sus intestinos.

Esta información sobre la lactasa y la lactosa ayuda a responder algunas preguntas sobre la intolerancia a la lactosa, que afecta en mucho menor grado de lo que los productores de leche sin lactosa pretenden hacerte creer.

El calor de la pasteurización destruye las enzimas, incluidas la lactasa y la fosfatasa alcalina. La actividad de la fosfatasa colabora en la absorción del calcio y su eliminación reduce la capacidad de absorción de este en los intestinos. Los individuos que producen lactasa en sus intestinos pueden digerir incluso la leche pasteurizada porque la lactasa descompone la lactosa, el azúcar de la leche; pero los que no pueden producirla naturalmente son incapaces de digerir la leche pasteurizada porque ya no contiene lactosa.

Es muy probable que la gran cantidad de personas que se consideran intolerantes a la lactosa tengan en realidad una deficiencia de lactasa debido a la pasteurización, y no una verdadera intolerancia a la lactosa. Como es evidente, el resultado es el mismo: hay mucha gente que no puede beber leche pasteurizada sin sufrir trastornos gástricos. Creemos que es mucho mejor beber leche cruda natural de una granja certificada que leche pasteurizada que ha sido posteriormente desnaturalizada (se la denomina leche sin lactosa) para que sea más conveniente para el consumo de quienes no pueden digerir la leche pasteurizada.

En realidad, las moléculas de cualquier proteína (una proteína es una cadena de aminoácidos) son demasiado grandes para que el intestino delgado pueda absorberlas. Las proteasas son enzimas que descomponen las cadenas de aminoácidos para crear aminoácidos libres y lo suficientemente pequeños para que el organismo pueda asimilarlos. La enzima lipasa prepara las grasas (cadenas de lípidos) para favorecer su digestión de la misma forma.

Además, las enzimas activan las vitaminas con el fin de preparar los alimentos para su correcta asimilación; otra de sus funciones es facilitar el transporte de los minerales hacia los huesos y por el interior de ellos.

Las enzimas también desempeñan un papel en la reabsorción ósea (descomposición de los huesos). La colagenasa segregada por la membrana de los osteoclastos descompone la matriz del hueso, liberando el calcio, el fósforo, el magnesio, los oligoelementos y el colágeno en el flujo sanguíneo.

Los alimentos muy procesados generalmente no contienen enzimas.

VITAMINAS

Las vitaminas son moléculas con una amplia gama de funciones en el organismo. Sirven principalmente como coenzimas, es decir, colaboran con las enzimas en su función.

Las vitaminas A, D, E y K son solubles en grasa, mientras que las vitaminas B y C son solubles en agua. Las primeras se almacenan en las células de grasa y pueden acumularse; las segundas, circulan por el organismo y luego se utilizan o se excretan.

A continuación enumeraremos las vitaminas según su importancia en relación con la salud de los huesos, aunque el organismo necesita contar con todas ellas para funcionar debidamente.

Vitamina D

La vitamina D aumenta la absorción del calcio (y del fosfato) en el intestino al incrementar la permeabilidad de la membrana intestinal y producir niveles más altos de calcio en la sangre, lo que se traduce en una descomposición más lenta del hueso. Sin ella es imposible absorber una cantidad suficiente de calcio ni conseguir que llegue a los huesos.

La vitamina D induce la creación de proteínas en los intestinos, que se unen al calcio y mejoran su absorción.

El punto principal en el que se produce la absorción de calcio es el duodeno, la parte superior del intestino delgado, y para este proceso se requiere la presencia de vitamina D. Si no hay bastante, el calcio se absorbe parcialmente a través del intestino pero no en cantidades suficientes. Una mayor absorción del calcio que no requiere vitamina D se produce en un segundo sector del intestino, el íleo. Allí la absorción aumenta en presencia de un azúcar simple como la lactosa (el azúcar de la leche). Si la combinación correcta de azúcares simples y calcio se abre

camino hacia el íleo, las cantidades de calcio absorbido pueden duplicarse.[7]

Entre las diversas funciones de la vitamina D, hay una de gran relevancia: la generación de osteoblastos, las células que producen hueso nuevo. Además, cuando el cuerpo procesa la vitamina D, el producto final es una hormona esteroide con funciones de reparación y mantenimiento que estimula la producción de catelicidina, uno de los antibióticos que el organismo genera de forma natural.

Sin la presencia de la vitamina D, solo asimilarías alrededor de un 10% del calcio que ingieres a través de la dieta.

Vitamina K$_2$: la *superestrella*

La vitamina K$_2$ (en particular los dos subtipos denominados MK$_7$ y MK$_4$) es una celebridad cuando se habla de la salud de los huesos: su función es nada menos que favorecer el depósito del calcio en los lugares adecuados, es decir, en la matriz de los huesos y no en las articulaciones ni las arterias. Esta vitamina participa en la producción de proteínas que se unen al calcio en el hueso. Investigadores japoneses y holandeses informan que una dosis adecuada de K$_2$ reduce a la mitad el índice de fracturas osteoporóticas.

Algunas bacterias intestinales pueden generar una cantidad mínima de vitamina K$_2$, también llamada menaquinona. No obstante, estas bacterias no son capaces de producir naturalmente cantidades que se ajusten a las necesidades de nuestros huesos y, en consecuencia, debemos consumirla a través de los alimentos o suplementos.

Igual que otros nutrientes, la vitamina K$_2$ tiene muchas funciones. Parece estimular la formación de hueso y suprimir la reabsorción ósea,

LAS OTRAS VITAMINAS K

La vitamina K_1, la filoquinona, es a la que normalmente nos referimos como vitamina K. Funciona de una forma diferente que la vitamina K_2 y desempeña diversas funciones para conservar la salud. La vitamina K se encuentra en las hortalizas de hoja verde y colabora en la coagulación de la sangre. Muchos médicos aconsejan no consumirla a los pacientes que toman anticoagulantes. De todos modos, últimamente se inclinan por una estrategia mejor que consiste en regular la cantidad de vitamina K_1 y K_2 en la dieta, es decir, ingerir la misma cantidad cada día. Si estás tomando un medicamento anticoagulante, debes consultar con tu médico sobre la vitamina K que debes incluir en tu dieta. Un tratamiento de anticoagulantes a largo plazo (heparina, warfarina) puede provocar una pérdida de densidad ósea debido a la inhibición de

la vitamina K y a la consiguiente reducción de osteocalcina activa.[10] La calcificación de tejidos blandos se relaciona también con tratamientos anticoagulantes a largo plazo.[11] Este efecto se constató a través de un tratamiento experimental de warfarina* en animales al cabo de dos semanas.

Normalmente, la vitamina K_2 aislada no interfiere en la coagulación de la sangre. En un estudio con dosis muy altas de K_2 se observó una ligera reducción en el efecto diluyente de la sangre; sin embargo, no se produjeron coágulos.[12]

Por su parte, la vitamina K_3 es un producto sintético sin ninguna utilidad en lo que se refiere a la salud de los huesos. Las vitaminas K naturales son solubles en grasa.

---

* N. de la T.: Warfarina es un medicamento anticoagulante oral que se usa para prevenir la formación de trombos y émbolos.

además de inhibir el desarrollo de los osteoclastos.

Es un componente indispensable de una proteína llamada osteocalcina, segregada por los osteoblastos. Su función, entre otras importantes tareas, es regular el depósito del calcio en los huesos. Niveles elevados de osteocalcina se asocian a una mayor densidad ósea. Al depender de la vitamina K, esta proteína tan importante no puede actuar eficazmente si no hay una cantidad suficiente de dicha vitamina en tu organismo.

Estudios comparativos indican que a menudo se observa una excesiva acumulación de placa en las arterias entre personas que sufren osteoporosis, y esto supone un riesgo de accidente cardiovascular. La vitamina K_2 parece tener la capacidad de disolverse, acaso debido a la activación de la osteocalcina. Las células de las placas arteriales suelen activar los mismos

genes para la formación de hueso[9] (ver el capítulo 6 para conocer más detalles sobre la vitamina K_2).

Vitamina C

La vitamina C se aloja en la piel y desde allí pasa al flujo sanguíneo. Desempeña un papel en la curación de heridas y en el sistema inmunitario. Es un potente antioxidante (hablaremos más de ellos en la sección «La defensa natural: los antioxidantes», en la página 45) y un filtro solar natural que protege la piel de los rayos UV. Y en este contexto lo más importante es que interviene en todos los pasos de la formación del colágeno. Durante la producción de la matriz del hueso, las fibras de colágeno se agrupan en un proceso denominado entrelazamiento. Las vitaminas C y K y los oligoelementos son necesarios para que las fibras se entrelacen correctamente.

Mantener los niveles adecuados de vitamina C te ayudará a tener una producción ideal de colágeno y te permitirá aprovechar el sol para producir vitamina D.[13] Los beneficios de la vitamina C se potencian mediante la presencia de vitamina E y cinc. Al final del ciclo de formación del colágeno, la vitamina C se destruye, por lo que es importante consumirla regularmente si necesitas producir hueso.

Vitaminas del grupo B

El complejo vitamínico B incluye vitaminas B_1, B_2, B_3, B_5, B_6, B_9 y B_{12}. Cada una de ellas tiene un papel en la actividad metabólica. Una de las diversas tareas de las vitaminas del grupo B es regular la homocisteína, cuyos altos niveles están directamente asociados a la pérdida ósea (ver «Homocisteína, sodio, hormonas tiroideas y equilibrio ácido base», en la página 47 para obtener más información). El magnesio y las vitaminas del grupo B parecen trabajar conjuntamente para aliviar la ansiedad, los síntomas premenstruales y las migrañas. La mayor parte de las vitaminas B se conocen popularmente por otros nombres. En la tabla 1.1 se resumen las funciones más importantes de cada una de ellas.

Entre los seres humanos, existe una mutación genética en un gen denominado MTHFR. Dicha mutación afecta a la capacidad del organismo para utilizar la vitamina B_9, el folato (o ácido fólico). Como esta mutación es relativamente común, puede ser conveniente que tu médico solicite una prueba para comprobar si también es tu caso. Si lo fuera, necesitarás una forma específica de folato que actúe eficazmente en tu organismo. Esto resulta esencial para la descomposición de la homocisteína.

Vitamina A

La vitamina A es esencial para el desarrollo de los osteoblastos (los productores de hueso) en los estadios tempranos. De hecho, ayuda a regular el crecimiento y la vida de prácticamente todas las células del cuerpo humano. En cuanto a la salud ósea, también es necesaria para la producción de hormonas y la interacción con la vitamina K_2, con el fin de crear las condiciones para una asimilación adecuada del calcio en los huesos. Las tres formas activas de la vitamina A en el organismo son retinol, retinaldehido y ácido retinoico. Estos compuestos se conocen colectivamente como retinoides.

La vitamina A se encuentra en forma de ésteres de retinilo en los alimentos de origen animal y en el beta caroteno de las plantas. El beta caroteno y otros compuestos que el organismo puede convertir en retinol se conocen como carotenoides. Las plantas sintetizan cientos de carotenoides diferentes, pero solo alrededor de un 10% puede convertirse en retinol. Las diversas formas de carotenoides tienen distintos valores. Por ejemplo, se necesitan 12 mcg de beta caroteno para producir 1 mcg de retinol y 24 mcg de alfa caroteno y beta criptoxantina para generar la misma cantidad. El precursor del retinol se encuentra en alimentos de origen animal; las plantas únicamente contienen carotenos.

PROTEÍNAS

Las proteínas, cadenas de aminoácidos, sirven para que los cien billones de células del cuerpo humano realicen todas sus funciones, desde traducir las instrucciones genéticas hasta trasmitir las señales de dolor al cerebro. Una proteína completa consiste en veinte aminoácidos. Nueve

TABLA 1.1 - VITAMINAS DEL GRUPO B		
Nombre común	Nombre químico	Funciones metabólicas
Vitamina B_1	Tiamina	• Colabora con el flujo de electrolitos dentro y fuera de las células nerviosas y musculares • Optimiza el sistema nervioso y las funciones musculares • Ayuda a la digestión • Colabora en el metabolismo de carbohidratos
Vitamina B_2	Riboflavina	• Convierte la piridoxina, la niacina y el folato en una forma aprovechable • Antioxidante (ataca los radicales libres) • Colabora con el metabolismo energético • Favorece la producción de tejidos • Ayuda a preservar la vista
Vitamina B_3	Niacina	• Facilita la transferencia de electrones para la síntesis molecular de los ácidos grasos y el colesterol • Promueve la reparación del ADN y la estabilidad del genoma
Vitamina B_5	Ácido pantoténico	• Sirve como componente principal de la coenzima A, que facilita la actividad enzimática • Genera energía a partir de los alimentos • Participa en la síntesis de moléculas, neurotransmisores y hormonas • Acelera la curación de heridas • Baja los niveles de colesterol
Vitamina B_6	Piridoxina	• Sintetiza el heme, un componente de la hemoglobina • Participa en la formación de enzimas esenciales para el metabolismo de las proteínas • Reduce los niveles de homocisteína
Vitamina B_7	Biotina	• Reduce los niveles de homocisteína unida a las enzimas de los mamíferos • Promueve el empaquetamiento del ADN y la modificación de las histonas (proteínas que se encuentran en los cromosomas)
Vitamina B_9	Folato	• Desempeña una función central en la formación del ácido nucleico y en la metilación de genes • Promueve un sistema nervioso sano y el equilibrio de la homocisteína
Vitamina B_{12}	Cianocobalamina	• Desempeña un papel central en el metabolismo del folato • Promueve la integridad del ADN • Preserva la capa de mielina que envuelve las neuronas • Ayuda a reducir los niveles de homocisteína

de ellos son aminoácidos esenciales: tu cuerpo no puede sintetizarlos y debes ingerirlos a través de la dieta. Un décimo aminoácido, la arginina, se considera esencial durante los periodos de crecimiento: tu organismo es capaz de producir solamente una parte de la cantidad que necesitas. El resto de los aminoácidos no son esenciales: el organismo los sintetiza a partir de los productos derivados del metabolismo. Se necesitan los veinte aminoácidos para producir proteínas y por ello su ingesta es un requisito esencial, sea a través de productos animales, vegetales o una combinación de ambos.

Últimamente se ha especulado sobre la correlación entre la ingesta de proteínas y la densidad de los huesos. En algunos estudios se observó que un consumo superior de proteínas daba lugar a una pérdida de calcio a través de la orina. No obstante, la investigación demuestra que, en general, una mayor ingesta de proteínas es positiva para la salud ósea siempre que haya suficiente calcio en la circulación sanguínea y también una cantidad adecuada almacenada en los huesos.[14]

Colágeno

El colágeno es la principal proteína estructural del tejido conectivo y de la matriz orgánica del hueso. Una matriz sana es un componente clave para la salud de los huesos. El colágeno representa prácticamente el 25% de las proteínas del cuerpo humano y forma parte de órganos, arterias, venas, piel, ligamentos, tendones, huesos y médula. Trabaja junto con la proteína esencial elastina para mantener la elasticidad del tejido conectivo. La inflamación puede destruir el colágeno (hablaremos más de este asunto en el capítulo 2). La vitamina C es un nutriente esencial para garantizar la formación de colágeno y trabaja conjuntamente con las antocianinas (compuestos antioxidantes que se hallan en la fruta de color rojo o púrpura oscuros) y con el cobre para producir un colágeno fuerte.

Las dietas tradicionales no incluían solamente la carne magra, sino también otras partes del animal. Nuestros antecesores entendían que los componentes de esta carne debían equilibrarse con elementos de otras partes del cuerpo, como las articulaciones, los órganos y el tejido conectivo. La ciencia actual les ha dado la razón. En la carne magra hay aminoácidos potencialmente nocivos (metionina, cisteína y triptófano) que deben equilibrarse con los aminoácidos

presentes en el resto del animal. El equilibrio de las proteínas y la carne magra se traduce en un metabolismo más eficiente y contribuye a la salud de la tiroides.

La forma cocida del colágeno, la gelatina, es un complemento perfecto para aumentar el colágeno del organismo. La gelatina es fácil de digerir incluso por personas que sufren trastornos gastrointestinales y tienen una sensibilidad especial a ciertos alimentos.

El consumo regular de gelatina ayuda a reforzar el revestimiento mucoso de los intestinos y detiene la inflamación. Esto es cada vez más importante porque los problemas de permeabilidad intestinal son fundamentales en las alergias, las intolerancias alimentarias, las enfermedades autoinmunes y muchos otros procesos inflamatorios crónicos. A estas alturas, probablemente ya habrás comprendido que los alimentos que favorecen la densidad ósea también son ventajosos para muchos otros aspectos de tu salud.

Cartílago

El cartílago está formado esencialmente por colágeno y elastina. El de los huesos se encuentra principalmente en el tejido de las articulaciones. Su función es reducir el deterioro de estas y servir de soporte para el resistente tejido conectivo.

Glicina

Recientemente se ha descubierto que las dietas ricas en glicina y pobres en metionina aumentan la longevidad. El caldo de huesos es rico en este aminoácido que desempeña una amplia variedad de importantes funciones orgánicas, incluidas la producción y regulación de glucosa. Es uno de los tres aminoácidos que forman el tripéptido glutatión, el antioxidante más destacado de nuestro cuerpo. También es esencial para proteger y desarrollar los músculos, así como para curar heridas. Se la considera un neurotransmisor inhibitorio que ayuda a tener un sueño reparador y a recuperarse de las convulsiones.

La glicina aumenta la producción de jugos gástricos, colabora en la prevención de las úlceras y de los trastornos digestivos y es esencial para desintoxicar el hígado.

Prolina

Es el aminoácido más importante para la formación de colágeno y, por tanto, resulta esencial para tener unos cartílagos, tendones, huesos, ligamentos y piel sanos. La prolina también ayuda a mantener las arterias flexibles y producir colágeno, reducir la arteriosclerosis y la tensión sanguínea y reparar los tejidos dañados.

Si el objetivo es fomentar la formación de colágeno, es mejor consumirla junto con vitamina C.

CAPÍTULO 2

Factores sistémicos que favorecen la pérdida de masa ósea

En el capítulo 1 nos ocupamos de los elementos nutricionales básicos para los huesos. Si tu dieta no incluye todos esos componentes, tu organismo no es capaz de producir hueso de una manera eficaz. Hemos dicho que la pérdida ósea se debe a la deficiencia de nutrientes, aunque también hay otros factores que pueden contribuir a reducir la masa ósea o interrumpir la producción de hueso. Dichos factores, tales como la inflamación y el estrés, se consideran sistémicos porque tienden a afectar a todo el sistema metabólico y no solamente al proceso de producción de hueso.

Estos problemas sistémicos no corresponden al ámbito de este libro; sin embargo, queremos compartir algunos conceptos específicos sobre la importancia de involucrar a todo el organismo para luchar contra la pérdida ósea. Es muy importante modificar la dieta para mejorar el estado de ánimo, reducir la inflamación, mitigar el daño que producen los radicales libres e incluso la secreción de hormonas, ya que la producción de hueso puede retrasarse o interrumpirse si estos factores sistémicos se mantienen y, por otra parte, la capacidad de los nutrientes que ingieres para colaborar en el desarrollo óseo puede resultar mermada. Estos factores que no se relacionan con la nutrición suelen desencadenarse debido al estrés, que puede dar lugar a un proceso inflamatorio.[1] El estrés emocional (como la ansiedad, la ira, el rencor y el dolor físico o emocional) que no recibe tratamiento puede complicar o contrarrestar los esfuerzos destinados a llevar una dieta saludable para tus huesos. Otros factores externos, como las toxinas medioambientales y los pesticidas, pueden poner en riesgo tu salud a nivel celular.

INFLAMACIÓN

Algunas veces la inflamación es visible: algo se enrojece, se hincha o produce dolor. La inflamación es la respuesta del cuerpo a un daño o amenaza, y su función es protectora. Puede desencadenarse por una toxina (como los residuos

GLUCOCORTICOIDES, ESTRÉS Y PÉRDIDA ÓSEA

Los esteroides son sustancias químicas que afectan a la actividad y la respuesta celular. Los glucocorticoides son hormonas esteroides que se producen de forma natural y que se utilizan ocasionalmente como medicación. Surgen como parte de un sistema de respuestas coordinadas frente a los desequilibrios causados por el estrés. En esta situación, el sistema inmunitario provoca que el hipotálamo, una región del cerebro, envíe una señal a las glándulas adrenales para que secreten glucocorticoides y reduzcan la inflamación. Los glucocorticoides sintéticos, como la prednisona, suelen utilizarse como tratamiento para los procesos inflamatorios o un sistema inmunitario demasiado activo y, en algunos casos, también para el cáncer.

Aunque los glucocorticoides son efectivos para reducir la inflamación, con demasiada frecuencia constituyen la causa de otros problemas de salud. Si se utilizan durante más de una semana, pueden afectar a las glándulas adrenales, inhibir el sistema inmunitario e inducir la pérdida de densidad ósea. Si se toman durante mucho tiempo, desencadenan una patología que los médicos denominan osteoporosis provocada por glucocorticoides.

de un pesticida), una astilla, una bacteria, un virus o un estado crónico de estrés emocional. Esta visitante inoportuna interfiere en la actividad metabólica cotidiana y causa una reacción intensa: los capilares se dilatan y se tornan porosos para permitir que los agentes inmunitarios lleguen hasta la parte dañada, se produce un edema o hinchazón en la zona afectada y las moléculas inflamatorias pueden producir una reacción, el dolor. Una vez que tiene lugar todo este proceso, el invasor se retira, el daño se repara y todo vuelve a la normalidad.

Sin embargo, si el infiltrado permanece en el cuerpo y la reacción continúa, la inflamación se hace crónica y puede llegar a ser realmente molesta. Debido a la respuesta inflamatoria, los tejidos resultan dañados y es necesario repararlos. Pero esto no es tan simple. Cada tipo de tejido cuenta con un mecanismo de reparación propio. Por ejemplo, la piel tiene una excelente capacidad de regeneración, pero si la inflamación tiene lugar en una neurona, con muy poca capacidad para regenerarse, puede producir un daño a largo plazo.

El organismo dispone de una serie de respuestas ante la inflamación; una de ellas es utilizar el colesterol como sustancia reparadora cuando algún tejido se ha dañado. Aunque la defensa ya está en marcha, el cuerpo suspende la respuesta normal del sistema inmunitario y también algunos procesos metabólicos con el fin de concentrar la energía celular en eliminar la amenaza. Esta reacción de emergencia, diferente para cada tipo de ataque, forma parte de nuestro kit de supervivencia y, por supuesto, es muy conveniente. Sin embargo, cuando el sistema inmunitario está concentrado en una zona inflamada específica, un ataque sostenido puede dejar al organismo vulnerable ante muchos y variados trastornos y disfunciones que, en última instancia, pueden causar graves problemas de salud, incluida una degradación excesiva del tejido óseo.

Una inflamación crónica leve parece ser un factor común a la mayoría de las afecciones crónicas; eliminar dicha inflamación debe formar parte del proceso de recuperación de todas las enfermedades, entre ellas la osteoporosis.

El proceso inflamatorio favorece el desarrollo de osteoclastos (las células que descomponen la matriz ósea) y, simultáneamente, suprime los osteoblastos (los productores de la matriz ósea). Por este motivo, incluso una inflamación crónica que no sea grave puede aumentar el riesgo de fracturas.

La inflamación también afecta al funcionamiento hormonal, ya que aumenta potencialmente la liberación de la hormona paratiroidea, que fomenta la degradación del hueso.

RADICALES LIBRES

En algunas ocasiones la inflamación crónica puede producir un exceso de radicales libres, átomos que tienen un número incompleto de electrones en sus superficies externas. Los científicos los describen como altamente reactivos porque aprovechan cualquier oportunidad para recuperar el electrón que les falta con el fin de volver a estabilizarse. De hecho, los radicales libres son carroñeros. Son implacables en su búsqueda e invaden las células y los tejidos aleatoriamente sin importarles dónde pueden capturar un electrón. Un tejido sano que cede electrones a los radicales libres se torna inestable y vulnerable. Y dado que estos pueden adherirse a cualquier tipo de célula, el objetivo de sus ataques pueden ser los huesos, las articulaciones, los órganos e incluso el ADN.

El cuerpo produce antioxidantes, principalmente enzimas, que neutralizan a los radicales libres. No obstante, pueden provocarse daños graves si la producción de radicales libres supera la capacidad del organismo para neutralizarlos. La sobrecarga de radicales libres puede quebrantar la fuerza natural del cuerpo para defenderse.

Normalmente, los radicales libres surgen como productos derivados del metabolismo normal (por ejemplo, existen unos radicales libres muy poderosos llamados superóxidos que proceden de la conversión de oxígeno en energía) y la respuesta del cuerpo es suficiente para neutralizarlos. Pero los radicales libres también aparecen cuando el organismo debe metabolizar compuestos excepcionales o no naturales, como son los alimentos procesados, la contaminación del aire, los conservantes y colorantes alimentarios artificiales, el petróleo, las sustancias químicas tóxicas y cancerígenas presentes en las aguas subterráneas y ciertos componentes sintéticos que se utilizan en los productos de cuidado personal. La formación de radicales libres también puede producirse por la ansiedad que genera el despliegue publicitario asociado a la salud y el bienestar, así como por otros acontecimientos no naturales o excepcionales para los que el cuerpo no ha sido diseñado y, por lo tanto, no está equipado para gestionar.

Los radicales libres sobrecargan las células sistémicas y las atacan indiscriminadamente. Este proceso, que se conoce como estrés oxidativo, causa inflamación, interfiere en la expresión genética, daña tejidos que están sanos y abre la puerta a las enfermedades.

La defensa natural: los antioxidantes

La defensa natural del cuerpo para luchar contra los radicales libres es un grupo de enzimas: las enzimas superóxidos dismutasas (SOD), que dividen el radical superóxido tóxico (producto derivado del metabolismo del oxígeno) en subunidades menos nocivas que otras enzimas son capaces de descomponer. Las SOD son muy potentes, pero aunque nuestra provisión basta para equilibrar la producción natural de los radicales libres, no resulta suficiente para luchar contra el ejército de radicales libres al que muchos de nosotros nos enfrentamos en la vida cotidiana. Afortunadamente, muchas enzimas presentes en los alimentos naturales (como afirmamos en el capítulo 3) tienen la capacidad de desactivarlos. Las vitaminas E y C y el beta caroteno actúan como antioxidantes. Los polifenoles son sustancias químicas naturales que en las plantas protegen a las células contra el daño medioambiental y afectan directamente al metabolismo, el intercambio de señales entre las células y los oxidantes. En los alimentos, los polifenoles vegetales son la fuente principal de antioxidantes. Las mejores fuentes son las especias como el anís estrellado y el clavo, las hierbas aromáticas como el orégano y el romero, las bayas de saúco negras, las avellanas, las pacanas, las semillas de apio, el chocolate en forma de cacao en polvo, el chocolate negro y las frutas, como las ciruelas y las manzanas.

En algunos casos, los radicales libres y la presencia de superóxidos parecen tener un impacto positivo. Este es un concepto complejo que va más allá del ámbito de este libro pero debemos decir que, en términos generales, resulta perjudicial para la salud forzar continuamente al cuerpo a luchar contra una sobrecarga de radicales libres.

El tabaco y los radicales libres

Un solo cigarrillo genera una carga considerable de radicales libres; como puedes imaginar, fumar varios cigarrillos al día implica el riesgo de dañar células e incluso órganos. Y lo más peligroso acaso sea que el hígado se ve obligado a producir enzimas que pueden llegar a destruir hormonas muy valiosas.

Fumar desencadena también las siguientes reacciones:

- Destrucción de los osteoblastos (células productoras del hueso) por los radicales libres.
- Destrucción de los osteoblastos por la nicotina.
- Aumento de los niveles de cortisol, que provoca la descomposición del hueso.
- Interferencia con la hormona calcitocina.
- Daños en los vasos sanguíneos que obstaculizan la circulación y afectan al suministro de oxígeno.

Cuando un fumador sufre una fractura, la curación es lenta y no muy eficaz debido, en parte, a un suministro deficiente de sangre y oxígeno.

ESTRÉS

Cuando se pretende controlar la pérdida ósea, la clave es resolver el estrés crónico. Esto se debe a que cualquier clase de estrés, emocional o medioambiental, no solamente produce radicales libres sino también una liberación crónica de cortisol que causa inflamación a largo plazo, lo mismo que sucede cuando existe un número excesivo de radicales libres.

El cortisol es la hormona que segregan tus glándulas adrenales (o suprarrenales). Se trata de un agente antiinflamatorio y antialérgico muy eficaz. Los niveles de cortisol alcanzan su punto máximo por la mañana, preparando al cuerpo para las tensiones de la vida diaria, y disminuyen de forma progresiva durante el sueño profundo. Cualquier estímulo súbito que provoque estrés causa un aumento agudo del cortisol que, a su vez, incrementa los niveles de azúcar en la sangre, envía energía a los músculos, desencadena la reacción de huida y eleva la tensión sanguínea. La señal para incrementar la presencia de azúcar en la sangre obliga al cuerpo a descomponer aminoácidos, en especial si hay pocos carbohidratos en el sistema. Esto se conoce como gluconeogénesis, y es un mecanismo de soporte que permite que el cuerpo genere combustible incluso en ausencia de alimentos. Lo importante de este proceso es que las respuestas del organismo ante el cortisol tienen prioridad sobre el sistema inmunitario, razón por la cual la respuesta normal de este queda temporalmente aplazada y tu cuerpo está preparado para atacar.

La liberación aguda de cortisol no causa ningún daño, a diferencia de su liberación crónica. Esta última es un estado sostenido de alerta máxima derivado de una vida en la que impera el estrés. En estas condiciones el cuerpo responde con una inflamación para que las células inmunitarias dejen de ser sensibles a los efectos antiinflamatorios del cortisol.

La liberación crónica de cortisol debilita el sistema inmunitario, retrasa la curación de heridas, deteriora la respuesta de aprendizaje y la recuperación de la memoria y —sí, lo has adivinado— reduce directa e inmediatamente la absorción del calcio en los intestinos, perjudicando así el proceso de formación de hueso. El cortisol transforma el colágeno, de modo que el cuerpo no puede utilizarlo para reforzar los huesos.

El cortisol ataca directamente a la superficie externa del hueso (el periostio). El resultado es que la formación de osteoblastos se inhibe y, por tanto, se reduce la producción ósea.

OTROS FACTORES SISTÉMICOS

Hay otros cuatro factores que intervienen en la pérdida de hueso: el nivel de homocisteína, el de sodio, el de hormonas tiroideas y el equilibrio ácido base.

La homocisteína

La homocisteína es un aminoácido producido naturalmente por el organismo cuando se descompone el aminoácido metionina. Puede acumularse en el cuerpo, causando daños no solo en los huesos sino también en las arterias y aumentando así el riesgo de sufrir un ataque cardíaco,[4] un accidente cardiovascular o coágulos sanguíneos. El folato y otras vitaminas del grupo B ayudan al organismo a mantener niveles seguros de homocisteína. No obstante, algunas personas (actualmente alrededor del 30% de la población) presentan una mutación genética (MTHFR) que afecta a la absorción de la homocisteína y el uso del folato. En presencia de esta mutación, el cuerpo es vulnerable a altos niveles de homocisteína. La falta de vitaminas del grupo B y una alta ingesta del aminoácido metionina también pueden causar este desequilibrio potencialmente peligroso.

Valores altos de homocisteína se asocian a una mayor incidencia de fractura de cadera. Hombres, prestad atención: los varones con niveles muy altos de homocisteína sufren fracturas de cadera prácticamente cuatro veces más que aquellos que tienen niveles bajos. Por su parte las mujeres con altos niveles de homocisteína corren un riesgo doble de tener una fractura de cadera.[5] Existen pruebas para medir los niveles de homocisteína; es muy recomendable solicitarla cuando se produce pérdida de hueso sin que haya un factor obvio.

El sodio

Todos hemos escuchado a los médicos desaconsejar un gran consumo de sodio. Vale la pena tomar nota de ello. Una vez que el cuerpo tiene todo el sodio que necesita, excreta lo que le sobra. Sin embargo, cada gramo excretado utiliza la enorme cantidad de 26 mg de calcio para realizar ese proceso.[6] En otras palabras, se requiere un poco más de una cucharada de sodio para transportar hacia la orina el calcio que circula por el organismo. Y si no hay calcio suficiente en el flujo sanguíneo, el organismo recurre al almacenado en los huesos. Incluso un pequeño exceso de sodio diario puede provocar una pérdida de hueso de un 1% anual.

Los alimentos procesados se consideran responsables de esta situación porque parece ser que el problema se soluciona eliminándolos de la dieta. Estudios que investigaron esta relación y se publicaron en la revista *Nutrients* hallaron que la densidad mineral podría mantenerse en mujeres adultas reduciendo simplemente la ingesta de sodio a 2.300 mg/día y consumiendo alrededor de 1.000 mg diarios de calcio.

Las hormonas tiroideas

La clave para una renovación ósea eficaz es que la glándula tiroides produzca hormonas tiroideas equilibradas. El hipertiroidismo, una patología en la que la glándula tiroides segrega demasiadas hormonas, puede dar lugar a una pérdida ósea grave. Las hormonas tiroideas aumentan la activación de los ciclos de remodelación de hueso nuevo y también la descomposición de hueso en detrimento de la producción, al fomentar una mayor creación de osteoclastos. En pruebas de laboratorio[7] en las que se añadieron hormonas tiroideas a los huesos, se observó que la liberación del calcio presente en los huesos aumentaba hasta un 60%.

En el caso del hipotiroidismo, un trastorno caracterizado por niveles de hormonas tiroideas inferiores a lo normal, la densidad ósea *aumenta*. No obstante, la calidad de los huesos es deficiente y, además, el hipotiroidismo provoca un aumento de los índices de fracturas. La ingesta de algas ha demostrado tener efectos positivos para la función tiroidea, al incrementar la producción de hormonas que estimulan la tiroides.[9] Si tienes problemas de tiroides, consulta con tu médico.

Tu cuerpo aplicará cualquier medida, y a cualquier coste, para mantener la sangre dentro de un rango específico de pH. Consideremos el caso de las bebidas gaseosas: demasiado ácido fosfórico deja un residuo ácido, que le comunica

UN VÍNCULO DURADERO

El primer caso documentado de una afección ósea relacionada con el hipertiroidismo se produjo en 1891. Un médico llamado Von Redklinhausen describió los huesos «carcomidos» de una mujer joven que murió por hipertiroidismo: «Las costillas mostraban múltiples fracturas y se podían deshacer entre los dedos... [el hueso] era prácticamente transparente cuando se lo miraba a trasluz».[8]

a tu organismo que extraiga calcio de tus huesos para restaurar el equilibrio del pH. De la misma manera, si tu dieta es rica en alimentos ácidos (como la carne y los cereales), que alteran el equilibrio ácido base, tu cuerpo registra la necesidad de restaurar ese equilibrio; es en ese momento cuando el calcio entra en juego.

La carne y los cereales tienen una presencia excesiva en la dieta occidental. Son alimentos ácidos y la sangre tiende momentáneamente a acidificarse después de consumirlos, de modo que es necesario liberar minerales para equilibrar el pH. Esto significa que el cuerpo envía una señal a los huesos para que liberen calcio. Por el contrario, las dietas ricas en frutas y verduras ayudan a mantener los minerales en los huesos, precisamente donde deben estar.

CAPÍTULO 3

Elige alimentos naturales para tener unos huesos sanos

Los alimentos que recomendamos en este libro ayudan a restaurar el equilibrio entre la degradación y la renovación que caracterizan la sustitución ósea, un proceso que tiene lugar prácticamente en todos los tipos de células de los organismos vivos. Sin embargo, no todos los alimentos son iguales. Cuanto más aprendemos sobre la salud humana, más claramente sabemos que los alimentos más seguros son los que no se han adulterado. De modo que aconsejamos consumir alimentos naturales, en el sentido que se otorgó originalmente al término; nos referimos a alimentos que no se han procesado ni sometido al calor y que son comercializados en recipientes seguros, alimentos cultivados a partir de semillas que no se han modificado genéticamente y alimentos que nunca se han expuesto a sustancias químicas sintéticas durante su crecimiento, transporte, almacenamiento o exposición para la venta.

ALIMENTOS, FORMAS Y COMBINACIONES

Los organismos vivos de nuestro planeta surgen a partir de los mismos elementos de la Tierra. Consumir alimentos cultivados de manera natural (los que han evolucionado con el paso del tiempo y no los que han sido creados por científicos) nos ayuda a mantener nuestro cuerpo fuerte y sano y a conseguir que el planeta siga siendo viable. No obstante, si las plantas han absorbido pesticidas durante su crecimiento, se les han pulverizado productos químicos para preservar artificialmente su color y su vida útil o se han almacenado en recipientes que contienen sustancias químicas nocivas (como el bisfenol A, o BPA, que puede alterar el equilibrio hormonal), esos productos siguen estando presentes cuando los consumimos (incluso aunque se haya sometido a esas plantas al calor) y pueden perturbar la bioquímica de nuestro organismo, afectar a nuestras células e incluso modificar nuestro ADN. Cuando los animales han recibido

METILACIÓN

En algunos casos, el cuerpo humano no puede utilizar los nutrientes esenciales para la vida y la buena salud en su forma natural. Por ejemplo, las vitaminas deben convertirse en formas asimilables una vez que están presentes en el organismo. Un proceso metabólico llamado metilación transforma los nutrientes para que podamos aprovecharlos. Las sustancias denominadas donantes de metilo se ocupan de la transformación, de ahí el nombre del proceso: metilación. Un cuerpo sano genera donantes de metilo, aunque la producción se reduce con la edad.

Afortunadamente, los alimentos naturales proporcionan donantes de metilo. Las hortalizas poco cocidas son los alimentos más ricos en esas sustancias, pero también están presentes en los oligoelementos. Por el contrario, quienes siguen una dieta rica en alimentos procesados no cuentan normalmente con un número suficiente de donantes de metilo y, en consecuencia, tienen un mayor riesgo de sufrir enfermedades.

Si estás intentando dejar una dieta abundante en alimentos procesados, debes considerar complementarla con trimetilglicina, una sustancia que se forma naturalmente en el organismo y que ofrece una forma segura de aumentar los donantes de metilo (ver «Suplementos de trimetilglicina», en la página 111).

tratamientos con antibióticos y hormonas de crecimiento, se han alimentado de pienso que sus organismos no están preparados para digerir o se han confinado masivamente en espacios en los que casi no pueden moverse, lo que consumimos son animales estresados que constituyen un verdadero peligro al servir de alimento. Todos los factores mencionados contribuyen a alterar su bioquímica y modificar su equilibrio de nutrientes y hormonas, y eso es precisamente lo que ingerimos los consumidores. El riesgo aumenta

y los beneficios nutricionales se desvanecen si además a esa carne se le ha agregado monóxido de carbono para preservar su color rojo.

Como sucede con todo, el requisito fundamental de los alimentos que son beneficiosos para la salud es que sean naturales, aunque no es el único. El calcio, el fósforo y el magnesio son nutrientes esenciales para la salud de los huesos porque producen la matriz ósea (ya lo explicamos en el capítulo 1). Se necesita un suministro regular de estos minerales, acompañados por otros nutrientes que también desempeñan una función en los procesos metabólicos dentro y fuera del hueso. Por tanto, independientemente de cuántos nutrientes, vitaminas o minerales asimile tu cuerpo, nunca son efectivos por sí mismos. Por este motivo, aprender cuál es el contenido nutricional de los alimentos es esencial para conocer cómo combinarlos de forma idónea a fin de que nos suministren cantidades suficientes de todos los nutrientes básicos para la salud de nuestros huesos.

POR QUÉ LOS ALIMENTOS NATURALES SON MEJORES PARA LOS HUESOS

Todos somos conscientes de que tenemos que consumir alimentos sanos. Estos alimentos, naturales y nutritivos, proporcionan nutrientes en una forma digerible y asimilable, y no interfieren en los patrones naturales de crecimiento y desarrollo. Si introducimos en nuestro cuerpo ingredientes artificiales (que no se digieren ni absorben naturalmente), reacciona con respuestas bioquímicas aleatorias que afectan a la fisiología, el comportamiento, el desarrollo, los niveles de estrés y los genes. Por ejemplo, los animales alimentados con hormonas de crecimiento sintéticas no metabolizan ni excretan las sustancias químicas, sino que las almacenan en las células musculares, incluso después de muertos. Al consumir la carne de dichos animales, nosotros ingerimos esas hormonas. Para comprobar la diferencia que hay entre un animal que vive de manera natural y otro que vive en condiciones artificiales, hay que considerar el contenido nutricional y los efectos sobre el organismo de los huevos, la carne y la leche.

Cuando los pollos se crían en libertad, picotean la tierra en busca de insectos y semillas, comen hierba y se dan baños de polvo al sol. Y ese es el pedigrí de los pollos que queremos consumir.

¿Por qué? Todos los organismos vivos surgen a partir de una fuente común de nutrientes disponibles. Cuando un pollo se alimenta de forma natural, su cuerpo retiene un grupo completo de nutrientes que es necesario para disfrutar de una buena salud. Al consumir ese pollo obtenemos una rica fuente de nutrientes que nuestro organismo puede asimilar fácilmente.

La salud humana, incluyendo la salud de los huesos, depende de la absorción adecuada de grupos específicos de nutrientes que coexisten en los alimentos naturales. Las plantas y los animales que no se producen naturalmente experimentan altos niveles de estrés que causan cambios epigenéticos y bioquímicos, y estos a su vez reducen la cantidad de nutrientes. Por eso nos inclinamos por los alimentos naturales y rechazamos los procesados. Te sugerimos que hagas lo mismo porque tu cuerpo puede asimilarlos correctamente y, por otra parte, porque es mucho menos probable que interrumpan los procesos metabólicos.

Huevos

Los huevos procedentes de gallinas en libertad nos ofrecen cuatro veces más vitamina D, el doble de omega 3, tres veces más vitamina E y siete veces más beta caroteno que los huevos de gallinas encerradas en jaulas de las granjas industriales.[1] Más aún, contienen más oligoelementos, y entre 35 y 80 mg de K_2 (dependiendo del hábitat, la alimentación y demás factores), la vitamina que ayuda a transportar el calcio hacia los huesos.

Carne

Para tener una nutrición óptima, debes tomar carne procedente de ganado que pastorea y se alimenta de plantas que crecen orgánicamente a partir de sus propias semillas naturales, es decir, que no han sido procesadas ni sometidas al calor. Este tipo de carne ofrece muchos beneficios. Tiene menos cantidad total de grasa, grasas saturadas, colesterol y calorías que la carne de animales confinados y proporciona más vitamina E, beta caroteno, vitamina C y grasas buenas para la salud, entre las que se incluyen los ácidos grasos omega 3 y el ácido linoleico conjugado.[2]

Y lo más importante para los huesos acaso sea que los animales que se alimentan al aire libre producen vitamina K_2 de forma natural. Su presencia es más abundante en órganos como el hígado, que tal vez no es lo que más te apetece comer (aunque esperamos que nuestras recetas te hagan cambiar de opinión). Vamos a olvidarnos de los órganos por el momento. Disfruta de los muslos y los huevos de aves criadas en libertad para ofrecerle a tu cuerpo una pequeña cantidad de la valiosa vitamina K_2, que ayuda a que el calcio que consumes llegue hasta tus huesos.

ÁCIDO LINOLEICO CONJUGADO

El ácido linoleico conjugado (CLA, por sus siglas en inglés) es un ácido graso omega 6 que ha demostrado reducir la grasa corporal y aumentar la sensibilidad a la insulina, además de ser antitumoral, antiasmático, antiinflamatorio y antiosteoporótico.[3] La carne procedente de animales de pastoreo y los productos lácteos naturales son fuentes excelentes de CLA. Los quesos suizos y el queso Colby son especialmente ricos en este ácido, como también lo son el aceite de semillas de granada y los corderos criados en libertad.

Los animales sometidos a las llamadas «operaciones concentradas de alimentación» soportan pésimas condiciones de vida y son alimentados con los piensos de engorde más baratos. A menudo reciben tratamientos con antibióticos y no es difícil imaginar por qué se encuentran tan mal. Dichas condiciones de vida pueden afectar al ganado de la misma forma que el estrés físico y el mental pueden bloquear tu metabolismo y perjudicar tu salud.

Este es el motivo por el cual te animamos a consumir carne (incluidos los órganos como, por ejemplo, el hígado o los riñones) y huevos procedentes de animales de pastoreo. Estos animales se sienten satisfechos viviendo de forma natural. Sus hormonas funcionan según lo previsto, sus cuerpos tienen las mejores condiciones para estar sanos y los nutrientes que nosotros necesitamos (que obtenemos de los alimentos que ellos producen) están presentes en una forma que nuestro organismo es capaz de aprovechar plenamente.

Es cierto que la carne y los huevos que proceden de estos animales son más caros que la carne y los huevos convencionales que se venden en los supermercados. Sin embargo, tenemos la esperanza de que hagas el esfuerzo de ahorrar un poco de dinero para invertir en estos alimentos tan provechosos para tu salud siempre que sea posible. Y, por favor, evita regatear cuando compres carne: tu salud no es negociable.

Leche procesada frente a leche natural

La leche que procede directamente de la ubre del animal se conoce como leche cruda, pero nosotras la llamamos leche natural: no está procesada, no se somete a altas temperaturas ni a la homogeneización (proceso para descomponer mecánicamente las partículas de grasa y evitar que la nata de la leche suba a la superficie) y tampoco se altera de ninguna otra forma. Y si hablamos de favorecer el transporte del calcio desde la sangre hasta los huesos, hay un mundo de diferencias entre ambos tipos de leche.

De hecho, son alimentos esencialmente diferentes. Las enzimas de la leche natural ayudan al organismo a descomponerla en sus diferentes elementos (proteínas, calcio, fosfato, enzimas, azúcares) y favorecen que absorba esos componentes a través de los intestinos, desde donde son trasladados al flujo sanguíneo para enviarlos posteriormente a los destinos asignados. La leche natural contiene vitamina D, que es esencial para tener huesos fuertes. No obstante, cuando la leche se pasteuriza, aunque sea biológica, ya es otra historia. Al ser expuesta al calor, la proteína de la leche se convierte en lo que los científicos llaman proteína de leche desnaturalizada, mucho menos provechosa para el organismo.[4]

La leche contiene minerales (entre los que se incluye el calcio y por el que es muy preciada) y proteínas necesarias para los procesos vitales de todas las células, pero los tratamientos industriales destruyen las enzimas que facilitan la absorción de minerales y alteran las proteínas de las que dependen muchas personas.

Esto ayuda a explicar la avalancha de informes –que no suelen diferenciar entre leche pasteurizada y natural– que sostienen que la leche realmente no contribuye demasiado a la salud de los huesos y dientes. La que sale directamente de la ubre de la vaca contiene todas las enzimas y proteínas que la convierten en una ayuda inestimable para tener unos huesos y dientes fuertes. Sin embargo, las altas temperaturas y los tratamientos artificiales desvitalizan esos preciosos recursos.

Consideramos que la leche natural es la leche no pasteurizada, y que la pasteurizada es un producto lácteo desnaturalizado; en ambos casos desearíamos que la información ofrecida por el Departamento de Agricultura estadounidense (USDA, por sus siglas en inglés) coincidiera con esta afirmación.

Cómo se digiere la leche

Aunque muchos países prohíben la venta de leche no pasteurizada, nos gustaría que supieras que Laura aconseja a todos sus pacientes beber leche sin pasteurizar procedente de granjas certificadas, porque es mucho más beneficiosa para la salud ósea. Nos gustaría que comprendieras la naturaleza de los beneficios que reporta la leche natural para tus huesos, por si tienes ocasión de comprar leche natural o decides ponerte en marcha para conseguir que se autorice su venta en el país donde resides.

La fosfatasa alcalina es una enzima que se produce naturalmente y ayuda al cuerpo a descomponer muchos tipos de moléculas. Está presente en todos los tejidos corporales y en los huesos, y es muy necesaria. Sus niveles son altos durante la fase de formación de hueso y bajos cuando se produce osteoporosis después de la menopausia. El análisis utilizado para determinar si la leche se ha pasteurizado se centra en la fosfatasa alcalina, porque esta enzima ya no está presente en la leche sometida a este proceso, que es evidente que destruye un beneficio potencial para la salud de los huesos.

Otra diferencia importante entre la leche natural y el producto pasteurizado (aunque sea biológica) es la forma de las proteínas. Tu cuerpo reconoce las proteínas, y sus funciones, por la forma y la presencia de enzimas específicas que las descomponen. La pasteurización puede modificar la forma de las proteínas de la leche e inactivar la enzima encargada de descomponerlas para su correcta absorción. Un tratamiento con calor que supere los 57 °C destruye la lactasa, la enzima de la leche responsable de la adecuada descomposición de la lactosa –la pasteurización de la leche se lleva a cabo a temperaturas de entre 72 y 149 °C–. La lactosa no se digiere adecuadamente porque la pasteurización destruye la lactasa. Las personas que no digieren bien la leche suelen recibir el diagnóstico de intolerancia a la lactosa. Por otra parte, no hay que olvidar que hay quienes padecen intolerancia a las proteínas de la leche (como la caseína). En ese caso deben evitar el consumo de lácteos.

Leche no pasteurizada

En muchas regiones de Francia, la leche cruda se comercializa a través de máquinas expendedoras, y la mayor parte del queso que se vende en el país, y también en otros países europeos, se elabora con leche cruda. La situación es muy diferente en Estados Unidos. En algunos estados puedes comprar leche natural en el supermercado local, en otros solo puedes adquirirla en una granja certificada, en otros debes tener participación en una vaca (consulta «Recursos», en la página 351) para poder obtener leche cruda y, finalmente, la leche no pasteurizada solo se vende para el consumo de animales de compañía en otros estados. Por otra parte, particularmente en los estados que prohíben la venta de leche cruda al por menor (aunque no solo en ellos), deben transcurrir sesenta días como mínimo antes de poder comercializar quesos elaborados con leche no pasteurizada, y la venta de mantequilla y nata naturales está estrictamente prohibida. Considerándolo desde diferentes perspectivas, de una manera u otra no es tan difícil comprar leche natural; la cuestión es que los que se oponen a su consumo se esmeran en sembrar miedo, la disponibilidad es desigual y las condiciones de venta suelen están plagadas de restricciones (como el ejemplo de las mascotas) y los informes sobre los beneficios están subordinados a los temores generados por los escasos casos de enfermedades de personas que han consumido leche sin pasteurizar de granjas sin licencia. Los maestros queseros estadounidenses denuncian la normativa que establece que deben pasar sesenta días antes de poner los quesos en venta, porque eso les impide elaborar los fabulosos brie, camembert y otros quesos blandos que se comercializan al otro lado del océano.

Es evidente que debes adquirir leche natural (cruda) únicamente de empresas que respeten estrictamente los protocolos obligatorios. En Estados Unidos, los estados que permiten vender leche natural para el consumo humano aplican unas pruebas de seguridad rigurosas, sistemáticas e implacables. Esto ayuda a explicar por qué la cantidad de enfermedades que se han atribuido a la leche natural es insignificante comparada con los cientos de enfermedades debidas al consumo de alimentos tan comunes como el embutido, el pollo e incluso las espinacas.[5] Más aún, muchos de los integrantes de un pequeño grupo de consumidores que creían haber enfermado por tomar leche no pasteurizada terminaron afirmando que su problema de salud no se debía en absoluto a la leche, sino al consumo de un alimento contaminado.

LA INFLUENCIA DE LAS PLANTAS SOBRE LA SALUD

Las plantas se encuentran entre nuestros mejores amigos y nuestros aliados más constantes. Producen oxígeno que nos mantiene vivos y facilitan nuestra vida y la hacen más agradable sirviéndonos como tinturas, caucho para los neumáticos, fibras para nuestras ropas y madera para nuestros hogares. Las flores y sus fragancias nos inspiran incluso en las épocas más oscuras. Las esencias y los aceites nos calman y nos relajan. Las hierbas aromáticas y las especias contienen cantidades concentradas de sustancias vegetales beneficiosas que enriquecen las comidas que preparamos y además nos curan. Como alimento, las plantas pueden proporcionarnos proteínas completas, pues producen todas las vitaminas y los minerales que necesitamos. Son un sustento cuando nos encontramos bien y sirven como medicinas cuando enfermamos. Las plantas y los seres humanos estamos vinculados sinérgicamente y toda nuestra vida es posible, y es mejor, gracias a esa unión.

Las particularidades de dicha sinergia se convirtieron con el paso del tiempo en enfoques tradicionales para el diagnóstico, y los tratamientos pusieron de relieve las propiedades inherentes a la vida vegetal. Durante siglos, la observación rigurosa y los ensayos sistemáticos documentaron cuáles eran los nutrientes, las funciones metabólicas y las propiedades curativas que podíamos utilizar en la búsqueda permanente de la inmortalidad, o al menos para gozar de una buena salud en la vejez.

Comprender esa conexión ofrece una profunda sensación de paz, armonía y bienestar. Dicha vinculación nos entusiasma todavía más cuando la miramos a través de la lente de la genética. Un estudio publicado en *Genomics* en 2014 informó que fragmentos de ARN de las plantas, hongos y bacterias están presentes en la sangre humana. Las moléculas del ARN desempeñan muchas funciones, entre ellas la codificación y transmisión de información genética que influye en la expresión génica. ¿Y qué importancia tiene esto? Aporta evidencias de que las plantas pueden tener una influencia directa sobre nuestros genes.

Investigaciones recientes han confirmado esta conclusión al establecer que todo lo que ingieres afecta a tu expresión génica. El término científico es *influencia epigenética*, es decir, influencia sobre los genes heredados. Todo lo que ingieres actúa como un mecanismo que puede perturbar las funciones de activación o desactivación de los genes. Postulamos que la actividad reguladora de esta secuencia codificada de las plantas ayuda a amortiguar las mutaciones

dañinas y activar genes que propician la salud. Este es el motivo por el cual siempre te han aconsejado que comas verduras.

Los hongos y los animales parecen compartir una historia evolutiva que se desvió de la vida vegetal hace un billón de años. Las similitudes genéticas pueden explicar por qué los hongos y las setas ofrecen a los humanos una amplia gama de beneficios nutricionales. Por ejemplo, el hongo *Cordyceps sinensis*, uno de los más utilizados en medicina, parece actuar naturalmente a nivel genético para mitigar la respuesta celular ante una inflamación.

La medicina natural es una de las disciplinas más antiguas y más utilizadas en el planeta. De hecho, la medicina farmacéutica occidental comenzó por aislar elementos eficaces de las plantas y sigue haciéndolo hoy en día. Nosotras consideramos que las plantas pueden ayudarnos a resolver la carga cada vez mayor de enfermedades que se registran en los países occidentales —los estudios de remedios naturales tradicionales llenan las páginas de las publicaciones—, por lo que nuestras recetas incluyen muchos alimentos de origen vegetal, hierbas frescas y especias diversas.

Las medicinas naturales se basan generalmente en esas especias y hierbas que contienen concentraciones superiores de sustancias vegetales beneficiosas. Te animamos a que investigues para identificar las que más te gusten y a que las incluyas en tus comidas con toda libertad. La mayoría de las hierbas frescas son ricas en calcio y ofrecen beneficios antiinflamatorios y antioxidantes, entre otros.

A medida que avances en la lectura de este libro encontrarás que predominan las recetas e ingredientes vegetales, así como también opciones

LA SAL

Hubo una época en la que la sal era un producto muy valioso. Se construían carreteras para transportarla y comercializarla. En emplazamientos muy antiguos, los arqueólogos han descubierto recipientes para la extracción de sal con más de ocho mil años de antigüedad. La sal se utilizaba para cerrar acuerdos y hacer alianzas con los dioses. Ahora no estamos tan seguros de que sea un material tan valioso. Algunos estudios demuestran (y los Centros para el Control de las Enfermedades estadounidenses lo apoyan) que el sodio aumenta la tensión sanguínea. Sin embargo, hay otros estudios que lo niegan. Como suele suceder, es una cuestión de equilibrio.

En Occidente los niveles de hipertensión son altos y la recomendación actual por excelencia es alcanzar el peso ideal. Pensamos que es un buen consejo, en especial si eliminas todos los alimentos procesados de tu dieta. ¿Por qué? Los estudios demuestran que la tensión sanguínea disminuye cuando una persona consume más alimentos naturales de origen vegetal y reduce la ingesta de alimentos procesados.

Es posible que el problema no sea únicamente el sodio sino el equilibrio que este mantiene con el potasio. El equilibrio correcto es fundamental para las funciones celulares, pues permite que las células funcionen como una batería (con diferentes cargas en el interior y el exterior), haciendo posible la transmisión de señales. Las células nerviosas se comunican de este modo.

Si echamos un vistazo a la evolución de las dietas, nuestros ancestros probablemente ingerirían alrededor de dieciséis veces más potasio que sodio. La dieta estándar occidental incluye 2.500 mg de potasio y 3.600 mg de sodio. El desequilibrio es evidente.

Cantidades muy altas de sodio y escasas de potasio aumentan drásticamente el riesgo de sufrir un accidente cardiovascular. Uno de los estudios estadounidenses más extensos realizados para evaluar la relación de la sal y el potasio con las muertes por enfermedades cardíacas, demostró que las personas que consumen mucha sal y poco potasio tienen más del doble de posibilidades de morir a causa de un ataque cardíaco.

¿Cuál es la cuestión principal? Recortar el consumo de alimentos procesados y disfrutar del sabor de los alimentos naturales usando sal de buena calidad sin procesar. Los alimentos integrales frescos te ofrecen una cantidad suficiente de potasio y también otros beneficios nutricionales.

vegetarianas y veganas. Esto forma parte de una filosofía del consumo: no se trata únicamente de los huesos, sino de la vida. También hay muchas recetas que incluyen carne, ya que a ambas nos gusta mucho. Sin embargo, hemos apostado por mantener una dieta equilibrada, tal como puede deducirse de nuestro enfoque general de los hábitos alimentarios.

El peligro de los residuos de los pesticidas

Pensamos que todos los alimentos deberían cultivarse de forma biológica y estar al alcance de todo el mundo. Desgraciadamente, esto no es así. El Grupo de Trabajo Medioambiental ha publicado una lista de los alimentos más contaminados por los residuos de los pesticidas (basada en pruebas realizadas por el USDA), que dieron valores positivos para más de sesenta sustancias químicas:

- Manzanas
- Patatas
- Apio
- Arándanos nacionales
- Cerezas
- Uvas importadas
- Lechuga
- Espinacas, col y berza

- Nectarinas
- Fresas
- Melocotones
- Pimientos dulces

Asimismo ha publicado en su página web una lista de alimentos que absorben muy pocos pesticidas (ver la sección de recursos, en la página 351). Esta organización también ha advertido que lavar los productos antes de su consumo reduce la exposición a los pesticidas, pero no la elimina.

EL ASPECTO NEGATIVO DE LOS ALIMENTOS PROCESADOS

En la naturaleza, una cadena alimentaria es un conjunto de alianzas interrelacionadas y basadas en nutrientes complementarios. Por ejemplo, las flores necesitan ser polinizadas y por ello atraen a los colibríes, que polinizan las plantas mientras consumen su nutritivo néctar. Este tipo de alianzas se ha perfeccionado a través de los siglos e incluso una mínima desviación del orden natural puede producir perturbaciones. La producción moderna de alimentos se basa cada vez más en crearlos de forma artificial —nos vienen a la mente los edulcorantes, pero también las semillas modificadas genéticamente y la grasa hidrogenada—. No obstante, la creencia subyacente (que lo que podemos reproducir en el laboratorio funciona del mismo modo que en la naturaleza) es infundada. El cuerpo requiere consumir intacto el complejo cóctel químico de los alimentos (es decir, tal como se produce en la naturaleza) para poder digerirlos y aprovecharlos de la mejor manera posible.

Consideremos la gran cantidad de efectos documentados que produce el consumo del azúcar refinado, el sirope de maíz rico en fructosa o las grasas hidrogenadas. El azúcar natural presente en las frutas y las grasas naturales pueden beneficiar al metabolismo y favorecer la longevidad, pero las mismas materias primas procesadas en formas que no se encuentran en la naturaleza pueden causar resistencia a la insulina y aterosclerosis.

A la luz de este comentario, hay que contemplar los efectos de la ingesta de fármacos sintéticos, pesticidas, edulcorantes artificiales, alimentos enriquecidos y alimentos genéticamente alterados en nuestro cuerpo. En esos productos sintéticos, los átomos y moléculas se combinan en formas que no existen en la naturaleza o son una recreación aislada de una sustancia natural. Por eso no debe sorprendernos que ingerir incluso pequeñas cantidades de materiales sintéticos puede provocar efectos secundarios desagradables, conductas perturbadas, anomalías evolutivas, esterilidad y defectos congénitos; además, puede interrumpir y distorsionar la actividad genética de importantes funciones orgánicas, como son la absorción y la salud intestinal.

Cambios químicos en los alimentos procesados

Existe otra seria preocupación relacionada con los alimentos procesados: el cambio químico que se produce cuando son sometidos a tratamientos con altas temperaturas. Cuando los alimentos se cocinan en seco y a muy altas temperaturas, se forman dos tipos de sustancias químicas potencialmente peligrosas —los productos finales de la glicación avanzada (AGE, por sus siglas en inglés)— y aminas heterocíclicas (HCA, por sus siglas en inglés). Otros productos finales perjudiciales de algunos procesos de cocción incluyen los hidrocarbonos aromáticos policíclicos (PAH, por sus siglas en inglés).

AGE

La acrilamida, una sustancia química utilizada en la fabricación de plásticos, también presente en muchos alimentos cocinados a altas temperaturas, es un AGE, conocido también como glicotoxina. Este grupo de moléculas se forma cuando el azúcar se une a la proteína en la membrana celular y cuando los alimentos que contienen almidón (como las patatas, los cereales y las carnes rojas) se cocinan sin agua a muy altas temperaturas. La dietas modernas, que abundan en alimentos procesados, contiene niveles muy altos.

De acuerdo con la profesora Helen Vlassara, investigadora de los AGE de la Facultad de Medicina de Monte Sinaí, «los AGE están muy extendidos y son adictivos porque dan sabor a los alimentos. Sin embargo, es posible controlarlos mediante métodos simples de cocción (como puede ser guisarlos a baja temperatura y conservar el agua que contienen los alimentos) y también evitando los alimentos envasados y la comida rápida siempre que sea posible».

Los AGE producen estrés oxidativo e inflamación[6] y están implicados en la epidemia actual de diabetes y enfermedades cardiovasculares que está asolando nuestra sociedad.[7] Los diabéticos también generan AGE debido a sus altos niveles de azúcar en sangre. De hecho, los AGE parecen causar los efectos secundarios de la diabetes, tales como el deterioro de los nervios, los trastornos renales y la ceguera. Asimismo, pueden dañar cualquier tejido del cuerpo y perturban la remodelación de los huesos durante el envejecimiento;[8] este proceso se acelera en la diabetes. Por el contrario, una menor circulación de AGE en el organismo parece coincidir con un riesgo más bajo de sufrir enfermedades como el alzhéimer, los trastornos renales, los accidentes cardiovasculares y la diabetes.[9]

Cuanto más alta sea la temperatura de cocción, mayor será la presencia de AGE. Estos no se forman cuando los alimentos se hierven o se cocinan con agua, pues así se impide que los azúcares se unan a las proteínas. De modo que las hortalizas, los cereales, las legumbres y las frutas al vapor o cocidas no contienen cantidades significativas de productos finales de la glicación avanzada. Esta es otra razón por la que una gran parte de estos alimentos deberían consumirse crudos o hervidos. Utilizar un producto ácido, como puede ser zumo de limón o vinagre, también reduce la formación de AGE.[10]

Los niveles de acrilamida y otros AGE de los alimentos que contienen almidón y se cocinan a alta temperatura (como las patatas fritas de bolsa y las que freímos en la sartén) se consideran peligrosos. Las patatas fritas de bolsa contienen quinientas veces las cantidades máximas permitidas de acrilamida y las preparadas en casa, más de cien veces). Las tortitas, los cereales del desayuno, los panes, las galletas dulces y saladas y otros productos de panadería contienen cantidades más pequeñas pero todavía significativas de acrilamida y otros AGE.

Los AGE pueden generarse durante la pasteurización, el secado o la cocción en microondas o a la parrilla. Cualquier alimento que contenga azúcares, grasas y proteínas los produce durante una cocción en seco.

Alimentos con alto contenido en AGE: la mantequilla pasteurizada (se ignora cuando no es pasteurizada), la margarina, la mayonesa, las carnes, el queso crema procesado, los aceites refinados (canola, maíz, soja, cártamo) y los frutos secos tostados.

Alimentos con bajo contenido de AGE: las frutas, las legumbres, los productos derivados de la leche y el yogur, los cereales sin procesar y las hortalizas (especialmente sin grasas añadidas).

Para empezar a consumir de inmediato un 50% menos de AGE puedes escalfar, guisar o cocinar al vapor los alimentos. Esta reducción del 50% puede bajar los niveles de AGE en plasma en un 30% al cabo de un mes. Las dietas que incluyen más alimentos crudos contienen normalmente una cantidad mínima de AGE. Además, los alimentos crudos ayudan a desintoxicar el cuerpo, liberándolo de los AGE que ingerimos.

HCA

Las HCA se forman cuando las creatinas (compuestos que ayudan a suministrar energía para las células musculares) y los aminoácidos reaccionan conjuntamente con el calor. Son genotóxicas y causan mutaciones en el ADN que pueden producir cáncer.

Las fuentes más concentradas incluyen carnes y pescados a la parrilla o asados. Los cereales para desayuno que se comercializan listos para consumir, los carbohidratos procesados, las grasas y los aceites refinados y el humo del tabaco contienen altos niveles de HCA. La ingesta mínima recomendada para apoyar la lucha del cuerpo contra el desarrollo del cáncer es de una proporción de dos raciones de alimentos de origen vegetal por una de carne. Cuantos más alimentos vegetales consumas, menor será el riesgo de contraer cáncer.

PAH

Los PAH incluyen compuestos formados por una combustión incompleta de materia orgánica (incluidos los alimentos) a temperaturas superiores a los 200 ºC.

Los HCA y los PAH son una de las razones por las que las carnes rojas y procesadas se asocian con el cáncer en los estudios realizados por la Agencia Internacional para la Investigación del Cáncer.[11] Las carnes encurtidas, ahumadas, asadas a la parrilla y procesadas (como el beicon, las salchichas, el jamón y el salami) son las más desaconsejadas.

La temperatura es el factor más importante en la formación de estas sustancias químicas. Los problemas comienzan cuando se alcanzan los 100 ºC; en torno a los 300 comienzan a formarse

HCA de alta toxicidad.[12] Tal como sucede con los AGE, nuestro consejo es una cocción lenta, calor indirecto y una forma de cocinar que incluya agua (escalfar, cocer al vapor, hervir, estofar).

Algunas recomendaciones dietéticas

Resulta difícil afirmar con rotundidad que una carne muy hecha o algunos frutos secos tostados son responsables del envejecimiento y la enfermedad. Sin embargo, si analizas tu dieta, acaso descubras que tras consumir los cereales del desayuno, un filete y un bocadillo de fiambre, tu cuerpo ya está plagado de sustancias indeseables. Si añades un poquito de alcohol, la contaminación del aire y algo de estrés, los niveles crecientes de enfermedades no parecen tan extraños. Todos esos productos intervienen en los procesos patológicos y el envejecimiento.

Por lo tanto, utiliza el sentido común para cocinar teniendo en cuenta la salud de tus huesos. Si tu dieta no contiene muchos alimentos procesados y solo una pequeña parte de tu comida se ha preparado a alta temperatura, avanza un poco más y prepara los filetes a la parrilla o el pollo al horno. Si tu dieta es pobre en alimentos de origen vegetal que ayudan a desintoxicar el organismo, puedes recurrir con mayor frecuencia a los guisos o estofados a medida que te apartas de los alimentos procesados e incluir una ración mayor de productos vegetales preparados correctamente para acompañar la carne. Aquí tienes algunos factores que debes considerar:

- El té verde inhibe la formación de los AGE.[13]
- Los microondas aumentan el contenido de AGE más rápidamente que los hornos convencionales.

PLÁSTICOS, SUSTANCIAS QUÍMICAS Y DISRUPCIÓN HORMONAL

En la época en la que escribimos este libro, el sistema médico ya había aceptado las nuevas investigaciones sobre los efectos perjudiciales de los plásticos utilizados en la producción de alimentos. La exposición a estos materiales durante el período prenatal puede desencadenar obesidad en años posteriores y algunas sustancias pueden incluso ser la causa directa de la diabetes tipo 2. Por eso te recomendamos eliminar la mayor cantidad posible de plástico de tus alimentos (no los cocines envueltos en plástico en el microondas, no consumas agua embotellada en plástico). Prácticamente todo el mundo ha estado expuesto a una (o más) de esas sustancias químicas, que incluyen el bisfenol A (BFA): se usa en el revestimiento de las latas de conserva, en los recibos de las cajas registradoras, en los ftalatos de los plásticos y los cosméticos, en los productos ignífugos y en los pesticidas.

En la reunión de la Asociación Europea para el Estudio de la Diabetes de 2015 celebrada en Estocolmo, se afirmó que la exposición a los pesticidas elevaba a un 60% el riesgo de contraer diabetes tipo 2.

- Los refrescos comerciales que incluyen sirope de maíz con alto contenido en fructosa también contienen altos niveles de glicotoxina.

Organismos genéticamente modificados

Las pruebas que conocemos sobre el impacto probable en nuestra salud de los alimentos modificados genéticamente te pondrían los pelos de punta. Aunque casi no existe ninguna investigación sobre el estado previo y posterior de las personas que han consumido este tipo de alimentos, a continuación damos una muestra de los resultados de la investigación basados en ensayos con animales y en el impacto sobre el medioambiente de los organismos genéticamente modificados (OGM) o transgénicos. En principio, el que mencionaremos en segundo lugar parece menos lamentable aunque es igualmente destructivo; por eso merece la misma atención y requiere que pasemos a la acción.

Un informe técnico de 2009 de la Academia Americana de Medicina Medioambiental informó que «los alimentos manipulados genéticamente no reportan ningún beneficio a los seres humanos y, por el contrario, suponen un grave riesgo para la salud en las áreas de toxicología, alergias y funciones inmunitarias, así como en salud reproductiva, metabólica, fisiológica y genética».

Comparando diversos estudios, la investigación sugiere que los riesgos nocivos para la salud son los que enumera el Centro para la Seguridad Alimentaria: toxicidad, reacción alérgica, resistencia a los antibióticos, inmunosupresión, cáncer y pérdidas nutricionales.

La Academia Americana de Medicina Medioambiental informó en 2009 que los riesgos para la salud asociados al consumo de OGM incluían infertilidad, desórdenes inmunitarios, envejecimiento prematuro, desregulación génica asociada a la síntesis del colesterol, baja regulación de la señalización de la insulina y formación de proteínas, junto con alteraciones en el hígado, los riñones, el bazo y el sistema gastrointestinal. La Academia comunicó su convicción de que existe una relación causal entre el consumo de OGM diversas enfermedades. Hay muchos estudios que demuestran que los genes modificados pueden producir reacciones alérgicas.

¿Es necesario que seamos más explícitas? En el informe *GMO Myths and Truths* de 2012 se incluyó un análisis de las reclamaciones de seguridad y eficacia para los cultivos genéticamente modificados basado en evidencias: «Ratas alimentadas con tomates Flavr Savr* desarrollaron lesiones estomacales; ratones alimentados con soja transgénica padecieron trastornos hepáticos y pancreáticos, así como disfunciones testiculares; también se hallaron células anormales en el núcleo y nucleolo de sus células hepáticas, un signo de que los patrones de expresión génica estaban potencialmente alterados». Esto quiere decir que los genes pueden activarse o desactivarse, incluyendo aquellos que nos protegen de la enfermedad.

El Centro para la Seguridad Alimentaria afirma que los cultivos alterados genéticamente «pueden ser la mayor amenaza para la agricultura sostenible del planeta». Añade que «un porcentaje significativo de los alimentos procesados que adquirimos contiene algún tipo de productos alimentarios manipulados genéticamente. Como resultado, decenas de millones de bebés, niños y adultos consumen alimentos transgénicos cada día sin saberlo». Aparentemente, la FDA no solicita pruebas de seguridad antes de que los alimentos modificados genéticamente salgan al mercado. Y esto sucede a pesar de un estudio de diez años de duración que realizó un seguimiento de tres generaciones de ratas alimentadas con maíz transgénico Bt, en el que se encontraron muchas alteraciones en los tejidos normales y en el peso de los órganos, además de anomalías químicas, incluyendo esterilidad.

---

* N. de la T.: Los tomates *Flavr Savr* fueron creados por *Calgene*, una empresa biotecnológica.

NO PODEMOS ENGAÑAR A LA MADRE NATURALEZA

Los animales y las plantas que crecen de forma natural contienen todos los nutrientes necesarios para su salud. Sabemos a ciencia cierta que para digerir los alimentos y aprovecharlos al máximo, el cuerpo necesita consumir intacto el complejo cóctel de sustancias químicas, es decir, tal como está presente en las fuentes vegetales y animales. ¿Por qué motivo los alimentos recreados en el laboratorio no son igualmente ventajosos para nosotros? Existe un estudio que ha demostrado de forma concluyente, aunque no deliberada, que un alimento producido en un laboratorio no tiene nada que ver con la versión natural.[14]

Ese estudio se centró en la epigenética, un campo de la genética que estudia la forma en que el medioambiente interactúa con los genes para influir en el alcance de su actividad. El investigador Robert Waterland, de la Facultad de Medicina Baylor y del Centro de Investigación sobre Nutrición Infantil USDA/ARS, observó que la dieta de un roedor que alimentaba a sus crías afectaba al peso de estas.

Como parte de un experimento relacionado con la obesidad y los factores hereditarios, el doctor Waterland estudió el impacto epigenético de tres dietas: una dieta natural con donantes de metilo (sustancias químicas que influyen en la actividad de los genes), una dieta sintética con niveles comparables de donantes de metilo y una dieta sintética sin donantes de metilo. Pronosticó que la dieta sintética rica en donantes de metilo activaría los genes correctamente, es decir, de la misma forma que la dieta natural. Sin embargo, para su sorpresa, únicamente la dieta natural produjo resultados epigenéticos normales. Como es evidente, imitar a la madre naturaleza puede ser complicado.

¿Y qué sucede con los presuntos beneficios de los cultivos modificados genéticamente, como el maíz y la soja, como una forma de alimentar a las poblaciones hambrientas? No ha dado ningún resultado. La página web *Failure to Yield* informa que después de veinte años de investigación y trece de inversiones comerciales, la modificación genética de productos agrícolas «ha contribuido muy poco a aumentar la producción general de cultivos».

En algunos países europeos los alimentos genéticamente modificados y los que contienen ingredientes que han sido alterados de diversas maneras deben llevar una etiqueta que así lo indique. La ley se aplica rigurosamente. La posibilidad de conseguir que el gobierno de Estados Unidos siga su ejemplo ya es otra cuestión.

Mientras escribíamos este libro, la FDA aprobó la venta de salmón genéticamente modificado.

Muchas personas, incluida Helen, han trabajado a nivel local para suscitar la reflexión sobre este asunto y aconsejar una extrema cautela hasta que la investigación sistemática determine definitivamente los efectos de la manipulación genética de un genoma natural a corto, medio y largo plazo. La mejor manera de mantener los OGM alejados de tu mesa es comprar productos cuya etiqueta garantice que no lo son y presionar a todas las empresas que venden productos que hoy en día se manipulan genéticamente de forma rutinaria para que etiqueten los alimentos que proceden de semillas que *no* han sido alteradas. El Proyecto Contrario a la Manipulación Genética (www.nongmoproject.org) es una organización de verificación sin ánimo de lucro, que ya ha comprobado alrededor de treinta cinco mil productos.

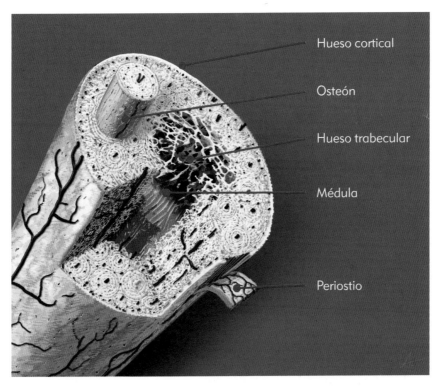

Hueso cortical

Osteón

Hueso trabecular

Médula

Periostio

Figura 1

La matriz ósea es densa gracias a los cristales de fosfato cálcico, que crean un armazón fuerte y flexible. (Ilustración de Daniel Auber).

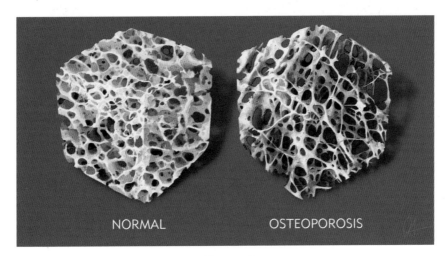

NORMAL   OSTEOPOROSIS

Figura 2

El hueso trabecular normal (izquierda) tiene una red densa de colágeno reforzada por gruesas capas de depósitos de minerales. El armazón de colágeno es irregular, por eso permite que el hueso resista los impactos desde cualquier ángulo posible. El hueso osteoporótico (derecha) ha perdido gran parte de los depósitos minerales y su armazón se ha debilitado. A medida que el hueso es cada vez más frágil, pierde la capacidad de resistir los impactos. (Ilustración de Daniel Auber).

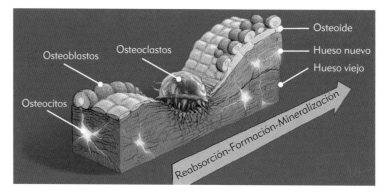

Figura 3

El proceso de remodelación ósea se produce por etapas. Los osteoclastos descomponen el hueso y a continuación los osteoblastos segregan la matriz de colágeno llamada osteoide. Por último, los osteoclastos mineralizan la matriz, formando la hidroxiapatita y fijándola al osteoide. Los osteocitos transmiten la información relativa al estrés en el hueso, señalizando la descomposición o formación ósea. (Ilustración de Daniel Auber).

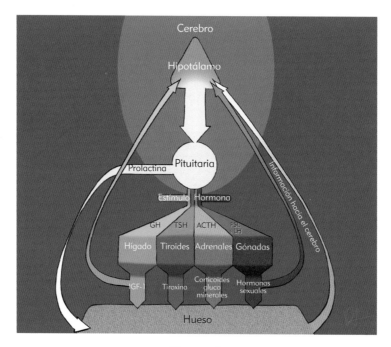

Figura 4

El cerebro envía señales para liberar las hormonas que interactúan con el hueso. El hipotálamo libera señales que indican a la pituitaria que debe producir hormonas para estimular el crecimiento del hueso o su descomposición, dependiendo de la información que el cuerpo envíe al cerebro. La hormona del crecimiento estimula la formación de hueso, igual que la IGF-1; las hormonas sexuales estimulan su crecimiento e inhiben su descomposición; las hormonas tiroideas y adrenales también afectan a la sustitución ósea, y la prolactina mejora el proceso en su conjunto. (Ilustración de Daniel Auber).

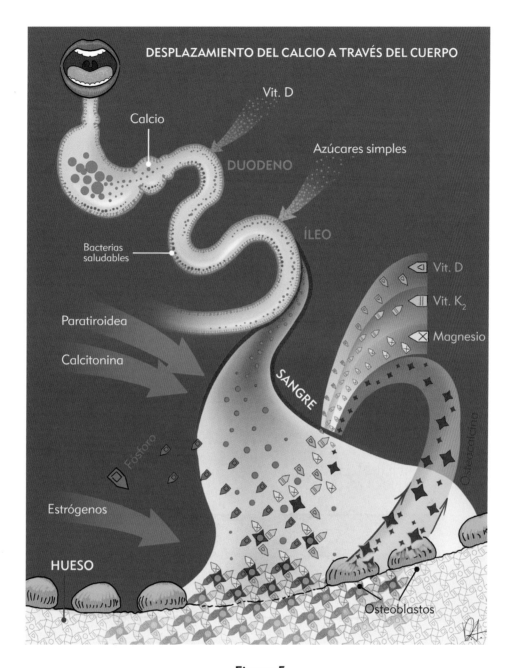

Figura 5

La absorción del calcio en el duodeno requiere la presencia de la vitamina D$_3$. La vitamina D no es necesaria en el íleo, aunque la absorción aumenta ante la presencia de un azúcar simple. A continuación, las hormonas regulan el traslado del calcio a través del cuerpo. La osteocalcina, una hormona producida por los osteoblastos, ayuda a trasladar el calcio absorbido hasta el hueso, y no hacia los tejidos blandos; la osteocalcina se activa en presencia de las vitaminas D$_3$ y K$_2$ y del magnesio; la PTH y la calcitonina regulan un ámbito de mayor alcance, la presencia del calcio en la sangre, y los estrógenos regulan los osteoblastos y los osteoclastos. (Ilustración de Daniel Auber).

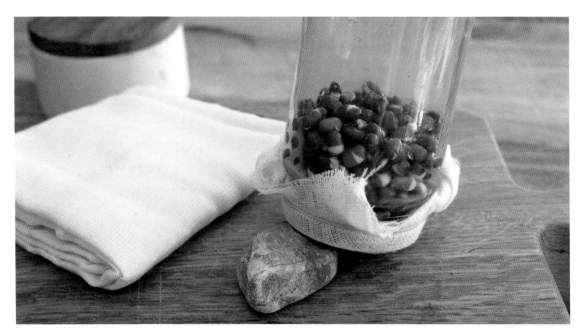

Figura 6

Las legumbres, las semillas germinadas y los frutos secos aumentan el contenido de proteínas y nutrientes, así como su disponibilidad. Para conocer las instrucciones, ver «Cómo germinar legumbres», en la página 84.

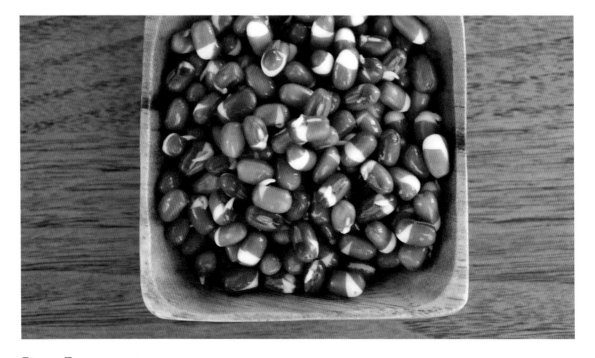

Figura 7

Legumbres germinadas (listas para comer cuando el brote es de aproximadamente 2,5 cm).

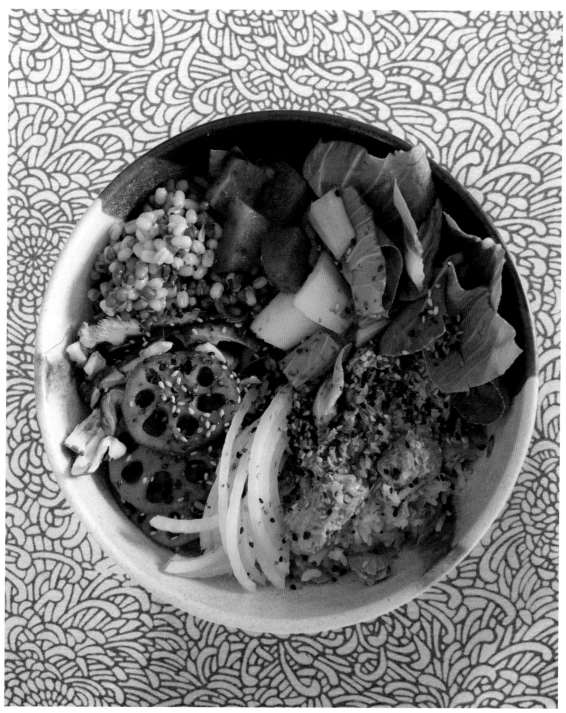

Figura 8
Cuenco de *poke*, página 177.

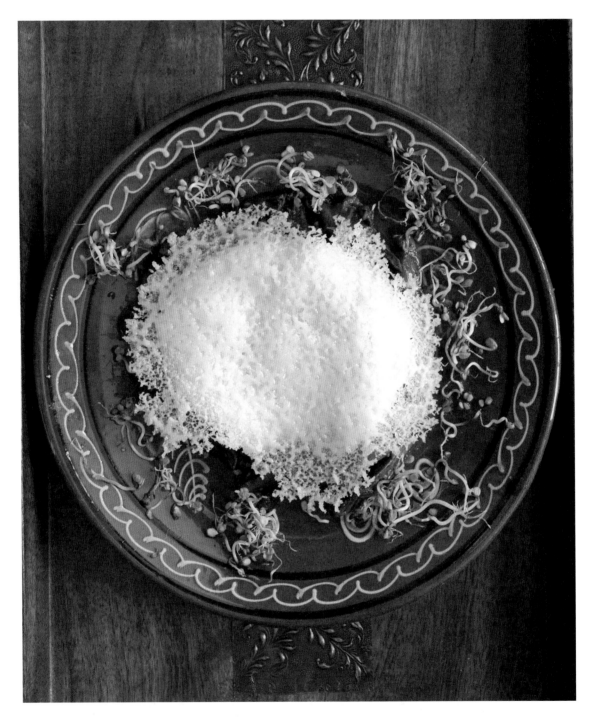

Figura 9
Huevos *Savoyarde* volteados, página 190.

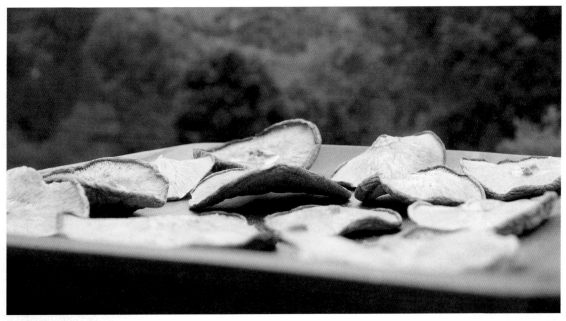

Figura 10

Hongos expuestos al sol para producir vitamina D, que sirve de suplemento natural. Para conocer las instrucciones, ver «Cómo exponer los hongos al sol», en la página 180.

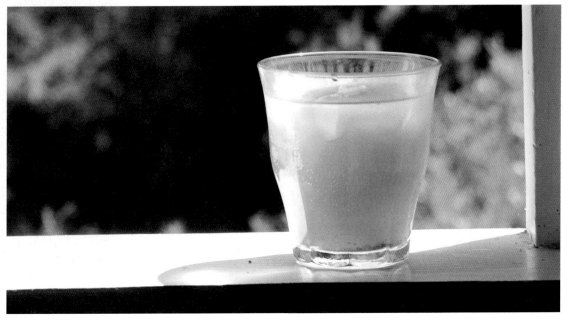

Figura 11

Las bebidas específicas para los huesos son una fuente excelente de nutrientes básicos que potencian el desarrollo óseo sano (ver página 182).

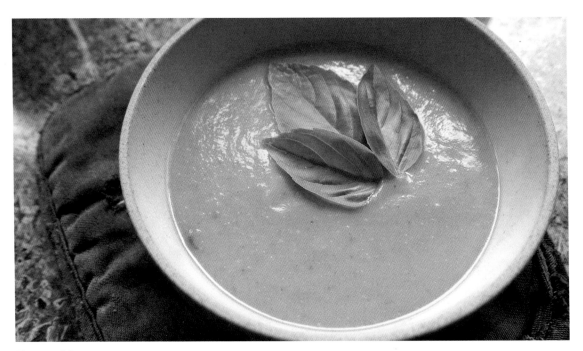

Figura 12
Sopa de polvo de *natto* y puré de calabaza, página 198.

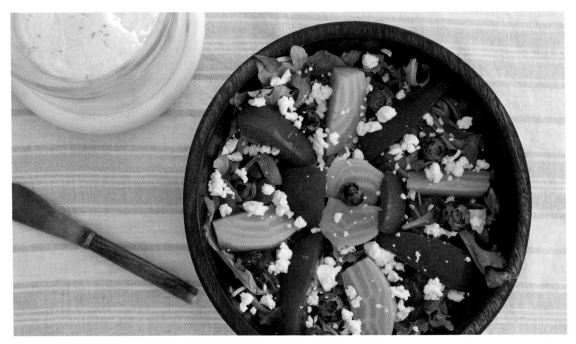

Figura 13
Colorida ensalada de rúcula con aliño de limón fresco, página 205.

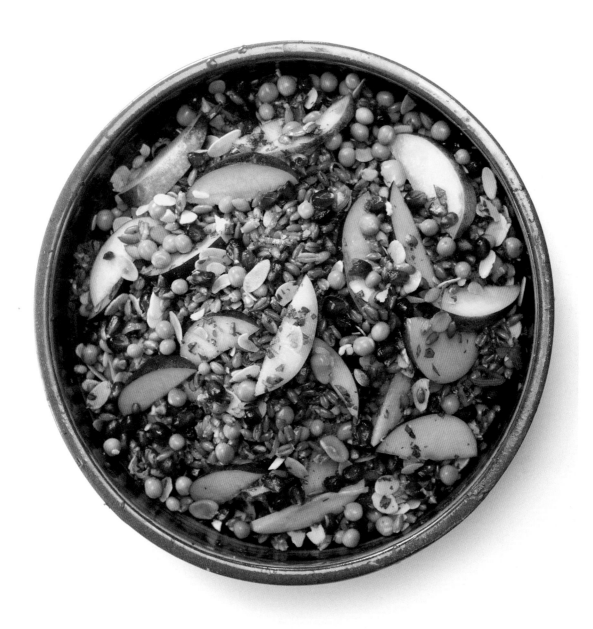

Figura 14
Ensalada de nectarinas, guisantes, habas y espelta, página 210.

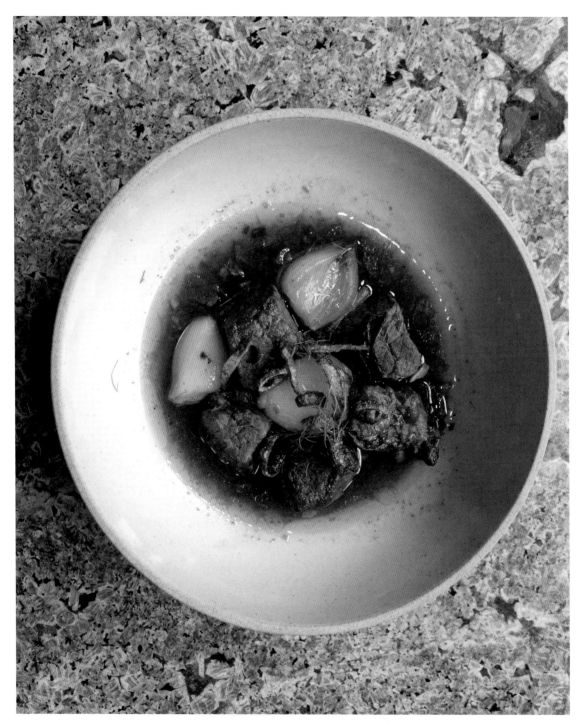

Figura 15
Estofado de cerdo de otoño, página 244.

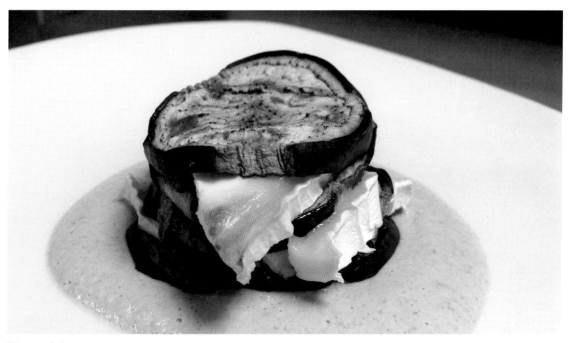

Figura 16
Torre de berenjenas servida con confitura de pimiento amarillo, página 234.

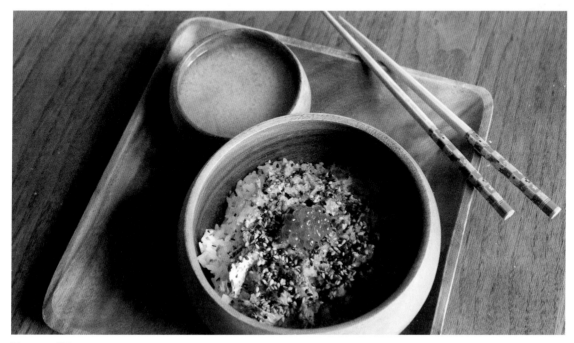

Figura 17
Juego de cuencos japoneses, página 249.

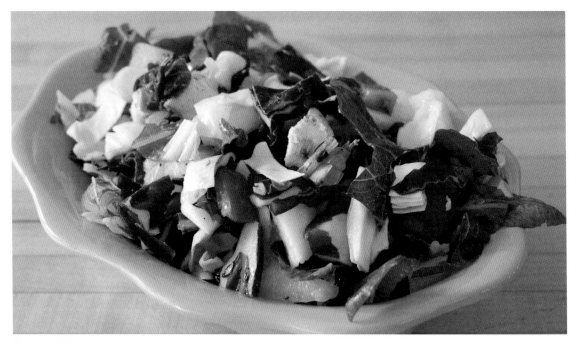

Figura 18
Salteado superbásico, página 262.

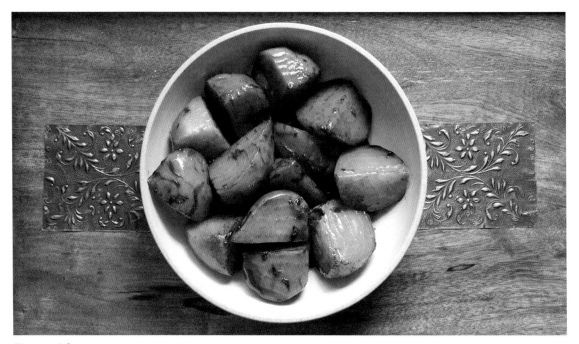

Figura 19
Remolachas glaseadas, página 273.

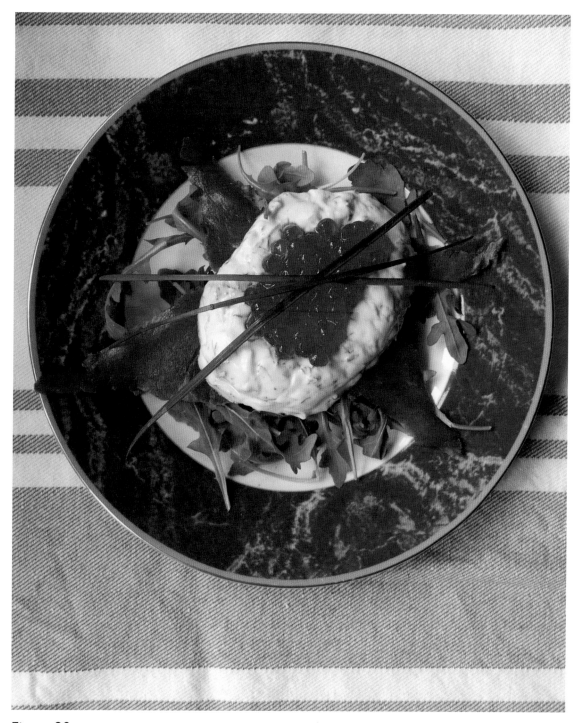

Figura 20
Salmón ahumado con huevas de pescado y aliño de yogur ligeramente picante, página 279.

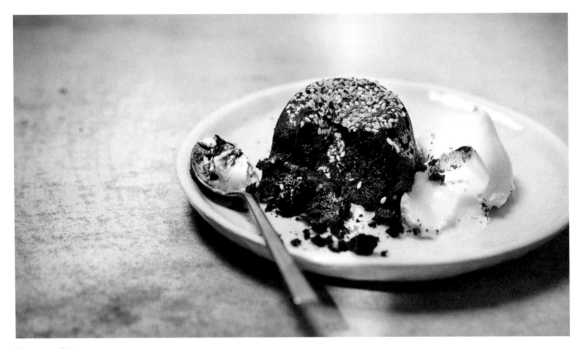

Figura 21
Tortitas de chocolate con *tahini*, página 293.

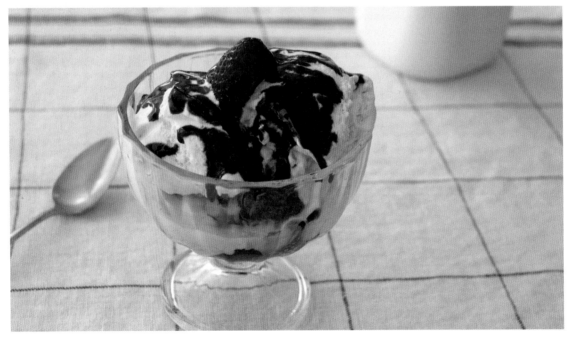

Figura 22
Parfait de fresas cuatro estaciones, página 287.

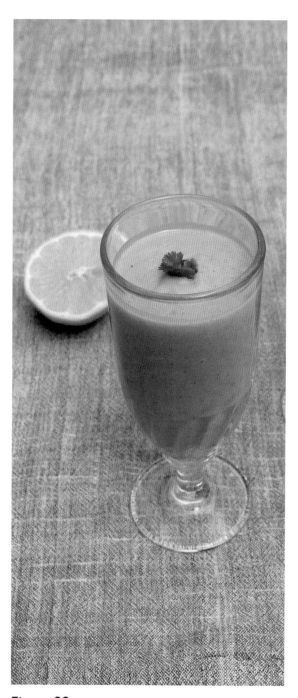

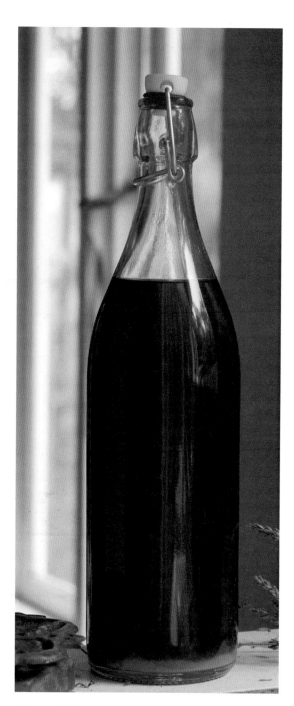

Figura 23

Batido de aguacate, página 296.

Figura 24

Vinagre específico para los huesos rico en calcio, página 312.

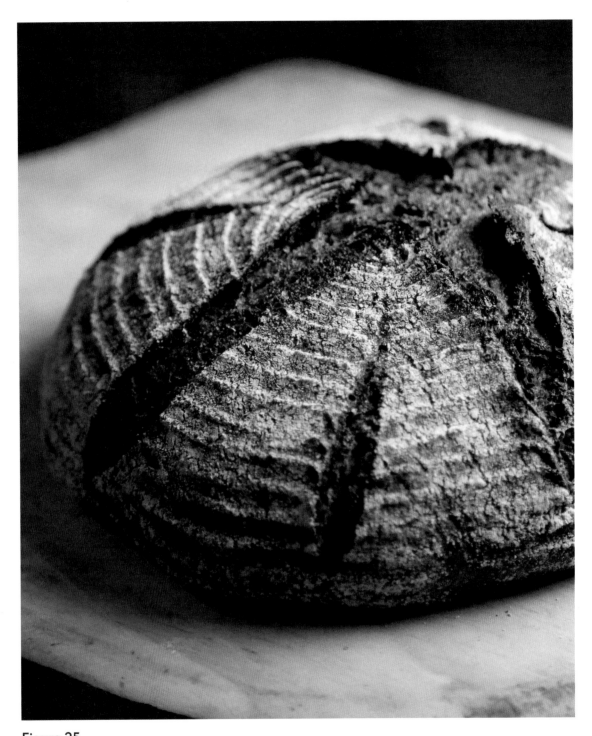

Figura 25
Pan de centeno artesano con masa madre, página 322.

CAPÍTULO 4

Debilita los antinutrientes presentes en los alimentos de origen vegetal

La mayoría de las plantas utilizadas para el consumo humano (semillas, legumbres, cereales y hortalizas) contiene una o dos de las siguientes sustancias químicas: ácido fítico y ácido oxálico. Ambos obstaculizan la absorción de minerales, a menos que prepares los alimentos de una forma que los debilite. Ya en el siglo III a. de C. los egipcios preparaban sus alimentos vegetales con esa intención. En aquella época el pan era fundamental, y se elaboraba fermentando los granos. La levadura comenzó a utilizarse a partir del siglo I a. de C. En este capítulo explicaremos por qué y cómo los egipcios, como también otras culturas tradicionales en todo el mundo, se ocupaban de preparar los alimentos de origen vegetal antes de cocinarlos.

El ácido fítico captura el fósforo y otros minerales que una joven semilla necesita para germinar, lo que impide que esos minerales estén disponibles para la digestión y la absorción humanas. Cuando el ácido fítico se une a un mineral, ambos se convierten en un compuesto llamado fitato.

El ácido oxálico es un componente de los vegetales de hoja que se une al calcio y puede irritar los tejidos humanos. Cuando se liga con el calcio, forma una sal insoluble llamada oxalato. Las sales insolubles como el oxalato pueden concentrarse demasiado y formar cálculos (piedras), en particular en personas que tienen una predisposición genética —representan aproximadamente un 20% de la población.

Los ácidos fítico y oxálico se conocen como antinutrientes porque, cada uno a su modo, inhiben la absorción de los minerales presentes en las plantas que consumimos. Afortunadamente, esto se puede solucionar debilitando el ácido antes de consumirlas.

Las lectinas son otras sustancias antinutrientes; se encuentran principalmente en las legumbres y los cereales y pueden afectar al sistema inmunitario.

CÓMO DEBILITAR LOS FITATOS

Una climatología húmeda y cálida provoca que una semilla germine y libere una enzima, la fitasa, cuya función es separar los minerales del ácido fítico para que la semilla pueda utilizarlos como alimento. Cuando pones las semillas en remojo, las fermentas o dejas que crezcan brotes, estás creando las condiciones necesarias para reproducir la germinación. En esas condiciones la semilla segrega fitasa para liberar los minerales y conseguir así que estén disponibles para la digestión. Lo mismo sucede si pones en remojo los cereales. El ácido fítico se almacena en el salvado y en la capa exterior de los granos.

Si te gusta consumir cereales integrales, es aconsejable ponerlos en remojo antes de cocinarlos o ingerirlos, con el fin de promover las condiciones necesarias para una germinación temprana.

La necesidad de debilitar los antinutrientes no es una exageración. Las semillas de chía, girasol, lino y calabaza se encuentran entre las más solicitadas, en parte porque son muy ricas en nutrientes. Las legumbres y algunos frutos secos contienen alguna cantidad de ácido fítico. Las personas con una dieta rica en cereales que consumen granos sin germinar o ingieren gran cantidad de legumbres, frutos secos y semillas porque son una buena fuente de calcio y de otros

LAS GUERRAS ANTINUTRIENTES

La controversia sobre los antinutrientes, las legumbres y los cereales no se basa solamente en las sustancias químicas que inhiben la absorción de los minerales. Las legumbres (piensa en las lentejas o en las alubias negras y pintas) son muy apreciadas por las proteínas que contienen. Las personas que no toman carne consumen legumbres combinadas con arroz y cereales con el propósito de ingerir los nueve aminoácidos esenciales (lo viste en el capítulo 3). Aquellos que reprueban las legumbres y los cereales se basan en que contienen una gran cantidad de sustancias químicas que tienen efectos adversos en nuestro organismo: ligan minerales, provocan el síndrome de fuga intestinal, entorpecen la función de los receptores clave de las hormonas e introducen en el organismo altos niveles de fitoestrógenos (sustancias químicas presentes en muchas plantas que en el cuerpo se comportan de modo muy similar a los estrógenos humanos; hablaremos más detalladamente de este asunto en el capítulo 7).

Los cereales son una buena fuente de vitaminas, minerales, proteínas y compuestos protectores. Las personas que suelen consumirlos aconsejan germinarlos, y las que no los eligen como alimento afirman que el organismo humano no está preparado para digerirlos. Los frutos secos también están en el punto de mira por ser muy ricos en sustancias químicas que impiden su correcta absorción; sin embargo, curiosamente su consumo está permitido, o al menos no está prohibido, en las populares dietas primales,* quizás porque no los consumimos en cantidades muy abundantes.

Estudiando las antiguas dietas tradicionales de todo el mundo, comprobamos que todas las culturas comparten los mismos métodos de preparación de alimentos. La alimentación habitual consiste en una gran cantidad de legumbres, especialmente en regiones donde no abundan la carne ni el dinero. Todos los pueblos, desde la antigua Persia hasta Nigeria o Perú, remojan, germinan y preparan los cereales antes de cocinarlos y consumirlos. Estas prácticas surgieron de forma intuitiva antes del advenimiento de los conocimientos modernos y ensayos nutricionales que han confirmado científicamente su valor.

---

* N. de la T.: La dieta primal se basa en los principios que regían la vida hace millones de años atrás: comer carnes magras, mariscos, frutas y verduras frescas.

minerales favorables para la salud de los huesos, corren el riesgo de sufrir una deficiencia alimentaria y problemas asociados a la pérdida de densidad ósea, a menos que preparen correctamente sus alimentos con el fin de debilitar el ácido fítico para que no se adhiera a los minerales. La cantidad de fitato presente en un plato o una comida se conoce como carga de fitatos.

El ácido oxálico secuestra el calcio de la mayoría de las hortalizas verdes. La cantidad de este antinutriente varía dependiendo de los vegetales. El ácido oxálico se une prácticamente al 95% del calcio presente en las espinacas, pero en las coles el porcentaje es muy inferior. Las acelgas, el chocolate, las hojas de remolacha y el té, conocidos como superalimentos, son muy ricos en oxalatos. Por ejemplo, en el ruibarbo hay tanto ácido oxálico que llega a ser corrosivo. Por este motivo los consideramos alimentos tóxicos. El cuerpo humano produce algunas cantidades de ácido oxálico, que estimula la peristalsis, el proceso que fomenta los movimientos intestinales para la eliminación de las heces.

LAS ENZIMAS QUE AYUDAN A DEBILITAR A LOS ANTINUTRIENTES

La fitasa es principalmente una enzima vegetal. Algunas bacterias presentes en el intestino humano sano producen una mínima cantidad de fitasa; sin embargo, no es suficiente para responder a la necesidad de debilitar los antinutrientes. Y aunque los altos niveles de fitatos impiden la absorción de minerales, una *pequeña* cantidad en el intestino parece tener un efecto protector contra los tumores. Y en el caso de que estés pensando en los animales de pastoreo, tienes razón: los rumiantes que se alimentan naturalmente de pastos y disfrutan de una dieta rica en semillas tienen en sus intestinos una bacteria que produce una gran cantidad de fitasa. Por lo tanto, los rumiantes pueden comer semillas no germinadas y aprovechar inmediatamente los minerales que contienen.

REMOJAR, GERMINAR Y FERMENTAR

Con independencia de que decidas preparar adecuadamente un alimento de origen vegetal antes de cocinarlo o tomarlo crudo, puedes comenzar a debilitar los antinutrientes remojando y germinando el producto para liberar los minerales o bien anular sus efectos mediante la fermentación, lo que significa utilizar las bacterias como ayuda.

Cada tipo o variedad de alimentos requiere una preparación personalizada cuando se trata de prepararlos para que liberen una carga óptima de nutrientes. Puedes remojarlos, germinarlos o fermentarlos para optimizar tu nutrición. La tarea de procesar los cereales para que sean más digeribles y más favorables para los huesos no es una novedad, aunque dichas prácticas no se utilizaron en Occidente durante generaciones.

Ten en cuenta que el método de debilitar los antinutrientes introduciendo bacterias, aunque es muy eficaz, modifica el sabor del alimento. El procedimiento que elijas (remojar, germinar o fermentar) mejorará con el paso del tiempo, a medida que investigues diferentes posibilidades para conocer cuáles son los sabores y las combinaciones que más te gustan.

Poner los alimentos en remojo es una labor muy sencilla: debes dejarlos sumergidos en agua en un sitio oscuro. Germinar legumbres, semillas e incluso frutos secos incrementa el contenido y la disponibilidad de las proteínas y nutrientes que contienen, y también de hormonas vegetales que son beneficiosas para nuestro organismo.

Cómo remojar las legumbres

Por regla general, una taza de legumbres secas se convierte en tres tazas de legumbres cocidas. No le añadas sal mientras están en remojo para evitar que se endurezcan, aunque puedes agregarles zumo de limón o suero de leche para facilitar la fermentación. El suero es el líquido que queda cuando se prepara la leche de soja (ver «Cómo preparar leche de soja» en la página 330) o queso.

Si quieres germinar las legumbres, debes usarlas secas (las legumbres en conserva no germinan). Necesitarás una olla grande y un termómetro de cocina, como los que se utilizan para preparar dulces.

- Añade agua a una olla grande (al menos tres tazas por cada taza de legumbres secas) y ponla a hervir. Retira la olla del fuego y añade agua fría hasta que el agua de la cazuela se enfríe y llegue a los 60 °C.
- Coloca las legumbres en otra olla grande. Vierte agua tibia sobre ellas hasta cubrirlas completamente. Añade suero de leche o zumo de limón: una cucharada por cada tres tazas de agua. Coloca la olla en un sitio templado y deja en remojo las legumbres durante un mínimo de dieciocho horas y hasta un máximo de veinticuatro. Cuanto más tiempo permanecen en remojo, más minerales se liberan de sus uniones químicas.

- A medida que las legumbres absorban el agua, debes agregar más agua tibia para mantenerlas siempre cubiertas. No necesitas mantener una temperatura constante de 60 °C, pero debes ocuparte de que las legumbres estén siempre tibias.
- Retira el agua del remojo, aclara las legumbres con agua fresca y luego cocínalas de acuerdo con la receta elegida.

Cómo germinar legumbres

Coloca las legumbres en agua hasta que aparezca el primer brote. Con excepción de las alubias mungo y *azuki* cultivadas biológicamente, que puedes consumir de inmediato después de que germinen, debes cocinar las legumbres germinadas antes de comerlas porque aún contienen ácido fítico y lectinas. Es imperativo cocinar las alubias rojas porque sus altos niveles de lectinas pueden llegar a ser tóxicos.

- Llena la tercera parte de un tarro de cristal de boca ancha con legumbres secas (si son alubias mungo y *azuki* llena solamente un cuarto del recipiente).
- Cúbrelas con agua tibia filtrada (puedes utilizar agua fría pero el proceso de germinación se acelera si la calientas un poco). Si lo deseas, puedes añadir una cucharada de suero de leche o zumo de limón por cada cuatro tazas de agua (1 litro). Llena completamente el jarro.
- Coloca una tela fina (como la que se utiliza para elaborar quesos) o una malla fina de metal sobre la boca del tarro y asegúrala con una banda elástica o una abrazadera.

VITAMINA C

La vitamina C es lo suficientemente potente como para vencer al ácido fítico. En un estudio se observó que añadir 50 mg de vitamina C contrarresta la carga de ácido fítico de una comida.[1] En otro estudio los investigadores hallaron que 80 mg de ácido ascórbico (vitamina C) neutralizaban 25 mg de ácido fítico.

Por tanto, si vamos a consumir alimentos que contienen ácido fítico, es recomendable combinarlos con productos ricos en vitamina C. Las fuentes más importantes de vitamina C incluyen: guayaba, pimiento rojo, kiwi, naranja, pomelo, fresas, coles de Bruselas, melón cantalupo, papaya, brócoli, boniatos, piña, coliflor, zumo de limón y perejil.

- Deja las semillas en remojo durante toda la noche y luego tira el agua. Aclara perfectamente el tarro. Sin retirar la tela o malla, llena el frasco con agua, agítalo suavemente y elimina el agua otra vez. Repite el procedimiento dos veces más.
- Invierte el tarro y sitúalo sobre una superficie con una inclinación de 45 grados para que drene y circule el aire. Por ejemplo, puedes colocarlo en el escurreplatos o apoyarlo contra un molde para hornear.
- Aclara las semillas cada seis o doce horas. Estarán listas en un plazo de entre uno y cuatro días.

Alubias mungo y azuki

Acláralas cuatro veces diarias. Normalmente germinan al cabo de cuatro días. Las alubias mungo están listas para cocinar o comer frescas cuando el brote tiene unos 5 cm y las alubias *azuki*, cuando el brote tiene alrededor de 2,5 cm.

Si quieres cocinar las alubias germinadas, cúbrelas con agua y hiérvelas durante cinco minutos. Luego déjalas reposar otros cinco minutos en el agua de cocción. A continuación, escúrrelas. Al hervirlas se pierde una pequeña cantidad de nutrientes que, sin embargo, resulta insignificante en relación con los que se han liberado al remojar las alubias y siguen estando presentes.

Otro tipo de alubias

Las alubias rojas y negras deben aclararse entre tres y cuatro veces al día. Estas alubias están listas para cocinar (nunca deben comerse crudas) cuando el brote llega a tener unos 0,60 cm después de estar alrededor de tres días en remojo. Debes hervirlas durante diez minutos antes de bajar el fuego. También puedes germinar garbanzos y luego hervirlos. Si quieres germinar

ALUBIAS MUNGO

Las alubias mungo parecen un poco mágicas y son el ejemplo perfecto de un alimento que actúa como medicina. Estas alubias pequeñas contienen altos niveles de proteínas biológicamente activas, aminoácidos, oligosacáridos y polifenoles y son un alimento completo para las bacterias beneficiosas que residen en los intestinos humanos. Tienen propiedades antioxidantes, antimicrobianas, antiinflamatorias, antitumorales, antidiabéticas y reductoras de grasas. Las alubias mungo son uno de los alimentos más potentes en la lucha contra el cáncer y son ricas en vitaminas K, C y B, fósforo y hierro. Han sido un alimento básico en la India durante siglos, desde donde pasaron al sureste asiático, África y China. En Asia se consumen germinadas como protección contra el cáncer. En los libros antiguos se las honraba por su capacidad para desintoxicar el organismo.

habas, ponlas en remojo y acláralas durante dos o cuatro días hasta que el brote alcance un poco más de 0,5 cm y cocínalas antes de consumirlas. Nos gusta especialmente la sopa de habas germinadas (encontrarás la receta en la página 199).

Lentejas

Para empezar, debes decidir cuánto tiempo durará el proceso de germinación. Si quieres preparar un plato cocinado, los brotes deben ser más cortos; pero si deseas utilizarlos en un plato crudo, como una ensalada o un bocadillo, es mejor que sean más largos.

Los brotes cortos (de tres días) se pueden colocar en un tarro de cristal, porque no necesitan mucho espacio. Sucede lo contrario con los brotes más largos (de cinco días), que puedes guardar en una jarra de cristal de unos 3,5 litros de capacidad o en un cuenco grande que pueda contener dos tazas de lentejas.

Cereales

El procedimiento de agriar o fermentar ligeramente los cereales favorece que sean más seguros para los huesos y la salud general; también puedes emplear este método para preparar las alubias mungo (que son una legumbre y no un cereal). La forma tradicional de fermentar los granos es introducir una bacteria que actúa en los alimentos. Muchos fermentos asiáticos utilizan un cultivo de bacterias de moho en los cereales crudos o cocidos. En varias culturas, sus habitantes mastican algunos granos crudos y los escupen en una cazuela, sabiendo intuitivamente que las enzimas y bacterias presentes en la saliva descomponen el grano durante la fermentación. Otras alternativas se basan en la levadura natural empleada para la masa madre. La mayoría de los fermentos utilizados con los cereales necesitan varios días para desarrollarse.

En las culturas tradicionales se acostumbraba a fermentar los granos junto con las legumbres. Esta técnica reduce enormemente la cantidad de ácido fítico presente en los cereales, y a veces llega a eliminarlo por completo. La cocina hindú se basa en gran medida en ella: agregar garbanzos germinados a la harina de granos germinados reduce el ácido fítico en un 100%. La levadura y el *Aspergillus* son conocidos por producir fitasa, razón por la cual la primera se utiliza a menudo con los granos y el segundo es la enzima de fermentación más empleada en la cocina asiática para preparar legumbres y cereales.

Remojar y fermentar cereales

Tradicionalmente, los granos se remojan, se muelen y se dejan fermentar durante un periodo que abarca desde doce horas hasta varios días. Los cereales fermentan naturalmente con levadura fresca si se dejan reposar, y esta relación simbiótica es muy beneficiosa para el ser humano. La fermentación neutraliza el ácido fítico que contiene la harina sin procesar y favorece la descomposición del grano. Muchas personas que sufren de intolerancia al gluten no tienen ningún problema al consumir pan de masa madre y harina, preparado de la forma tradicional, es decir, utilizando un poco de masa fermentada, que se guarda en la nevera hasta el momento de utilizarla.

Cuando los granos se ponen en remojo antes de cocinarlos, se reducen las toxinas y los antinutrientes presentes en ellos; molerlos y fermentarlos multiplica considerablemente sus

UNA NOTA SOBRE EL TRIGO Y EL GLUTEN

No es inusual escuchar a los estadounidenses decir que no pueden digerir el trigo en su país y, sin embargo, no tienen ningún problema cuando lo consumen en el extranjero. La producción alimentaria de Estados Unidos está tan amenazada que muchos alimentos, como el trigo, ya no están en armonía con el cuerpo humano.

Hay prácticas agrícolas y de procesado que pueden explicar este fenómeno de intolerancia al trigo en este país. Algunos productores pulverizan un herbicida muy conocido en los cultivos de trigo justo antes de la cosecha. Este pesticida obliga al trigo a germinar (probablemente se trate de una reacción ante la amenaza de una muerte inminente) y de esta forma aumenta rápidamente la producción. Muchas empresas alimentarias utilizan ese trigo cargado de pesticidas en sus productos, y además le añaden gluten y conservantes.

Hay productores de trigo que someten la harina a procesos de blanqueado y le añaden bromato de potasio. Los restos adulterados de uno o más de estos procesos se convierten en el trigo que encuentras en las estanterías de los supermercados, que se comercializa como pan envasado e incluso como pan fresco. Parece innecesario decir que este pobre representante del trigo, que en su forma natural ha formado parte de la dieta humana desde el Paleolítico, ya no puede ser tolerado por muchas personas. Tampoco debe asombrarnos que cada vez haya más individuos con intolerancia al gluten. Algunos realmente la padecen, igual que los hay con intolerancia a prácticamente cualquier sustancia natural presente en los alimentos. No obstante, sospechamos que muchos de los que afirman tener intolerancia al trigo o al gluten, en realidad tienen intolerancia o son alérgicos a las sustancias químicas tóxicas y los ingredientes artificiales que se introducen en el cereal de forma subrepticia, un cereal que luego se parece al trigo integral.

Cuando los pacientes de Laura se quejan de su intolerancia al trigo, ella los anima a germinar granos de trigo, secarlos con un deshidratador de alimentos, o en el horno a baja temperatura, y luego molerlos para elaborar harina. Esta es una solución perfecta cuando el problema son los adulterantes y no el trigo.

beneficios. El hecho de moler los cereales aumenta su superficie y descompone la estructura celular, permitiendo así la liberación de enzimas. La fermentación, que comienza cuando se añade un agente leudante, favorece que las bacterias del ácido láctico acidifiquen rápidamente la masa.

¿Por qué es beneficioso acidificar la masa? La fitasa del grano está óptimamente activa con un pH de entre 4,5 y 5,5, es decir, cuando está suavemente ácida. Por esa razón la Fundación Weston Price recomienda poner los granos en remojo en un medio ácido antes de cocinarlos.

El mijo, el arroz y la avena no contienen mucha fitasa, por eso requieren un tiempo de fermentación más prolongado o la adición de granos ricos en fitasa. El trigo sarraceno, el trigo y especialmente el centeno integrales contienen una gran cantidad de fitasa que al activarse convierte al grano en un alimento mucho más digerible y nutritivo.

La fermentación también disminuye significativamente los niveles de lectinas (toxinas que pueden interferir en la digestión) y la cocción los reduce todavía más.

Los cereales no contienen todos los aminoácidos, de modo que en las culturas tradicionales de todo el mundo se consumían con legumbres para conseguir una proteína completa.

Es interesante destacar que la fermentación bacteriana produce el aminoácido lisina y suele aumentar considerablemente su concentración, lo que hace que los granos se acerquen más a una proteína completa.

Los cereales refinados no son un alimento natural ni nutritivo. En el proceso al que se someten, se elimina el salvado y el germen del grano, y con ellos la fibra y la mayoría de las vitaminas y minerales. Los productores los refinan cada vez más mediante un proceso de blanqueado e incluso con la adición de bromato de potasio. Este producto prepara la harina para que reaccione mucho más rápido que con el método tradicional, que consiste en exponerla al oxígeno (ver el capítulo 22 para obtener más información sobre los cereales y las harinas naturales).

La utilización del bromato de potasio está prohibida en muchos países de la Unión Europea, Canadá, Perú y China desde principios de la década de los noventa, cuando los científicos descubrieron que causaba cáncer en animales. La FDA no ha prohibido este aditivo, afirmando que la mayor parte se degrada en bromuro de potasio (una sustancia que no se ha demostrado que provoque cáncer) y que los residuos de bromato de potasio se consideran admisibles. De todas formas, California exige que cualquier producto elaborado con harina que incluya esta sustancia lleve una etiqueta con la advertencia de que contiene un agente cancerígeno.

Los cereales mal preparados y excesivamente refinados carecen de vitaminas y minerales, o contienen cantidades mínimas, razón por la que ofrecen muy pocos beneficios en relación con los cereales naturales preparados adecuadamente. Es cuando menos curioso que las empresas eliminen primero los beneficios naturales de los cereales y luego los enriquezcan con vitaminas sintéticas.

Cómo germinar cereales

Las técnicas tradicionales para preparar los cereales son similares a las que se usan para las legumbres. Debes germinar los granos enteros y utilizarlos tal cual están o secarlos en un deshidratador de alimentos antes de molerlos para elaborar harina. Si antes de la cocción pones en remojo la harina integral molida en un medio ácido, como puede ser suero de leche, yogur, zumo de limón o vinagre, lograrás potenciar sus beneficios.

El ácido fítico presente en los granos se neutraliza durante la germinación, aumentando así la disponibilidad de los nutrientes. El trigo germinado contiene cuatro veces más niacina, prácticamente el doble de vitamina B_6 y folato, cinco veces la cantidad de vitamina C y más proteínas.

EL ÁCIDO OXÁLICO

Igual que el ácido fítico, el ácido oxálico presenta la cualidad de unirse con los minerales, en este caso con un solo mineral: el calcio. Se adhiere a él y forma sal de calcio, que el cuerpo se encarga luego de excretar. Para reducir la cantidad de ácido oxálico de las hortalizas, puedes hervirlas y eliminar luego el agua de cocción. En cuanto al resto de los alimentos que contienen ácido oxálico —como la remolacha y el trigo sarraceno—, la única precaución que debes tener es consumir menos cantidad.

Si te gusta el chocolate, te encantará saber que es un caso especial. Los granos de cacao tienen uno de los mayores niveles de ácido fítico del

HORTALIZAS PARA TENER UNOS HUESOS SANOS

Hortalizas con bajo contenido en oxalatos

Berros de agua/mastuerzo
Berza
Brotes de alfalfa
Col china
Col rizada (hervida)
Coles (de Saboya, verde, lombarda)
Grelos (brócoli rabe)
Hojas de guisantes
Hojas de mostaza (hervida durante cinco minutos)
Hojas de nabo (hervidas)
Lechuga (iceberg, Bibb)
Lechuga (romana, Trocadero)
Rúcula

Hortalizas con contenido medio en oxalatos

Berros de agua (crudos o hervidos)
Berza (hervida o al vapor)
Brócoli (hervido)
Cebollas verdes (hojas)
Chalotas
Col rizada
Coles de Bruselas (hervidas o al vapor)
Endivia o achicoria
Grelos (al vapor)
Hinojo
Hojas de diente de león (crudas o hervidas)

Hojas de las uvas
Hojas de mostaza (al vapor)
Hojas de nabo (al vapor)

Hortalizas para consumir cocidas a fuego lento o al vapor

Endivia (ligeramente cocinada)
Col china
Brócoli
Grelos (brócoli rabe)
Coles de Bruselas
Coles (todos los tipos)
Berza
Col rizada
Hinojo
Hojas de mostaza
Hojas de guisantes
Hojas de nabo (grelos)
Berros de agua (ligeramente cocinados)

Hortalizas para consumir hervidas

Berros de agua (en sopas)
Berza
Brócoli
Col rizada
Coles (todos los tipos)
Coles de Bruselas
Grelos (brócoli rabe)
Hinojo
Hojas de diente de león
Hojas de guisantes

Hojas de mostaza
Hojas de nabo (grelos)

Hortalizas para consumir crudas

Berro americano
Berros de agua
Brócoli
Brotes de alfalfa
Col china
Col rizada
Coles (todos los tipos)
Endivia
Grelos (brócoli rabe)
Hinojo (especialmente las hojas)
Hojas de diente de león
Lechugas (todos los tipos)
Rúcula

Hortalizas para consumir fermentadas

Berza
Brócoli
Col china
Colinabo
Grelos (brócoli rabe)
Hinojo (bulbo)
Hojas de mostaza
Hojas de nabo (grelos)
Hojas de pasa
Todas las coles

reino vegetal y también contienen ácido oxálico, pero casi todos los productores fermentan los granos antes de utilizarlos, reduciendo así algunos de los efectos de los antinutrientes.

Las personas que sufren intolerancia a los oxalatos pueden sustituir las espinacas por col rizada (cocida), hojas de nabo (cocidas) y lechuga romana (cruda). En el recuadro superior tienes más información sobre los niveles naturales de oxalatos en las hortalizas y la mejor forma de prepararlas y consumirlas.

Debes tener en cuenta que los niveles de oxalatos varían dependiendo de cómo se preparan las hortalizas. Por ejemplo, las hojas de mostaza hervidas contienen pocos oxalatos pero si se preparan al vapor, los niveles aumentan de forma moderada. Los alimentos incluidos en las listas del recuadro se presentan en un orden que va desde el mayor contenido de calcio hasta el menor, porque para la salud de los huesos no solo nos interesa reducir la cantidad de oxalatos, sino también consumir muchos alimentos ricos en calcio. Todos los valores incluidos en esas listas proceden del Proyecto Oxalato para el Autismo del programa[2] de pruebas de oxalato y han sido proporcionadas por la Fundación del Dolor Vulvar, cuyo trabajo se relaciona con las enfermedades femeninas.

A continuación hemos enumerado los vegetales ricos en minerales y otros nutrientes necesarios para la salud de los huesos, con un contenido relativamente bajo en oxalatos. Las hortalizas ricas en oxalatos, como las espinacas y las hojas de diente de león y de mostaza crudas, tienen un alto contenido en calcio pero una tasa de absorción fraccional muy baja.

Quizás hayas advertido que las hojas de mostaza se nombran dos veces, indicando que tienen un bajo contenido y un contenido medio de oxalatos. Ambas son correctas; el nivel de oxalatos depende de la preparación: hervidas o al vapor.

LA SABIDURÍA DEL VINAGRE

Durante miles de años se ha utilizado el vinagre para conservar los alimentos, para mantener la salud y como condimento para realzar las comidas. Contiene ácido acético, que ayuda a liberar el calcio y los minerales de las hortalizas de hoja y favorece la absorción de minerales.

El vinagre se forma en dos etapas. Primero fermenta y se transforma en alcohol. A continuación, el líquido se convierte en vinagre con ayuda de una sustancia compuesta por colágeno y bacterias, llamada madre, que genera enzimas. Supuestamente, el vinagre recibió su nombre de un productor de vinos francés que probó un caldo que había permanecido demasiado tiempo en una barrica y exclamó: «Oh, *vinaigre*», es decir, vino agrio.

Una de las perlas de sabiduría perdidas de la alimentación sana es usar vinagre con las hortalizas. Añadir una pequeña cantidad (recomendamos el vinagre de manzana) ayuda a liberar algunos de los minerales de las hortalizas de hoja.

CAPÍTULO 5

Las bacterias intestinales pueden ser las mejores amigas de los huesos

En los países occidentales cada vez hay más personas que tienen intestinos débiles. De acuerdo con los Institutos Nacionales de la Salud, casi un tercio de la población sufre algún tipo de trastorno digestivo. Cuando los intestinos se debilitan, su revestimiento presenta estrías y las uniones de las células se dilatan; en estas condiciones pueden incluso producirse pérdidas del contenido intestinal. Las moléculas que no deberían pasar a través del revestimiento intestinal pueden hacerlo, y el organismo no es capaz de absorber las vitaminas ni los minerales porque los alimentos no se descomponen adecuadamente. Un intestino sano tiene un revestimiento intacto, digiere los alimentos de forma eficiente y absorbe las vitaminas y los minerales presentes en ellos de la forma adecuada, de modo que pasan al flujo sanguíneo. La salud o enfermedad de los intestinos repercute en la salud de las bacterias que residen en ellos. Las bacterias intestinales sanas fermentan los alimentos y producen compuestos que mantienen el revestimiento intestinal en perfecto estado, generan hormonas y desempeñan un papel muy importante en la inmunidad. Todo ello afecta positivamente a la salud de los huesos.

Las bacterias intestinales forman parte de la población total de microorganismos que residen en la piel, la boca, los intestinos, los órganos y las células individuales. Las bacterias sumadas a los hongos y las arqueas (organismos que carecen de núcleo) alcanzan los cien trillones, es decir, diez veces el número de células humanas. La mayoría de dichos organismos forman parte de la colonia bacteriana (que los científicos denominan flora intestinal o microbiota) presente en los largos y sinuosos intestinos. Estos organismos han aparecido mucho en prensa en los últimos tiempos debido a su efecto sobre las enfermedades y cómo recuperarse de ellas, la inflamación y la longevidad.

De hecho, desempeñan un papel tan importante que los médicos han comenzado a tratar algunas enfermedades intestinales con trasplantes fecales de donantes sanos. Mientras tanto, los genetistas han configurado el mapa del genoma de muchas especies de bacterias y los nutricionistas se está esforzando en aprender cuáles son los alimentos que influyen sobre las colonias bacterianas beneficiosas.

Pero no debes olvidar que este pululante microentorno invisible, una fuerza poderosa para personas sanas y enfermas, necesita alimentarse. Y lo que ingieren las bacterias de tu intestino determina el estado de tu salud.

BACTERIAS INTESTINALES, PREBIÓTICOS Y PROBIÓTICOS

Podemos favorecer la salud de nuestras bacterias intestinales de dos maneras: ofreciéndoles el alimento que necesitan para reproducirse normalmente y desarrollarse e introduciendo otras bacterias que mejoran el medio donde residen las poblaciones autóctonas.

Prebióticos

Entre los alimentos que nutren a las bacterias del intestino grueso predominan los prebióticos. Son carbohidratos que los humanos no podemos digerir, pero que sí pueden digerir las poblaciones de bacterias sumamente útiles que residen en nuestros intestinos. Los prebióticos permanecen en los intestinos después de que se hayan digerido los alimentos que los contienen y, a pesar de ello, no elevan los niveles de azúcar en sangre. Las bacterias intestinales sanas son esenciales para la salud humana y los prebióticos pueden ejercer un efecto positivo en la absorción del calcio, por lo que recomendamos consumirlos diariamente. El mayor grupo de prebióticos es el de los oligosacáridos, y entre ellos

---

ACTIVIDADES IMPORTANTES DE LAS BACTERIAS INTESTINALES BENEFICIOSAS

Las bacterias intestinales beneficiosas realizan diversas funciones:

- Sintetizan vitaminas para que el organismo las utilice adecuadamente.
- Cambian los genes activos en las células intestinales.
- Evitan que las bacterias perjudiciales se propaguen por el cuerpo.
- Ayudan a prevenir infecciones.
- Favorecen la digestión eficaz de los alimentos.
- Pueden prevenir el cáncer de colon.

---

las más estudiadas son la oligofructosa y la inulina. Científicos de diversas disciplinas están realizando investigaciones para identificar más fuentes de prebióticos.

A continuación incluimos una lista de alimentos que contienen prebióticos:[1]

- Alcachofas.
- Espárragos.
- Plátanos o bananas.
- Cerveza (no pasteurizada).
- Chocolate.
- Arroz cocido.
- Hortalizas de hojas oscuras, como las espinacas y la col rizada.
- Ajo.
- Miel.
- Puerros.
- Jícama.*

---

* N. de la T.: La *jícama* es originaria de Méjico, donde también es conocida como papa mejicana o nabo mejicano.

- Legumbres, como las alubias rojas y lentejas, germinadas o remojadas.
- Sirope de arce.
- Cebollas.
- Vino tinto.
- Tomates.
- Cereales no procesados, fermentados o germinados (cebada, centeno, avena, lino y otros).

Alimentar a las bacterias beneficiosas con prebióticos influye positivamente en la absorción de minerales. La producción bacteriana de ácidos grasos de cadena corta —acetato, propionato y butirato— aumenta cuando se alimentan de la forma adecuada. El gran beneficio que aportan las bacterias intestinales son los AGCC, porque colaboran en todos los aspectos de la función intestinal sana al estabilizar la flora y la ecología intestinal, incluso en presencia de antibióticos. En particular, el butirato nutre todas las capas del revestimiento intestinal, expandiendo así la población de flora sana y creando una superficie de absorción más fuerte y estable. Una población intestinal bien alimentada y sana degrada el ácido fítico; en consecuencia, mejora la liberación de minerales presentes en los alimentos de origen vegetal y también nuestra capacidad para absorberlos.

Más directamente, los ácidos grasos de cadena corta potencian la presencia de las calbindinas, proteínas necesarias para la absorción del calcio. Sin ellas tendríamos serias dificultades para que el calcio se fijara en nuestros huesos, incluso en presencia de vitamina D.

Los AGCC también colaboran en la estabilidad ósea, facilitando y aumentando la liberación de agentes moduladores del hueso, como son los fitoestrógenos presentes en los alimentos (ver la página 115).

Probióticos

Los probióticos son bacterias que coexisten con nosotros o que consumimos a través de alimentos fermentados o suplementos. Estas bacterias no crecen en el intestino humano de forma natural, pero su presencia ayuda a mejorar el medio de las bacterias locales. Fortalecen el número de bacterias beneficiosas, colaboran con la digestión y ayudan a destruir organismos patógenos. Los probióticos, como los que se encuentran en el yogur, no viven permanentemente en los intestinos humanos;[2] tienes que consumirlos a diario. Sin embargo, cuando los ingieres de forma regular, proporcionan un medio adecuado en el que las bacterias intestinales beneficiosas pueden prosperar.

Los alimentos fermentados han sido noticia últimamente por una buena razón: favorecen que las bacterias probióticas que contienen se unan a las poblaciones de bacterias normales de los intestinos para mantener la salud humana. El consumo de alimentos fermentados crudos refuerza las bacterias y, por ende, mejora la capacidad de aprovechar las diversas funciones que realizan. La fermentación de alimentos imita el proceso de digestión natural que se produce cuando la población bacteriana intestinal, conocida como bioma, disfruta de una salud óptima.

Cuando consumes alimentos fermentados, las bacterias transforman los carbohidratos y los azúcares en alcohol y en ácidos orgánicos. Pensemos por ejemplo en las manzanas, la sidra y el vinagre de manzana, el yogur —que es leche

COMBINACIÓN DE ALIMENTOS

Daniel P. Reid ha estudiado la medicina tradicional china y los antiguos enfoques taoístas de la salud y ha escrito varios libros sobre ello. La siguiente información ha sido adaptada de su obra *El Tao de la salud, el sexo y la longevidad*.

El clásico almuerzo o cena occidental consiste en carne, patatas y verduras, es decir, proteínas, carbohidratos y vegetales. Las recomendaciones dietéticas apoyan esa tradición, pero ¿es favorable esa combinación para la digestión y la nutrición? En otras palabras, ¿tiene importancia qué clase de alimentos o grupos alimentarios consumes al mismo tiempo?

Claro que sí. Cada tipo de alimento estimula solamente una enzima digestiva. La digestión se ve perjudicada si las enzimas deben competir por la energía y el espacio. Exponemos aquí algunos antecedentes de la combinación de alimentos y enzimas. La historia es compleja. No pretendemos competir con la ciencia, sino ofrecer recomendaciones prácticas de combinaciones ideales.

Las proteínas se digieren únicamente cuando se segrega pepsina, y esta enzima necesita un medio ácido para que la digestión sea completa. Por el contrario, los carbohidratos y los almidones requieren ptialina y otras secreciones alcalinas que se inician en la boca, y un medio alcalino para ser digeridos de forma adecuada. Cuando comemos carne con patatas, se segregan sustancias ácidas y alcalinas al mismo tiempo, y cada una debilita la capacidad de la otra para hacer su trabajo. Cuando la digestión no es completa, las sustancias alimenticias se asientan y fermentan en el intestino debido a la presencia de bacterias; por ello deberías separar el consumo de proteínas y almidones.

Aunque pienses que los alimentos ácidos combinan bien con las proteínas, también obstaculizan la digestión correcta de estas, porque los alimentos muy ácidos inhiben la secreción de ácido clorhídrico (acidez estomacal), mermando así la digestión de las proteínas. Los almidones y los ácidos tampoco constituyen una buena combinación, puesto que la digestión de los almidones comienza en la boca y la presencia de los ácidos inhibe la secreción de saliva; por lo tanto, los almidones llegan al estómago sin que se haya producido la necesaria secreción inicial de enzimas digestivas que tiene lugar en la boca.

Las grasas inhiben la secreción de los jugos gástricos, obstaculizando la digestión de las proteínas. Es aconsejable, por tanto, acompañar un filete graso con una generosa ración de verduras crudas.

Los azúcares también inhiben las secreciones gástricas. No se digieren en la boca del estómago, sino en el intestino delgado. Si tomas azúcar con otros alimentos, el lote completo se asienta en el estómago y fermenta.

Los principiantes deben aprender que todos los alimentos combinan mejor con verduras crudas y fermentadas, porque las enzimas intactas presentes en ellas fomentan una buena digestión. De manera que si vas a tomar un filete en la cena, acompáñalo con una ensalada de rúcula y reserva las patatas para el almuerzo del día siguiente.

cultivada– o los cereales que se dejan en remojo por la noche. Pero también en la mantequilla recién preparada que se deja sobre la encimera de la cocina durante toda la noche. En todos estos casos, las bacterias comienzan a descomponer los alimentos que consumimos y se crea un cultivo que actúa como un probiótico.

El consumo de alimentos fermentados crudos supone un importante refuerzo bacteriano que mejora la capacidad del intestino para realizar las muchas y variadas funciones que lleva a cabo.

Los siguientes alimentos fermentados contienen buenas cantidades de probióticos (la lista empieza por los que probablemente son más conocidos como fuentes de bacterias beneficiosas):

- Yogur, siempre que contenga cultivos vivos y activos (lee la etiqueta para asegurarte).

- Suero de leche, únicamente crudo.
- Pan de masa madre.
- Queso blando, ya sea curado o elaborado con leche cruda (sin pasteurizar).
- Mantequilla y requesón cultivados.
- Miso (alimento de origen indonesio procedente de la fermentación de la soja).
- Té *kombucha* (una infusión fermentada a base de hongos).
- *Tempeh* (una hamburguesa de soja fermentada de origen indonesio).
- Col fermentada, que contenga cultivos vivos y no se haya sometido a tratamientos de calor ni pasteurización.
- *Kimchi* (un plato coreano de col encurtida y fermentada).
- Encurtidos.

Si no te resulta fácil encontrar alimentos ricos en probióticos, puedes considerar la posibilidad de tomar suplementos. Es una buena opción cuando has tenido que tomar antibióticos para combatir una infección, porque estos fármacos destruyen muchas de las bacterias intestinales beneficiosas. Como es natural, si optas por tomar suplementos, debes consultarlo con tu médico.

VERDURAS FERMENTADAS PARA LA SALUD DE LOS HUESOS Y LOS INTESTINOS

Prácticamente cualquier verdura cruda se puede transformar fácilmente en un probiótico natural. Nosotras tomamos verduras fermentados varias veces por semana para conservar nuestra flora intestinal sana y mantenernos en forma. La manera de fermentar los alimentos es colocarlos en un líquido (puede ser agua, un cultivo como el suero o el líquido que sobra al preparar leche de soja) hasta que las bacterias que residen en las superficies de los alimentos digieran algunos de sus azúcares. Los nutrientes se liberan y la pectina se endurece durante el proceso, las verduras quedan crujientes, el líquido es rico en nutrientes y las bacterias son favorables para nuestros intestinos. El proceso de fermentación debilita el ácido fítico de las verduras, lo que permite que los minerales y los oligoelementos se absorban fácilmente. Otra palabra para «fermentado» es *cultivado*. Ambas significan que la bacteria actúa sobre el alimento original.

Probablemente estés familiarizado con los encurtidos y la col fermentada. Si has estado en Gran Bretaña seguramente sabes que las cebollas encurtidas forman parte de muchos bocadillos. En Corea, el *kimchi* (col china o rábano *daikon* fermentados) es un plato tradicional de la comida o la cena. En primavera, existe la costumbre de fermentar ajos en granos de pimienta negra y eneldo. Los alimentos fermentados tienen una presencia diaria en todas las dietas tradicionales.

Es posible fermentar prácticamente cualquier tipo de verduras crudas, pero también huevos duros, pescado (piensa en los arenques con cebollas o crema agria), garbanzos y cereales. Existen dos métodos populares de fermentación: en sal (la salmuera) o con un agente fermentador.

Conservar los alimentos en salmuera

La forma más simple de fermentar verduras es sumergirlas completamente en una solución salina, conocida como salmuera. Antes de que existieran las neveras, era muy común conservar los alimentos de este modo. Es un procedimiento muy fiable porque la presencia de la sal hace que prosperen las bacterias que viven naturalmente en la superficie de las verduras pero provoca la muerte de los agentes patógenos y el moho.

Añadir un cultivo como agente fermentador

Si deseas acelerar la fermentación, añade bacterias (en forma de un agente fermentador bacteriano) a la salmuera. En las fermentaciones rápidas cuyo objetivo es descomponer ácidos fíticos y activar la fitasa para liberar nutrientes, los agentes fermentadores son la clave. Algunas personas utilizan suero, y otras, bacterias específicas presentes en el suelo. Los sabores resultantes son diferentes, de manera que encontrar el método que más te guste es una cuestión de ensayo y error.

Suero

El suero es un agente muy común para fermentar lactobacilos. Es el líquido que resta después de acidificar la leche para preparar yogur. El ácido cuaja la leche, separando el cuajo (la parte sólida) y el suero (el líquido restante). Otro tipo de suero es el líquido que queda después de cortar la leche de soja para obtener cuajo con el fin de preparar tofu o platos con soja fermentada, como el *tempeh* o el *natto*.

Cualquiera que sea el suero que elijas, fíltralo bien y consérvalo muy fresco en la nevera hasta que lo añadas a los vegetales; de lo contrario, notarás el sabor del suero en el producto fermentado. Añadir sal al suero sirve para atenuar su sabor.

Puedes preparar tu propio suero (ver «Cómo preparar leche de soja» en la página 330) o comprarlo (como también muchos otros cultivos), por ejemplo en *Cultures for Health* (www.cultures-forhealth.com).

Agentes fermentadores presentes en el suelo

La cepa de lactobacilos que actúa en el suero y otros fermentos lácteos sirve específicamente para descomponer la leche y los productos derivados de ella. Por ese motivo, algunos afirman que es más lógico utilizar bacterias que habitan en el suelo para fermentar verduras, porque sus propiedades son diferentes a las de la leche y los productos lácteos.

La siguiente lista incluye bacterias del suelo que se utilizan como agentes para fermentar alimentos:[3]

- *Lactobacillus brevis.*
- *Lactobacillus plantarum.*
- *Lactobacillus mesenteroides.*
- *Lactobacillus acidilactici.*

Estas bacterias viven naturalmente en las hortalizas de cultivo biológico. *Cultures for Health* ha investigado en profundidad la combinación de diversas verduras con las bacterias más adecuadas. La empresa vende un kit de agentes fermentadores de origen vegetal que a nosotras nos gusta mucho.

En lo que concierne al sabor y la textura, tienes que probarlos hasta descubrir cuál es el fermento que prefieres. Encontrarás nuestra receta básica para hortalizas fermentadas en la página 317.

LAS BACTERIAS INTESTINALES SE COMUNICAN CON EL CEREBRO

Los miles de especies de microorganismos intestinales que existen no son nada menos que los defensores de primera línea de la salud y el bienestar. Su trabajo principal es mantener la inmunidad, proteger la integridad de las paredes intestinales (la barrera entre el ambiente exterior y el interior del cuerpo) y gestionar la digestión y la absorción. Cuando estos trabajos se realizan satisfactoriamente, existe una buena defensa contra los agentes patógenos y como consecuencia el cerebro se mantiene sano y las funciones orgánicas se realizan correctamente, lo que produce una sensación de bienestar. Los trastornos intestinales están directamente relacionados con las principales enfermedades crónicas y los científicos se encargan de demostrar diariamente los pormenores de este proceso.

Por ejemplo, las bacterias intestinales producen las mismas sustancias neuroquímicas (y reaccionan frente a ellas) que el cerebro emplea para regular el estado de ánimo y la cognición. Dichas sustancias, incluidas la serotonina y la melatonina, probablemente permiten al cerebro adecuar su comportamiento a la información que recibe del ejército de bacterias intestinales. ¿Un ejemplo? El intestino segrega mucha más serotonina que el cerebro, alrededor del 95% de la producción del cuerpo. Esta sustancia influye sobre el estado de ánimo, el apetito, la memoria, el sueño y posiblemente también el deseo sexual. Esta es la razón por la que un intestino sano tiene un efecto tan positivo sobre el estado anímico.

Según parece, las bacterias intestinales se comunican con el cerebro a través del nervio vago. Esto puede resultar sorprendente porque la mayoría de las personas piensan en los nervios como simples instrumentos de transmisión de señales. Sin embargo, el nervio vago es un conjunto de nervios craneales que se origina en el cerebro y desempeña un papel importante en muchos aspectos de la salud, incluidos la

inflamación, la respiración, el ritmo cardíaco y la memoria, entre muchas otras funciones.

Compensar el equilibrio de las bacterias beneficiosas y perjudiciales en el intestino de un animal puede alterar su química cerebral y conseguir que sea más osado o más ansioso. Por su parte, el cerebro también puede ejercer una poderosa influencia sobre las bacterias intestinales. Incluso un estrés moderado puede alterar el equilibrio microbiano intestinal y, así, provocar una mayor vulnerabilidad a las enfermedades infecciosas y desencadenar una cascada de reacciones moleculares que retroalimenten al sistema nervioso central. La presencia de bacterias beneficiosas y subproductos de la digestión provoca una respuesta genética positiva, al activar los genes benéficos y desactivar los nocivos.

Desafortunadamente, los pesticidas, la contaminación del aire, los fármacos, los alimentos procesados, los conservantes y colorantes, las sustancias químicas producidas por animales estresados, los metales pesados que contiene el agua y otros elementos no naturales que entran en los intestinos desvían los recursos bacterianos hacia el control de los daños. Todas esas sustancias superan la capacidad de las poblaciones bacterianas para eliminar efectivamente las toxinas y los agentes patógenos y mantener las paredes intestinales intactas.

BIÓTICA Y DIVERSIDAD

En la naturaleza, la clave para la fuerza es la diversidad. La diversidad de bacterias intestinales parece relacionarse íntimamente con la salud. Cuanto más variadas sean las especies de bacterias beneficiosas que trabajan en tus intestinos, mejor será tu digestión y más éxito tendrás a la hora de producir las moléculas que necesitas para que tu cuerpo funcione de forma correcta.

Igualmente importante es contar con una abundante población de cada tipo de bacterias intestinales. Una población debilitada tendrá problemas para producir la cantidad suficiente de ácidos grasos de cadena corta que tu intestino necesita para realizar su función como barrera y como superficie de absorción, incluso aunque estén correctamente alimentadas.

Muchos occidentales tenemos una población de bacterias intestinales escasa y una diversidad muy reducida, incluso gravemente reducida; no cabe duda de que este cambio está relacionado con el pavoroso aumento de las enfermedades crónicas. Por fortuna, es posible regenerar la población bacteriana, y aquí es donde entran en juego los probióticos y los prebióticos, que no solo nos proporcionan las mismas bacterias beneficiosas, sino también el alimento necesario para mantenerlas en nuestros intestinos. Del mismo modo, el caldo de huesos es uno de los remedios más eficaces para sanar los intestinos, a pesar de no contener probióticos (ver «Acerca del caldo de huesos», en la página 194).

Ofrecer información exhaustiva sobre la salud de los intestinos excede el ámbito de este libro. Nos hemos limitado a hacer una introducción, porque la salud intestinal es la base sobre la que luego puedes cimentar la salud de tus huesos. Para tener más información sobre ella, recomendamos la lectura de *El síndrome del intestino y la psicología*, de Natasha Campbell-Mc Bride y *The Heal Your Gut Cookbook*, de Hilary Boynton y Mary Brackett.

CAPÍTULO 6

Considera la posibilidad de tomar suplementos

Cuando comenzamos a crear recetas que ayudan a mejorar la salud de los huesos, no pensábamos escribir un libro de cocina. Sin embargo, cuanto más aprendíamos, más nos percatábamos de que no hay un único nutriente o suplemento que pueda garantizar el buen estado de los huesos y que las intervenciones artificiales, como por ejemplo los tratamientos a base de fármacos, pueden proporcionar soluciones a corto plazo pero también pueden tener consecuencias potencialmente nocivas a largo plazo. De modo que nos dedicamos a crear recetas que ofrecieran nutrientes para la mineralización constante de los huesos, y con las combinaciones adecuadas. Nuestro objetivo era, y es, ofrecerte información que puedas poner en práctica de inmediato, porque creemos que es la mejor forma de ayudarte a conseguir que tus huesos estén sanos y fuertes.

Mientras investigábamos el estado actual de la salud de los estadounidenses, encontramos algunos datos sorprendentes; en una tierra de abundancia como es la nuestra, ¿quién podría pensar que muchos de nosotros tenemos deficiencias nutricionales?

La Encuesta Nacional del Examen de la Salud y la Nutrición (NHANES, por sus siglas en inglés) posee datos sobre la nutrición en Estados Unidos que han sido recopilados por el gobierno. El Grupo de Trabajo Ambiental (EWG, por sus siglas en inglés), una organización sin ánimo de lucro dedicada a conseguir que tengamos vidas más sanas, contrastó los datos de la NHANES con la información más reciente de 2011: los resultados indicaron una deficiencia de vitamina D en el 95% de la población estadounidense mayor de diecinueve años, de magnesio en el 61%, de calcio en el 49% y de vitamina C en el 43%.

Extraemos el siguiente párrafo del informe del EWG:

Algunos adultos estadounidenses consumen muy pocas cantidades de vitamina D, vitamina E, magnesio, calcio, vitamina A y vitamina C. La ingesta de vitaminas A, C, D y E, calcio y magnesio de más del 40% de los adultos es inferior a la necesidad media diaria.

Algunos consumen demasiada vitamina A, mientras que otros toman muy poca cantidad. Por un lado, la ingesta de vitamina A de más de la mitad de los adultos y adolescentes es insuficiente. Por el otro, al menos el 13% de los niños de ocho años, e incluso menores, ingieren vitamina A en cantidades que exceden los niveles superiores de la ingesta tolerable establecida por el Instituto de Medicina.

La NHANES no ofrece datos sobre los nutrientes que son esenciales para la salud ósea: la vitamina K_2 y los oligoelementos. El Comité Asesor de las Guías Alimentarias de Estados Unidos (DGAC, por sus siglas en inglés) analizó los datos de la NHANES y descubrió que, independientemente de dónde se preparen o se obtengan los alimentos, la calidad de la dieta de la población estadounidense no responde a las recomendaciones para el consumo de frutas, verduras, productos lácteos o cereales no procesados y supera con creces las relacionadas con el consumo de sodio, grasas saturadas, cereales refinados, grasas sólidas y azúcares añadidos.

Una pieza fundamental del rompecabezas de la salud ósea son los niveles nutricionales, en otras palabras, qué nutrientes están presentes en tu organismo y en qué cantidad. Es importante saber de qué nutrientes careces y cuáles consumes en las cantidades correctas, así como también asegurarte de que cumples con las necesidades diarias recomendadas para el desarrollo sano de los huesos gracias a una dieta equilibrada o reforzada por suplementos.

LA EPIDEMIA DE LAS ENFERMEDADES CRÓNICAS

Las directrices del gobierno estadounidense para el periodo 2016-2020 se publicaron cuando este libro estaba a punto de editarse. A continuación reproducimos un fragmento: «Hoy en día, aproximadamente la mitad de los estadounidenses adultos (unos ciento dieciséis millones de personas) padecen una o más enfermedades crónicas que podrían prevenirse, y muchas se asocian a patrones alimentarios de baja calidad y falta de actividad física». El DGAC cita la mala salud de los huesos entre las cinco enfermedades crónicas a las que se enfrenta la población. Las normas generales se centran en la idea de que la nutrición y la salud están íntimamente vinculadas, y la forma más fácil de ocuparse de la epidemia de enfermedades crónicas que asola Estados Unidos es modificar los hábitos alimentarios.

Mientras investigábamos los niveles ideales de nutrientes para la salud de los huesos, descubrimos que nuestras recomendaciones diferían de las del DGAC. En el siguiente recuadro exponemos las recomendaciones de 2016 del Comité para mujeres de cincuenta y un años, o mayores, y a continuación nuestras propias sugerencias tras haber completado nuestra investigación. Esta información sobre las cantidades diarias recomendadas, también llamadas ingestas dietéticas de referencia (IDR), podría ser un punto de partida para mantener una conversación con tu médico.

CANTIDADES DIARIAS RECOMENDADAS (CDR)

Las cantidades diarias recomendadas en Estados Unidos se establecieron inicialmente durante la Segunda Guerra Mundial para evitar que

CDR RECOMENDADAS EN 2015 POR EL COMITÉ ASESOR DE LINEAMIENTOS DIETÉTICOS	NUESTRAS RECOMENDACIONES DE INGESTA DE NUTRIENTES
Calcio: 1.200 mg	Calcio : 800 a 1.000 mg[3]
Vitamina D_3: 600 IU	Vitamina D_3: 5.000 iu[4]
Magnesio: 320 mg	Magnesio: 600 a 1.000 mg[5]
Fósforo: 700 mg	Fósforo: 700 a 1.000 mg
Proteína: 46 g	Vitamina K_2: 80-300 mcg[6]
Vitamina A: 700 mg	Proteína: 50 a 150 g[7]
Vitamina C: 75 mg	Vitamina A (retinol): 10.000 a 15.000 IU
Cinc: 8 mg	Vitamina C: 400 a 600 mg[8]
Cobre: 900 mcg	Cinc: ≥ 10 mg
Manganeso: 1,8 mg	Cobre: ≥ 2,5 mg
	Silicio: ≥ 40 mg
	Boro: ≥ 3mg
	Manganeso: ≥ 2 mg
	Estroncio: < 5 mg
	Fitoestrógenos: ≥ 50 mg

las fuerzas armadas y los civiles sufrieran deficiencias alimentarias. Estos valores no indican necesariamente los niveles óptimos, ni tampoco reflejan ingestas que hayan demostrado reducir o evitar las enfermedades crónicas. Desafortunadamente, suele darse por sentado que son la regla de oro para la salud y que representan niveles de ingesta seguros. Pero este no parece ser el caso.

Además, los valores para la ingesta de nutrientes pueden variar significativamente entre los países. Por ejemplo, la CDR en la Unión Europea para el calcio es de 800 mg; en el Reino Unido, de 700 mg, en Japón y la India, de 600 mg diarios.[2]

Proporciones y no medidas

Nuestras recomendaciones para la ingesta de nutrientes son diferentes a las del DGAC porque la investigación sobre la prevención de las enfermedades está demostrando que los niveles óptimos a menudo son superiores a los recomendados por el Comité. Además, para algunos nutrientes ofrecemos una gama de valores, en lugar de una cantidad determinada, porque consideramos que el concepto de proporción es muy importante. Por ejemplo, si tomas suplementos de calcio y consumes 1.200 mg (o incluso más) a través de la dieta, tendrás que ingerir cantidades superiores de vitamina K_2. Proporcionalmente, el calcio es el principal componente de la matriz ósea pero, tal como mencionamos en el capítulo 1, es muy importante conocer los efectos que produce un uso excesivo de suplementos. También es esencial conocer la relación entre el calcio y el magnesio. Hay cada vez más evidencias que apuntan a que la ingesta de magnesio debería ser potencialmente igual a la de calcio, o incluso superior. Analizando las dietas de países que tradicionalmente presentan bajos índices de osteoporosis, observamos que pueden respaldar esta idea (nos encargaremos de actualizar constantemente esta información y de publicarla en la página web www.medicinethroughfood.com). Por otra parte, cabe destacar que la ingesta ideal de proteínas puede variar enormemente según la edad, el peso y el nivel de actividad.

Asumiendo que practicas ejercicio con regularidad durante al menos cuarenta minutos sin parar y con el suficiente vigor como para sudar, Laura recomienda consumir una cantidad mayor de proteínas (como mínimo el 25% de tus calorías deben proceder de ellas) para desarrollar masa muscular y ósea.

Estas recomendaciones se aplican únicamente si consumes una cantidad equilibrada de todos los nutrientes. Por ejemplo, algunas personas pueden llegar a intoxicarse al consumir 200 IU diarias de vitamina D si las cantidades de magnesio y vitamina A que ingieren son insuficientes. Por otra parte, consumir demasiada vitamina A sin tener los niveles adecuados de vitamina D puede propiciar un mayor riesgo de sufrir una fractura de cadera. Estas sugerencias tampoco incluyen las dosis terapéuticas que tu médico de familia podría recetarte si descubre una deficiencia de algún nutriente. Es importante que hables con tu médico para determinar cuáles son tus niveles nutricionales básicos y que trabajéis juntos para encontrar el tratamiento que sea más conveniente para ti.

SUPLEMENTOS PARA TU DIETA

El contenido básico de nutrientes que consumes a través de la dieta es solo una parte de la

¿LAS VITAMINAS COMO RESPUESTA AL RESFRIADO COMÚN?

En un estudio realizado en 1941, el doctor Irwin G. Spiesman, que había revisado la literatura científica sobre los beneficios del aceite de hígado de bacalao y, específicamente, la administración conjunta de las vitaminas A y D en dosis superiores a las usuales, decidió ensayar de forma sistemática el impacto de una dosis alta de vitamina A y de una dosis alta de vitamina D con el propósito de comprobar si alguna de ellas, o su combinación, podrían prevenir el resfriado común. La combinación resultó ser efectiva y, además, evitó la toxicidad. Las proporciones son muy importantes.

ecuación digestión/absorción/nutrición; la otra parte corresponde al equilibrio y la proporción.

Como ya explicamos en el capítulo 5, cuando ingieres alimentos no procesados, puedes absorber perfectamente los nutrientes si la microflora intestinal permanece equilibrada y el revestimiento de los intestinos está sano. En general, los alimentos no procesados no suelen formar parte del estilo de vida; las modas atiborran al consumidor con información errónea, engañosa y, a menudo, también incorrecta sobre la nutrición, y los alimentos procesados representan una comodidad muy tentadora. Por este motivo, muchas personas sufren un desequilibrio nutricional. Aunque el objetivo final es consumir alimentos no procesados siempre que sea posible, la mayoría de los individuos necesita la ayuda de suplementos para lograrlo, en especial los que ya sufren deficiencias nutricionales.

Los estudios de evaluación nutricional ofrecen información sobre los niveles de vitaminas presentes en tu organismo. No revelan de forma manifiesta el estado de salud de tus huesos, pero permiten que tú y tu médico conozcáis en qué medida tu cuerpo está absorbiendo los nutrientes. Esta evaluación de laboratorio, junto con las fichas que debes rellenar para desarrollar tu Plan Nutricional Personal (ver el capítulo 9), ofrece una perspectiva clara de los nutrientes que hay en tu organismo, que puede indicar la necesidad de introducir cambios en tu dieta y posiblemente también de tomar suplementos. Normalmente es el médico quien debe solicitar la prueba, de modo que una evaluación nutricional te ofrece una excelente ocasión para empezar a conversar con él sobre la dieta como una forma de proteger no solamente la salud de tus huesos sino también tu salud general.

Los suplementos pueden servir para dos propósitos

Los suplementos pueden complementar tu dieta cuando no consumes las cantidades diarias recomendadas de vitaminas, minerales, enzimas y otras sustancias favorables para la salud intestinal (porque no te gustan los alimentos que los contienen o porque por alguna razón no puedes hacerlo) que trabajan de forma conjunta para potenciar la absorción, el transporte y el depósito de los minerales en los huesos. Por ejemplo, en lugar de consumir *natto* o huevos de gallinas criadas en libertad, que son las fuentes tradicionales de vitamina K_2, acaso prefieras tomar píldoras de esta vitamina para complementar la que está presente en el queso gouda y en la carne de los pollos de corral que consumes.

El segundo objetivo de los suplementos es de naturaleza terapéutica: corregir una deficiencia.

Si tienes deficiencia de vitamina D, tu médico podría recomendarte una dosis muy alta durante un breve periodo de tiempo. Si sufres osteoporosis, podría recetarte una dosis terapéutica de gotas de vitamina K_2. Aunque se han realizado investigaciones sobre las dosis de las vitaminas D y K_2 para determinar cuáles son seguras y útiles para la salud cardiovascular y ósea, los suplementos terapéuticos siempre deben ser recetados por un médico.

En general, los suplementos más eficaces son naturales y no sintéticos, es decir, proceden de alimentos no procesados y no de laboratorios químicos. A continuación ofrecemos información general sobre los suplementos de nutrientes que son fundamentales para la salud de los huesos.

Suplementos de calcio: sé cauto y empieza poco a poco

La idea de que los suplementos de calcio pueden arreglar mágicamente la pérdida de masa ósea se hizo popular en los círculos médicos y más adelante llegó a convertirse en un éxito de *marketing*. Sin embargo, algunos estudios preocupantes demuestran que ingerir altos niveles de calcio implica una mayor incidencia de muertes por todo tipo de causas, incluidas las cardiovasculares (a excepción de las defunciones por derrame cerebral). En uno de esos estudios,[9] la relación entre la ingesta de calcio y la mortalidad por enfermedades cardiovasculares (y de otro orden) fue especialmente significativa cuando los participantes ingirieron un alto nivel de calcio a través de la dieta y además tomaron suplementos. En ese estudio no se mencionaron las vitaminas D y K_2, ni los minerales, nutrientes y oligoelementos.

El mayor índice de mortalidad se observó entre mujeres que consumían cantidades suficientes de calcio a través de la dieta y también tomaban suplementos. Suele decirse que las cosas buenas en cantidades exageradas pueden llegar a ser peligrosas, y esto se puede aplicar perfectamente en este caso. No existe nada que se parezca a una píldora mágica para la salud de los huesos.

Se compararon ingestas de 600 a 1.000 mg diarios de calcio con un consumo superior (más de 1.400 mg diarios) y las dosis superiores se asociaron a un mayor riesgo de mortalidad por causas diversas (después de ajustar los valores conforme a la edad, la energía total, la vitamina D y la ingesta de suplementos de calcio, y teniendo también en cuenta otros factores dietéticos, físicos y demográficos). Las mujeres que habían ingerido cantidades superiores de calcio (más de 1.400 mg diarios) y además habían tomado suplementos registraron un riesgo de mortalidad dos veces y media superior que las mujeres con ingestas totales similares que no habían tomado suplementos.

Los autores del estudio explican que los niveles de calcio en suero «son sometidos a un riguroso control homeostático» y normalmente no tienen relación con la cantidad de calcio ingerido. No obstante, las ingestas bajas o muy altas pueden invalidar dicho control.

Síndrome de leche y alcalinos

El síndrome de leche y alcalinos, un efecto secundario derivado del consumo excesivo de calcio, está reapareciendo con consecuencias desafortunadas.

Recientemente, un paciente de Laura le comentó que tenía miedo de tomar vitamina D junto con calcio. Su comentario sonaba un poco extraño, teniendo en cuenta que precisamente se suele prescribir vitamina D para favorecer la absorción del calcio en los intestinos, y también porque ayuda al organismo a mantener el calcio y el fosfato necesarios para la mineralización de los huesos. Luego le contó que su abuelo había sufrido úlceras y los médicos le habían advertido que no debía tomar calcio ni vitamina D.

Laura comprendió entonces que la preocupación de su paciente estaba justificada. Uno de los tratamientos para las úlceras, que actualmente se ha descartado, era mezclar leche y nata con bicarbonato sódico para neutralizar los ácidos estomacales y proteger así el estómago. Desafortunadamente, algunos pacientes que siguieron ese tratamiento desarrollaron el síndrome de leche y alcalinos, una patología que constituye una amenaza para la vida y que se caracteriza por un alto contenido de calcio en el flujo sanguíneo, un pH alto de la sangre, trastornos renales y calcificaciones de la córnea, los pulmones y los ganglios linfáticos. Una persona con este historial familiar tiene razones para temer que la vitamina D pueda provocar una absorción excesiva de calcio.

Ese tratamiento para las úlceras ya se ha abandonado y sin embargo el síndrome está reapareciendo, principalmente porque algunas personas están ingiriendo más calcio de lo que el organismo es capaz de procesar y, por otra parte, porque no consumen los nutrientes que facilitan el transporte de este mineral hacia los huesos. El exceso de calcio se excreta o se deposita en las articulaciones o en los vasos sanguíneos y, en casos extremos, también en otras partes del cuerpo, como los ojos y los pulmones.

A muchas personas se les recomienda tomar suplementos de calcio, pero no se les advierte que el cuerpo humano no puede procesar más de 500 mg cada vez. Tampoco les comunican que es necesario el apoyo de nutrientes esenciales, de los que tanto hablamos en este libro, para que sus organismos utilicen el calcio de la forma adecuada. Uno de los médicos de Helen le recomendó que tomara el fármaco Tums, un remedio antiácido de carbonato de calcio altamente procesado, para aliviar los síntomas de la indigestión. Sin embargo, tomar Tums combinado con suplementos de calcio y vitamina D, que favorece la absorción, puede elevar astronómicamente el calcio presente en el organismo.

Las personas que más riesgo corren de padecer el síndrome de leche y alcalinos son las que consumen más de 2.000 mg diarios de calcio elemental y combinan altas dosis de este con vitamina D para aumentar su absorción.

Nota: cuando se añade vitamina K_2, se inhiben las calcificaciones anormales y puede evitarse el síndrome de leche y alcalinos.

Nuestra ingesta de calcio

El cuerpo mantiene un control riguroso de los niveles de calcio, y esto nos indica la importancia de tener los niveles adecuados. Una evidencia es la incapacidad del organismo para procesar más de 500 miligramos cada vez. ¿Cuál es la cuestión principal? El calcio por sí mismo, independientemente de la forma en que se consuma, no mejora la densidad ósea, y una sobredosis puede ser tan peligrosa para nuestra salud futura como fracturarse un hueso. No aumentes tu ingesta de calcio sin hablar primero con tu médico, y no tomes calcio sin tomar también

vitaminas A y K_2 en las proporciones correctas. Pero presta atención a la cantidad que ingieres a través de la dieta para saber si necesitas más calcio procedente de los alimentos o si debes tomar suplementos, y en este caso en qué cantidad. Consúmelo de fuentes alimenticias a lo largo del día en lugar de hacerlo en una sola comida y si tomas suplementos, hazlo con las comidas. Si vas a tomar suplementos, comienza con 400 mg diarios, porque esa cantidad te permite ingerirlo a través de los alimentos sin superar las dosis recomendadas.

Es muy importante tener en cuenta lo antedicho, que se está olvidando por la creciente costumbre de tomar suplementos de calcio. Es innegable que necesitamos calcio para tener huesos fuertes, pero el hecho es que este mineral está muy presente en la dieta occidental y podemos obtenerlo fácilmente a través de los alimentos. Sin embargo, no sucede lo mismo con las vitaminas y los nutrientes que colaboran en las funciones del calcio porque no se obtienen tan fácilmente a través de la alimentación. Resulta evidente que lo que necesitamos no es consumir más suplementos de calcio sino prestar atención

---

INSUFICIENCIA DE CALCIO

Las personas que comen poco o tienen una dieta con deficiencias nutricionales no obtienen suficiente calcio de los alimentos y necesitan tomar suplementos (ver «Cómo preparar el suplemento», en la página 327, las instrucciones para elaborar un suplemento de calcio). Existe un análisis de laboratorio para determinar la cantidad de calcio que necesitas ingerir; consúltalo con tu médico de familia.

a esos nutrientes esenciales que son difíciles de obtener a través de la dieta y que colaboran en la absorción y el transporte del calcio. Estamos hablando de las vitaminas D y K$_2$, el magnesio y los oligoelementos.

Suplementos de vitamina D

La luz del sol es la mejor fuente de vitamina D, pero como pasamos gran parte de nuestra vida en el interior, la exposición al sol es ahora más reducida y muchas personas tienen deficiencias de esta vitamina. Esto puede resultar un problema serio porque es esencial para la absorción del calcio, la salud cardiovascular, la integridad del ADN y el funcionamiento correcto del sistema inmunitario. Una deficiencia de vitamina D puede dar lugar a síntomas no deseados, como la depresión o la hipertensión.

Existen varios factores que inciden en la cantidad de vitamina D que genera nuestro organismo: se ha observado que las poblaciones que habitan en latitudes altas (que sufren lo que se conoce como el «invierno de vitamina D» cuando la luz del sol es escasa) presentan generalmente índices superiores de osteoporosis, la edad puede afectar al modo en que la piel transforma los rayos ultravioletas en vitamina D, la piel produce más cantidad de esta vitamina cuando las temperaturas son cálidas que cuando son frías y una piel más oscura requiere una exposición más prolongada al sol que una piel más clara.

La salud de los intestinos también es fundamental para la absorción de la vitamina D. El papel del hígado y de los riñones es muy importante porque algunas enfermedades hepáticas pueden afectar a la absorción de esta vitamina y sus niveles se reducen cuando los riñones no funcionan bien.

¿NIVELES ÓPTIMOS DE VITAMINA D?

La comunidad médica seguía debatiendo cuáles son los niveles óptimos de vitamina D mientras estábamos escribiendo este libro. El Consejo de Vitamina D recomienda una ingesta total de alrededor de 7.000 IU diarios procedente de todas las fuentes, y los investigadores han desafiado recientemente al Instituto de Medicina de la Academia Nacional de Ciencia de Estados Unidos, afirmando que sus cálculos de la CDR de 600 IU diarios representan una cantidad que es aproximadamente diez veces inferior a las necesidades reales.

El nivel ideal de vitamina D en sangre parece ser de alrededor de 50 nm/ml.[10] Con menos de 35 nm/ml el cuerpo no es capaz de almacenar vitamina D en los tejidos, y por debajo de 32 nm/ml estaríamos ante un riesgo mayor de fracturas. Se cree que los seres humanos modernos obtienen alrededor de 2.000 mg diarios de los alimentos y la luz solar, y esto significa que deben conseguir entre 3.000 y 5.000 IU de otras fuentes (dependiendo del nivel de vitamina D en la sangre).

La vitamina D funciona en un sistema complejo e interactivo de piezas interdependientes que deben colaborar para mantener la salud en buen estado.

Laura recomienda a sus pacientes ingerir 5.000 IU diarias (a veces la misma cantidad en días alternos); no obstante, en última instancia los jueces siempre son los niveles en sangre. Es recomendable hacerse análisis para determinar los niveles de vitamina D, porque la asimilación se basa en tantos factores que pueden variar considerablemente de una a otra persona.

La forma más económica y más conveniente es preparar tu propio suplemento: exponer la mayor parte de tu piel al sol durante veinte minutos cada día y asegurarte de que ingieres suficiente vitamina C para proteger tu piel de cualquier daño. No es aconsejable permanecer al sol más de veinte minutos, ya que una exposición demasiado prolongada puede destruir las funciones protectoras de la vitamina C y dejar tu piel vulnerable.

Tal como sucede con la vitamina K_2, es más difícil obtener vitamina D a través de la dieta que calcio, y probablemente te llevará tiempo establecer el equilibrio correcto entre los alimentos y la luz solar para obtener las cantidades que necesitas.

Los hongos expuestos al sol le ofrecen al organismo una combinación de la forma D_2 (ergocalciferol) y D_3 (colecalciferol) de la vitamina D; los alimentos de origen animal ofrecen mayor cantidad de la forma D_3. Los suplementos deben ser del tipo D_3; esta tiene una vida más prolongada en el organismo y es la que nuestro cuerpo utiliza más eficaz y rápidamente.

También es cierto que necesitas consumir prácticamente tres veces la cantidad de D_2 para conseguir el mismo grado de eficacia. Tomar suplementos que solo contienen vitamina D_2 podría ser potencialmente peligroso, de modo que elige siempre suplementos de D_3. Se desconoce si existe algún perjuicio derivado de ingerir formas naturales de D_2, como son los hongos. Basándose en la información científica actualmente disponible, Laura afirma que es seguro consumir vitamina D_2 procedente de fuentes naturales (como los hongos y los brotes de alfalfa, siempre que se combinen con vitamina D_3) y a través de la exposición solar, el pescado, las huevas de pescado y el aceite de hígado de bacalao.

Cuando los pacientes de Laura necesitan suplementos de ambas vitaminas, ella les recomienda un suplemento que combina las vitaminas D_3 y K_2 (MK4), fabricado por Thorne Research, junto con el suplemento MK7, derivado del *natto* y comercializado por Jarrow. Si los análisis demuestran que tienes deficiencia de vitamina D (o necesitas suplementos de K_2/MK4 y MK7 debido a una reducción de masa ósea, aterosclerosis o una afección cardíaca), puede ser conveniente que consultes con tu médico de familia.

El aceite de hígado de bacalao es una fuente excelente de vitamina D. Sin embargo, gran parte del que se toma en forma de suplemento está procesada y desodorizada y contiene conservantes que no solamente afectan a la calidad del producto, sino también a la proporción entre las vitaminas D y A. Existen muy pocas fuentes de esta vitamina, y el aceite de pescado es recomendable para todo el mundo. Para conocer más información sobre las fuentes de aceite de hígado de bacalao, consulta la sección de recursos, en la página 351.

Suplementos de vitamina K₂

En 1939, un científico danés llamado Henrick Dam infirió la existencia de lo que más tarde se llamaría vitamina K mientras hacía un estudio sobre el colesterol. Más adelante la investigación confirmó la existencia de esta vitamina y de todos los procesos protegidos por este nuevo descubrimiento. La investigación en curso ha descubierto nuevas formas y subconjuntos de vitamina K e importantes funciones de la forma K_2; entre ellas hay algunas de las que depende la salud de los huesos. Se ha demostrado que las proteínas clave no llegan a activarse lo suficiente en la mayoría de los occidentales;[11] se trata de proteínas que colaboran en la formación de hueso e inhiben el depósito de calcio en los cartílagos y en las paredes arteriales.[12]

Se trata de una nueva ciencia que analiza los diversos tipos de K_2 e intenta comprender las funciones metabólicas de cada uno de ellos. Bajo la denominación K_2 se agrupan varias formas que en conjunto se conocen como menaquinonas. Cuando se trata de la salud de los huesos, nos interesan las menaquinonas 4 y 7, comúnmente denominadas MK4 y MK7. Ambas ayudan a eliminar el calcio de las arterias y articulaciones, protegen la flexibilidad del recubrimiento de los huesos y depositan el calcio en la matriz ósea.

Nuestro cuerpo solo puede producir una pequeña cantidad y, a menos que consumas las alubias fermentadas japonesas llamadas *natto*, puede ser muy difícil obtener la cantidad que necesitas de esta vitamina esencial a través de los alimentos. Este producto es la mejor fuente de vitamina K_2, junto con el queso gouda, la carne de pollos criados en libertad, los huevos de corral y la leche natural, además de algunos otros alimentos que son muy ricos en K_2 y se sitúan a una distancia considerable de los anteriores (ver la tabla 10.1, «Los alimentos favoritos de los huesos», en la página 165).

En general, a los occidentales nos resulta difícil obtener la vitamina K_2 a través de la dieta. Por esta razón, Laura recomienda los suplementos de MK4 y MK7 a pacientes de todas las edades que no consumen *natto*. Se basa en las investigaciones realizadas sobre dosis terapéuticas altas, que han concluido que dichos suplementos no tienen efectos secundarios.[13] La vitamina K_2 no se almacena en el hígado en grandes cantidades y, por tanto, la toxicidad no es un problema. Laura aconseja a algunos pacientes que ingieran miles de microgramos diarios para corregir una pérdida ósea de larga duración o una aterosclerosis grave, pero también para otras enfermedades apremiantes. Normalmente, incluso una dosis baja de suplementos mejora el metabolismo de los huesos.[14]

Te recordamos una vez más que si tienes que tomar decisiones en relación con las dosis terapéuticas (incluyendo suplementos de K_2) siempre lo hagas bajo la supervisión de un médico y en el contexto de una ingesta general de minerales: calcio, vitamina D, magnesio y vitamina A. Como sucede con todos los nutrientes, los más efectivos son los que provienen de fuentes naturales y alimenticias. Los mejores suplementos MK7 proceden del *natto* (ver la página 316, donde ofrecemos instrucciones sobre cómo prepararlo). El subtipo MK4 es más abundante en la dieta (aunque no es suficiente) pero tiene una vida más corta en el organismo. No está claro cuál de los subtipos es más efectivo para la salud de los huesos, por eso Laura recomienda a sus pacientes tomar ambos suplementos cuando no consumen *natto* de forma habitual.

Suplementos de magnesio

Investigar cómo se puede nutrir el cuerpo para tener una salud óptima es una tarea fascinante aunque implica algunos dilemas que reportan frustraciones, y el magnesio es uno de ellos. El magnesio es completamente esencial para la salud de nuestros huesos y la deficiencia de este mineral es causa de osteoporosis, enfermedades cardiovasculares, fibromialgia, alzhéimer, ansiedad y diabetes, entre otros muchos males y afecciones. El 95% del magnesio que obtenemos de los alimentos es absorbido en el intestino delgado, y el 5% restante en el intestino grueso, pero más de la mitad del magnesio que ingerimos no se absorbe en absoluto. Más aún, cuando la flora intestinal está afectada o el revestimiento intestinal no está sano (y también en otras patologías como la enfermedad de Crohn, el síndrome del intestino irritable y la enfermedad inflamatoria intestinal), la absorción puede reducirse todavía más.

Si a esta deficiente absorción se le une que nuestro cuerpo no produce magnesio, ya tenemos el motivo de que más del 50% de la población estadounidense presente deficiencias de este mineral.

Para obtener la dosis diaria recomendada a través de la dieta, empieza por sanear tu intestino lo máximo posible y luego toma muchos alimentos ricos en magnesio. Por ejemplo: media taza de semillas de calabaza, 700 gramos de espinacas ligeramente cocidas al vapor (empiezas teniendo una montaña de hojas crudas y terminas con una cantidad prácticamente insignificante), 1 aguacate o una taza de chocolate negro.

Parecen demasiados alimentos para consumir diariamente, ¿verdad? Por fortuna, el magnesio se absorbe más eficazmente a través de la piel que del tracto gastrointestinal, así que una forma excelente de potenciar la absorción del magnesio es darse un baño con él o aplicarlo por pulverización.

Cómo preparar un baño o una pulverización de magnesio

Un baño con sales de Epson (sulfato de magnesio) solía ser un remedio común para combatir el dolor y el estrés antes de que su contribución a la absorción del magnesio lo lanzara al estrellato. Solo tienes que añadir una taza de sales de Epson al agua de la bañera varias veces por semana.

El cloruro de magnesio es mucho más biodisponible que el sulfato de magnesio. Te enseñaremos a preparar un líquido para pulverizar el magnesio utilizando esta variedad. Hierve partes iguales de sales de cloruro de magnesio (fácilmente disponibles en muchas formas) y agua, deja enfriar y a continuación decanta el líquido en un pulverizador. El resultado no es una solución sino una suspensión, y el líquido es ligeramente aceitoso. Puedes pulverizarte el magnesio sobre el abdomen, los brazos y las piernas. Esta suspensión puede provocar un leve hormigueo; déjala actuar durante veinte minutos, retírala con una toalla suave y luego dúchate.

El óxido de magnesio no es un buen candidato para preparar una pulverización porque su biodisponibilidad alcanza solo el 4%.

Otra opción es comprar aceite de magnesio comercial. Nosotras utilizamos un producto que contiene magnesio procedente del lecho del mar de Zechstein, ya extinto, que está a una gran profundidad y ocupa una gran extensión del norte de Europa. Contiene sales de magnesio que se formaron hace aproximadamente doscientos cincuenta millones de años y, debido a la profundidad en la que se encuentra, el lecho del mar ha permanecido libre de contaminación. Estas sales ofrecen el magnesio más biodisponible que puedas encontrar (ver otras fuentes en la sección de recursos).

Si tienes deficiencia de magnesio desde hace algún tiempo, puedes considerar la posibilidad de tomar suplementos hasta que encuentres la forma de remediarla por medio de una dieta específicamente recomendada para la salud de tus huesos. Nosotras solemos aconsejar únicamente baños o pulverizaciones, y no suplementos, porque es bastante común que las píldoras de magnesio provoquen malestar estomacal.

Una nota final sobre el magnesio: la vitamina B_6 tiene mucha influencia en la forma en que el organismo lo absorbe. Deberás tomar vitaminas del complejo B_6/B de forma regular (las dosis adecuadas dependerán de tu perfil nutricional personal; en el capítulo 9 incluimos información sobre cómo colaborar con tu médico de familia para hacer una evaluación nutricional).

Suplementos de vitamina A

Las recomendaciones dietéticas de 2016 en los Estados Unidos muestran que una gran proporción de la población de este país presenta deficiencias de vitamina A. Esta vitamina es común en alimentos que son beneficiosos para los huesos; a medida que vayas modificando tu dieta en pro de una buena salud ósea, seguramente consumirás una cantidad suficiente de esta vitamina.

Los siguientes alimentos son ricos en vitamina A: boniatos, zanahorias, calabaza de invierno, orejones, melón cantalupo, pescado, hígado y frutas tropicales. Un consumo excesivo de vitamina A sin una cantidad suficiente de vitamina D puede impedir que esta última se convierta en su forma activa. Por tanto, es conveniente evitar suplementos que contengan únicamente vitamina A. La mejor fuente, y la única que indudablemente necesitarás, son los alimentos naturales. La vitamina A es una parte importante de la producción de GLA, una proteína que evita que el calcio se deposite en los tejidos blandos y en las arterias.

> **BONIATOS**
>
> En ciertas regiones de América Central y en África, los boniatos se conocen como *Cilera Abama*, que significa «protector de los niños». Nosotras los consideramos protectores de los huesos. Estos tubérculos contienen una abundante cantidad de precursores de vitamina A. Preparado adecuadamente, un boniato de tamaño medio ofrece hasta quinientas veces la dosis diaria recomendada; debido a su estructura vitamínica, es muy poco probable que pueda producirse un desequilibrio, a menos que consumas un boniato entero cada día y en tu dieta diaria no haya cantidades suficientes de vitamina D.
>
> Asegúrate de consumir boniatos con *ghee* (o con mantequilla cruda o biológica, si no tienes *ghee* a mano) para facilitar la absorción de las vitaminas solubles en grasas, como es el caso de la vitamina A.

Suplementos de fósforo

El fosfato es esencial porque forma parte de los cristales de la matriz ósea. Este mineral abunda en la naturaleza. El fósforo se encuentra prácticamente en todos los alimentos, su biodisponibilidad es muy alta y su deficiencia es extremadamente rara, razón por la cual los suplementos no suelen ser necesarios. Sin embargo, algunos alimentos interfieren en la absorción del fósforo y debes prepararlos correctamente con el fin de asegurar que la coexistencia sea pacífica. El ácido fítico de los cereales, legumbres, semillas y frutos secos captura el fósforo y entorpece su disponibilidad. Remojar, germinar y fermentar ayudan a controlar el ácido fítico, tal como explicamos en el capítulo 4.

El agua con gas es muy rica en fósforo. Las altas dosis de fósforo que contiene estimulan la glándula paratiroides, que indica al organismo que elimine el exceso de este mineral y emite señales para que los huesos liberen calcio. Aunque este proceso no dura demasiado, todo suma.

Suplementos de proteínas y colágeno

Si no tomas demasiada carne, si eres atleta o si estás embarazada, es posible que te falten algunos aminoácidos esenciales (el organismo no es capaz de producirlos) que ayudan a formar proteínas complejas que tu cuerpo utiliza para su desarrollo y reparación. Si estás intentando mejorar tu salud ósea, necesitas que tu ingesta de colágeno sea similar a la de calcio con el fin de que la matriz sea lo suficientemente fuerte como para que los minerales puedan depositarse correctamente en el hueso. Un suplemento de proteínas ideal proporciona un buen equilibrio de aminoácidos esenciales y tiene un bajo contenido en metionina y alto en glicina. Los péptidos de colágeno (aminoácidos que forman colágeno) satisfacen estos requisitos a la perfección y son especialmente beneficiosos para la salud de los huesos. Los pacientes que llevan un estilo de vida Paleo,* que se basa en el consumo de grandes cantidades de carne, pueden equilibrar la alta ingesta de metionina presente en este alimento con los péptidos de colágeno. Toda persona que quiera fortalecer sus huesos puede recurrir al colágeno, sea en forma de polvo o de gelatina. Ten en cuenta que cuando se toma colágeno puede ser muy importante aumentar la ingesta de vitamina C y de oligoelementos para fomentar el crecimiento óseo.

---

* N. de la T.: El estilo de vida Paleo (también conocido como paleolítico o estilo de vida primal) intenta recrear la forma en que vivían los hombres de la era paleolítica.

Suplementos de enzimas

Cuando un análisis del perfil nutricional revela una deficiencia de nutrientes, esta puede deberse a una escasa cantidad de las enzimas necesarias para digerir los alimentos o a problemas intestinales, y no necesariamente a una ingesta insuficiente de nutrientes.

Si no incluyes alimentos naturales crudos en tu dieta de forma regular, obligas a tu cuerpo a crear y desarrollar una cantidad de enzimas que resulte suficiente para descomponer todo lo que ingieres. En estos casos puede ser muy útil tomar suplementos de enzimas digestivas. Habla con tu médico para saber si necesitas suplementos y, en caso afirmativo, qué cantidad debes tomar.

Suplementos de trimetilglicina

La trimetilglicina (TMG) es un donante de metilo. Esta sustancia ayuda a nuestro organismo a transformar los nutrientes en formas que pueda utilizar, como ya explicamos en el capítulo 3. Una dieta moderna rica en alimentos procesados puede ser deficiente en donantes de metilo. Tomar suplementos de trimetilglicina puede ofrecerle a tu cuerpo la resistencia que necesita para llevar a cabo las transformaciones básicas que potencian la buena salud.

La TMG, también llamada betaína, puede ser muy ventajosa para las personas que están abandonando una dieta rica en alimentos procesados para adoptar otra de alimentos naturales. Existen suplementos que combinan la betaína con enzimas digestivas. Esa combinación ayuda a aprovechar mejor los nutrientes que te proporcionan los alimentos y convertirlos en formas que el organismo puede utilizar eficazmente.

Suplementos de silicio

El silicio es el segundo elemento más abundante en la corteza terrestre. Está muy presente en las plantas, especialmente en los cereales y las gramíneas, y en los mariscos, en particular en los mejillones. Existe principalmente en forma de sílice.

La literatura científica, que es cada vez más abundante, informa que el silicio desempeña un papel esencial en la formación y mantenimiento de los huesos.[15] Mejora la calidad de la matriz ósea y facilita la mineralización. Una mayor ingesta de silicio biodisponible se ha asociado con un aumento de la densidad de minerales en los huesos. Los suplementos de silicio en animales y humanos han demostrado incrementar la densidad mineral ósea y, en consecuencia, potenciar la resistencia de los huesos.

La ingesta media diaria de silicio entre las poblaciones europeas y norteamericanas es de 20 a 50 mg diarios; la ingesta diaria es superior en China y en la India, donde los cereales, las frutas y los vegetales constituyen una parte esencial de la dieta (100 a 200 mg). Esta mayor ingesta de silicio, combinada con la menor ingesta de calcio que caracteriza a la dieta típica occidental, resulta cuando menos notable a la luz de la menor incidencia histórica de fracturas de cadera en China y la India en comparación con muchos países occidentales.

Las dietas que contienen más de 40 mg diarios de silicio se han asociado positivamente a una mayor densidad ósea femoral, en contraste con ingestas diarias inferiores a 14 mg. En un estudio realizado en Norteamérica, el silicio ingerido por mujeres posmenopáusicas a través de la dieta en ningún caso alcanzaba los 40 mg diarios.

ESTRONCIO

Cuando se toman suplementos de calcio, es necesario ser precavido con un elemento: el estroncio. Algunas personas lo eligen como remedio para la osteoporosis. En ciertos países se comercializa el ranelato de estroncio como suplemento. Nosotras no recomendamos consumir altas dosis de estroncio como tratamiento para la osteoporosis por los motivos que explicamos a continuación.

Los científicos parecen estar de acuerdo en que los huesos y el resto del organismo necesitan estroncio. Este mineral aumenta la masa ósea estimulando los osteoblastos (que se encargan de producir hueso nuevo) e inhibiendo los osteoclastos (cuya función es degradar el tejido óseo). Hasta aquí, ningún problema. Sin embargo, los suplementos con estroncio aumentan el calcio pero no la retención de magnesio y tienen el potencial de reducir los niveles del ácido estomacal, la insulina y los glóbulos blancos, además de los importantes oligoelementos. Altas dosis de estroncio parecen aumentar el grosor del hueso cortical, pero al hacerlo reducen la fuerza tensil (o flexibilidad) de los huesos.

La cola de caballo, una hierba que contiene altos niveles de este mineral, es esencial para nuestra receta de vinagre específico para los huesos rico en calcio (ver la página 312).

Una nota importante: algunas investigaciones indican que el silicio contribuye a vigorizar los huesos únicamente en presencia de estrógenos.[16] Si eres mujer y estás atravesando el periodo posmenopáusico, el silicio quizás no te sirva de ayuda para mejorar tu densidad ósea a menos que tu dieta contenga un buen nivel de fitoestrógenos (los estrógenos de las plantas), que abundan en muchas hierbas y vainas. Esto ilustra la importancia de las fuentes naturales, algo que como ya habrás advertido mencionamos cada vez que tenemos oportunidad. Para conocer información más detallada sobre los fitoestrógenos, lee el capítulo 7.

Suplementos de oligoelementos

Las prácticas agrícolas modernas sumadas a la erosión del suelo agotan los minerales presentes en él, incluido un conjunto de oligoelementos que en pequeñas cantidades ayudan a tener buena salud en general y ósea en particular. Debido a esta tendencia, las dietas modernas no suelen tener cantidades suficientes de oligoelementos ni siquiera cuando se basan fundamentalmente en el consumo de cantidades abundantes de alimentos naturales frescos.

Las sales minerales, como la sal del Himalaya, tienen todos los oligoelementos esenciales perfectamente equilibrados. Por tanto, es recomendable utilizar la sal del Himalaya como sal de mesa.

Las medicinas tradicionales incluían *Shilajit* (palabra sánscrita que significa «roca invencible»), un elemento rico en ácidos húmico y fúlvico.[17] El *Shilajit* está presente en una sustancia parecida al alquitrán que se filtra a través de las grietas de las rocas de las montañas del Tíbet. Contiene todos los oligoelementos necesarios para la salud de los huesos y la salud en general. Los oligoelementos son la clave para todas las fases del proceso de desarrollo óseo y su presencia es esencial (ver la sección de recursos, en la página 351).

CAPÍTULO 7

Fitoestrógenos, colesterol y fármacos para combatir la pérdida de masa ósea

C uando convocamos reuniones para hablar de los alimentos naturales y la salud de los huesos, suelen surgir algunas preguntas importantes. Si recomendamos consumir soja, los asistentes nos piden información sobre los fitoestrógenos. Si aconsejamos grasas saturadas, suelen preguntarnos sobre el colesterol y las enfermedades cardíacas. Y, por supuesto, casi todos quieren saber algo sobre los fármacos que se recetan como tratamiento para la pérdida ósea.

¿Y qué es lo que respondemos? Cuando se trata de los fitoestrógenos, no hay una respuesta adecuada para todo el mundo. Con respecto al colesterol, ya no es el villano que solía ser. Y aunque existen buenas razones para que cada vez sean más las personas que evitan tomar medicamentos para combatir la pérdida de masa ósea, también hay algunos buenos motivos por los que los fármacos resultan útiles para un pequeño porcentaje de pacientes con este problema. Merece la pena entender por qué no hay normas que puedan aplicarse a todos los individuos para

tener una idea de cómo actúan en el organismo los fitoestrógenos, el colesterol y los fármacos.

¿QUÉ PODEMOS DECIR DE LOS FITOESTRÓGENOS?

Los fitoestrógenos (isoflavonas, lignanos y cumestanos) son compuestos vegetales que actúan como estrógenos y que tienen una actividad estrogénica débil en el cuerpo humano. Están presentes en mayor o menor medida en muchos alimentos de origen vegetal —semillas, legumbres, frutos secos, cereales y hortalizas de hoja—, cuyo consumo se recomienda por sus beneficios para la salud. Uno de los isoflavonoides más famosos es el resveratrol, presente en las uvas y el vino tinto. Los alimentos de origen vegetal más conocidos que contienen fitoestrógenos son las habas de soja y los productos derivados de la soja, como el miso y el tofu.

Los fitoestrógenos, y la soja, son productos controvertidos. Las hormonas son naturales y desencadenan funciones metabólicas esenciales. Muchas hormonas vegetales tienen una estructura similar a las humanas, de manera que en el interior de nuestro organismo se comportan igual que nuestras propias hormonas. La controversia se basa en que cuando los fitoestrógenos se combinan con los estrógenos naturales humanos, pueden producir una carga excesiva de estrógenos en el cuerpo que, a su vez, podría causar o agravar ciertos tipos de cáncer, como el del aparato reproductor.

La investigación demuestra que los fitoestrógenos pueden ayudar a provocar los mismos efectos beneficiosos que nuestros propios estrógenos y, como resultado, fortalecer y regenerar los huesos.[1] Algunas personas nos preguntan: «¿Deberíamos consumir fitoestrógenos para fortalecer nuestros huesos, o evitarlos para no contraer cáncer?». Este es un asunto de vital importancia pero, gracias a la gran cantidad de investigaciones realizadas, la mayoría de nosotros tenemos las ideas bastante claras.

Muchos médicos recomiendan a las mujeres premenopáusicas un consumo moderado de alimentos ricos en fitoestrógenos (como la soja), o incluso evitarlos. El motivo es que los niveles de estrógenos de esas mujeres están en su nivel máximo y se ha demostrado que existe una relación entre ellos y el cáncer del aparato reproductor. A pesar de que esta recomendación fue ciertamente prudente en una época, la investigación ha confirmado que los fitoestrógenos en realidad ayudan a reducir la incidencia de este tipo de cáncer en la mayoría de las mujeres.[2] La Sociedad Americana del Cáncer informa que los primeros estudios dedicados a analizar la relación entre la soja y el cáncer del aparato reproductor femenino se realizaron con roedores, que metabolizan la soja de una forma diferente

a los humanos. Por otra parte, los estudios iniciales sobre esta relación se llevaron a cabo con proteína de soja aislada y no con soja intacta o fermentada,[3] un factor que resulta fundamental para cualquier evaluación del vínculo existente entre los estrógenos vegetales y la enfermedad. Hay que destacar que la mayoría de los estudios efectuados en Estados Unidos se realizan con aislados de soja (partes separadas de las habas de soja, como por ejemplo el polvo de proteína de soja) genéticamente modificados que no se han preparado correctamente ni fermentado para el consumo humano.

Los estudios japoneses que emplean productos de soja correctamente preparados indican que consumir 50 g de fitoestrógenos de soja al día es una protección efectiva contra el cáncer de mama.[4] Esto significa tomar diariamente un vaso de leche de soja. Las mujeres asiáticas que han consumido mayores cantidades (dos vasos de leche de soja, o entre dos y tres cuencos de miso al día) están mejor protegidas contra esta enfermedad.

La Sociedad Americana del Cáncer informa que en los países donde las mujeres consumen hasta cuatro raciones de soja diarias (principalmente países asiáticos), la incidencia del cáncer de mama y su recurrencia son entre un 25 y un 50% inferiores. No obstante, estudios realizados previamente en Estados Unidos no reflejaron ningún efecto o concluyeron que el efecto era ligeramente protector. Una de las razones se debe probablemente a la naturaleza de los aislados de soja utilizados. Otro motivo es que las mujeres asiáticas comienzan a consumir soja mucho más tempranamente, lo que parece tener beneficios añadidos. Quizás lo más significativo sea que en el intestino humano existen ciertas especies de bacterias que son capaces de convertir los fitoestrógenos de soja en formas asimilables por nuestro organismo. El problema es que más de la mitad de los estadounidenses carecen de dichas bacterias. Sin embargo, las poblaciones bacterianas intestinales se regulan en respuesta a la ingesta alimentaria. Se ha demostrado que cambiar la dieta tiene incidencia sobre el tipo de bacterias que habitan en los intestinos en un plazo de dos días.[5] ¡Así de rápido! Podemos asumir por tanto que una ingesta regular de soja ayuda a tener las bacterias intestinales adecuadas.

El Proyecto de Estudio del Cáncer de Mama en Long Island,[6] un conjunto de estudios realizados a lo largo de diez años a partir de 1993, reveló que la ingesta de soja tenía un impacto positivo sobre el cáncer de mama y su recurrencia; esto confirma los resultados de investigaciones más recientes que apuntan a un riesgo inferior de recaídas.[7]

Estudios realizados en Occidente ratifican una clara reducción de la lipoproteína de baja densidad (LDL, por sus siglas en inglés) y del colesterol, así como también una menor incidencia de enfermedades cardiovasculares, cuando la soja correctamente preparada forma parte de una dieta apropiada.[8]

UN ANÁLISIS MÁS PROFUNDO

Vamos a mirar más de cerca la ciencia de los fitoestrógenos para saber por qué es lógico que sean sustancias protectoras.

Los receptores son estaciones de acoplamiento que hay en la superficie de las células para compuestos como las hormonas, las enzimas y otras sustancias que interactúan con la célula y ponen en marcha la actividad metabólica.

Por ejemplo, los seres humanos tenemos receptores neuronales que constituyen una forma natural de Valium; las plantas no cuentan con ningún receptor para esta sustancia. Las células humanas también tienen receptores de hormonas, incluidos los estrógenos. La interacción comienza en cuanto un compuesto se acopla a la célula. Los estrógenos vegetales presentan una estructura molecular similar a los estrógenos humanos, y por eso pueden ligarse a los receptores de estrógeno de nuestras células. Los seres humanos tenemos dos tipos diferentes de receptores de estrógeno: alfa y beta. El cáncer de mama con receptores de estrógeno positivos expresa el receptor alfa, puesto que este desencadena la división celular y el desarrollo de tumores. Los fitoestrógenos tienden a ligarse a los receptores beta. Los receptores de estrógeno beta parecen tener efectos antitumorales y antiproliferantes, oponiéndose así a la actividad de proliferación de células con receptores alfa presentes en el tejido reproductor.

De hecho, los estrógenos vegetales pueden sustituir de forma segura a los estrógenos humanos para unirse a los receptores y potenciar un mayor desarrollo óseo sin aumentar el riesgo de contraer cáncer del aparato reproductor.

La presencia de bacterias específicas en los intestinos humanos permite fermentar dos estrógenos vegetales, la daidzeína y la genisteína, que se convierten en equol, un estrógeno no esteroideo. El equol existe en dos formas: equol (S) y equol (R). La dadzeína de soja se convierte en equol (S), que activa básicamente el receptor de estrógeno de tipo beta.

Estudios realizados afirman que el equol (S) puede tener efectos beneficiosos en la incidencia

BROTES DE SOJA

Germinar habas de soja aumenta miles de veces su contenido en fitoestrógenos. Seguramente este era el motivo por el cual esta planta tenía usos medicinales en la antigüedad.

En el siglo III d. de C. los brotes de soja recibían el nombre de *dadou huang chüan*, «brotes de soja», y también *huang chuan p'i*, «cáscaras de brotes», en los libros de recetas médicas (Fang shu). Su uso se aconsejaba a las mujeres que acababan de dar a luz «para purificar su leche y aumentar su vigor» (traducido por Ch'i-chün Wu, 1848).

Durante la dinastía Ming (1368-1662) Ming Chen-i escribió una prosa rítmica (*Fu*) titulada «Tou-ya Fu» o «Poema de los brotes de soja». Esta es la traducción de Wu (1848):

Tenemos otras cosas que recuerdan a la pulpa congelada de una mezcla semejante al jade. La semilla no se introduce en la sucia tierra. La raíz no necesita un soporte para mantener la planta erecta. Los brotes dorados miden dos centímetros y medio. Los granos perlados son doblemente prolíficos. Algunos son verdes o azules, pero ninguno de ellos es de color bermellón o carmesí. Los gusanos de seda de primavera hibernan entre los cabellos blancos del dragón. Estas palabras son reales y verdaderas, las habas de soja merecen esta descripción.

del cáncer de próstata y en la salud de los huesos y de la piel, así como también en los cambios fisiológicos que tienen lugar durante la menopausia, reduciendo incluso la intensidad y frecuencia de los sofocos y la rigidez en el cuello y los hombros. Otros beneficios apuntan al tratamiento de la calvicie masculina, del acné y de otros trastornos, puesto que el equol (S) funciona como un bloqueador de la dihidroprogesterona.

Como dijimos, cuando los fitoestrógenos se unen a los receptores beta, bloquean el acople de otros estrógenos endógenos que son más potentes, lo que puede resultar beneficioso para mujeres que tienen una predisposición genética al cáncer de mama.

La capacidad de los estrógenos vegetales para actuar de la misma forma que los estrógenos humanos parece mejorar la salud general y de los huesos en todas las etapas de la vida (especialmente en las mujeres posmenopáusicas, aunque también en los hombres), porque sustituyen a los estrógenos que disminuyen con el paso del tiempo. Los estrógenos vegetales pueden modificar el equilibrio de la mineralización ósea eliminando las células que descomponen el hueso y produciendo una regeneración.

Consumo de soja

La soja actúa como una potente medicina; existen diferentes recomendaciones para las distintas etapas de la vida. Al parecer, un pequeño subconjunto de mujeres reacciona negativamente a los beneficios de estos fitoestrógenos aunque, hasta el momento, las razones son desconocidas.

Nosotras no solemos respaldar el consumo de suplementos de proteína de soja, ni ningún otro tipo de aislado de soja.

Niños, mujeres premenopáusicas y hombres

No recomendamos ninguna fórmula de soja para niños pequeños, ni una dieta de alto contenido en soja para niños en desarrollo; por el contrario, las desaprobamos rotundamente. Aparte de otras razones, los altos niveles de fitohormonas pueden interferir en el desarrollo normal.

No obstante, parece ser que incorporar productos de soja preparados correctamente en la dieta a temprana edad (por ejemplo, tomar soja bien preparada dos veces a la semana) aumenta los beneficios y reduce el riesgo de padecer cáncer del aparato reproductor. En general, el sistema orgánico de cada persona es único y por ello cada una de ellas debe tomar este alimento medicinal de acuerdo a cómo funcione en su propio metabolismo.

También les sugerimos a las mujeres premenopáusicas que no consuman excesivas cantidades de soja. El efecto estrogénico más débil de los fitoestrógenos de la soja puede reducir el impacto de nuestros propios estrógenos humanos cuando los receptores están llenos.

Y les damos el mismo consejo a los hombres, ya que un alto consumo de soja puede disminuir la cantidad de esperma. Sin embargo, un consumo normal (tomar tofu en la cena dos veces por semana, leche de soja ocasionalmente y *edamame*** con *sushi*) no solo no afecta a su virilidad sino que, de hecho, parece ser un factor de protección contra el cáncer de próstata.[9]

Mujeres posmenopáusicas

Es muy recomendable incluir fitoestrógenos en la dieta de las mujeres después de la menopausia porque pueden sustituir a los estrógenos y colaborar con el organismo para que el proceso de descomposición y regeneración ósea sea más saludable. La presencia de esos estrógenos de acción débil se ha asociado también a una menor intensidad de los síntomas menopáusicos.

Los brotes de soja son perfectos para las mujeres durante y después de la menopausia. El alto contenido en fitoestrógenos de la soja germinada facilita el consumo de una cantidad suficiente de estas sustancias. No obstante, la ingesta debe ser lenta y regular, y se debe aumentar gradualmente a lo largo de dos años.

Laura le ha recomendado a Helen consumir platos adecuadamente elaborados que contengan habas de soja fermentadas con algunos brotes de soja por lo menos tres veces por semana (y diariamente siempre que sea posible).

A veces nos preguntan cuál es la ventaja de consumir soja para una persona que tiene una mutación del gen BRCA. Hay mucha confusión en relación con ese tema, incluso entre la comunidad médica. BRCA1 y BRCA2 son genes supresores de tumores cuya función es reparar los daños del ADN. Las mutaciones de estos genes causan su mal funcionamiento y aumentan el riesgo de contraer cáncer de mama o de ovarios. Solo el 5% de los casos de cáncer de mama se debe a estas mutaciones, pero en el 95% restante los tumores parecen eliminar estos genes. En todos los casos, resulta beneficioso ingerir soja preparada de la forma correcta. En cuanto a los genes eliminados, el consumo de soja parece reactivarlos y las propiedades protectoras de los genes BRCA vuelven a ser impulsadas.[10]

¿QUÉ OCURRE CON EL COLESTEROL?

El colesterol es un compuesto semejante a la grasa, pero no es una grasa. Durante los últimos cincuenta años se han realizado cientos de estudios científicos sobre la función que el colesterol desempeña en el organismo, y las opiniones predominantes sobre su papel en la salud

---

* N. de la T.: *Edamame* es el nombre de una preparación culinaria de vainas de soja inmaduras, hervidas en agua con sal y servidas enteras. Es común en Japón, China, Hawai y Corea.

EJERCICIO, ESTRÓGENOS Y DENSIDAD ÓSEA

Los efectos positivos del ejercicio físico para la densidad ósea son incuestionables; constituye una parte integral y necesaria de la formación de la masa ósea. Los efectos del ejercicio en los huesos pueden acrecentarse en presencia de estrógenos (o fitoestrógenos).

La presión sobre los huesos se conoce como estrés mecánico. Cuando andas, corres, saltas, bailas, juegas al tenis, levantas pesas o practicas chi kung, yoga o pilates, estás ejerciendo presión mecánica sobre tus huesos. La presión causa que la hidroxiapatita (el principal cristal mineral de los huesos) emita pequeñas corrientes eléctricas (lo que se conoce como efecto piezoeléctrico) que a su vez activan los osteoblastos para que desarrollen hueso (si necesitas refrescar tus conocimientos sobre la estructura ósea, vuelve al capítulo 1).

El tipo de células más abundantes en los huesos son los osteocitos. Estos osteoblastos desgastados ya no producen hueso pero asumen otra importante función: se incorporan a la matriz ósea formando una red y unas extensiones (denominadas procesos osteocíticos) que se conectan con otros osteocitos y también con osteoblastos activos en la superficie del hueso. La red de osteocitos es sensible a la fuerza mecánica (compresión, estiramiento, impacto) ejercida sobre el hueso. A través de la red de osteocitos se transmite una señal para influir en la actividad de los osteoblastos y los osteoclastos. La muerte de los osteocitos se incrementa después de una pérdida de estrógenos y al no practicar ningún tipo de ejercicio durante largos períodos de tiempo. Cuando no hay estrés mecánico, tus huesos «piensan» que ya no necesitas tantos cristales minerales y el proceso de formación de hueso no se produce. O incluso puede suceder algo peor: tu cuerpo transmite señales que hacen que los osteoclastos se revitalicen y degraden el hueso.

El ejercicio ofrece además otro beneficio a nuestros huesos: estimula la tiroides para producir calcitocina, una sustancia que frena la actividad de los osteoclastos, demorando así la degradación del hueso. Por último, el ejercicio que provoca sudoración es la única forma conocida para crear nuevas mitocondrias, los generadores de energía de nuestro organismo.

---

humana han experimentado un cambio sustancial. Antes se consideraba un villano que provocaba las enfermedades cardíacas y ahora se reconoce como una sustancia necesaria e importante para la salud humana. El colesterol constituye el 50% de las membranas celulares de todos los tejidos, es el precursor de las hormonas sexuales, promueve la formación de mielina y la sinapsis para el desarrollo cerebral de los bebés, mantiene la pared intestinal en perfecto funcionamiento y es un antioxidante que protege contra los daños. Es tan apreciado que tu hígado lo recicla.

Los rayos UV(B) del sol interactúan con el colesterol para producir la vitamina D_3 que nuestros huesos necesitan; si tu colesterol es demasiado bajo, este paso fundamental en la producción de la vitamina D no puede llevarse a cabo.

Los ingredientes de algunas de nuestras recetas beneficiosas para la salud de los huesos incluyen mantequilla, huevos, leche entera y nata de animales criados en libertad. Eso se debe a que la grasa natural y los huevos procedentes de dichos animales contribuyen a una dieta sana, que debe contener grasas saludables, como por ejemplo grasas naturales saturadas y colesterol.

¿Qué es lo que regula los niveles de colesterol y qué función desempeñan el colesterol y la grasa que consumimos a través de la dieta en los niveles de colesterol en sangre? El hígado produce prácticamente el 75% del colesterol que utiliza el cuerpo humano. Y, por otra parte, el organismo controla los niveles de colesterol de forma natural, lo que significa que si consumes demasiado, tu hígado generará menos cantidad.

El nivel de colesterol producido en el hígado es diferente en cada individuo, principalmente debido a la genética. Hablando en términos de colesterol, existen básicamente dos tipos de personas. La mayoría responde de forma normal, y esto indica que el hecho de consumir colesterol no afecta de forma significativa a los niveles de colesterol en sangre de aproximadamente un 75% de la población. En términos estadísticos, es muy probable que te encuentres dentro de este rango.

En algunos casos poco frecuentes los niveles naturales de colesterol son muy altos, como le sucede a Helen. Se trata de un trastorno hereditario que se conoce como hipercolesterolemia familiar. Si este es tu caso, tu flujo sanguíneo puede acabar sobrecargado de colesterol, y ese exceso puede elevar el riesgo de sufrir una enfermedad cardíaca. Sin embargo, como ya dijimos, estos casos son raros. Para la mayoría de la gente, el consumo de colesterol no influye de un modo importante en sus niveles de colesterol en sangre; incluso en el caso de que así fuera, no es un factor determinante para la formación de placas arteriales ni para una afección cardíaca.

Las enfermedades cardíacas parecen producirse debido a la *oxidación* de pequeñas partículas de LDL densas, y no por la cantidad de colesterol. Cuando hay más cantidad de partículas de LDL en la sangre, existe una probabilidad mayor de que algunas de ellas se alojen en las paredes arteriales, pero los niveles de colesterol altos no son la causa definitiva. El estado de las partículas de LDL es más determinante que la cantidad de colesterol presente en la sangre. Las responsables de la enfermedad suelen ser las pequeñas partículas de LDL densas oxidadas que se suman a altos niveles de inflamación. Y hablando en términos generales, altas ingestas de carbohidratos refinados y fructosa parecen causar mucho más daño que el colesterol y las grasas consumidos a través de una dieta bien equilibrada de alimentos naturales.

Los estudios de cohorte de Framingham,[11] San Francisco, Albany y Honolulú son investigaciones a gran escala y a largo plazo sobre enfermedades cardíacas. Dichos estudios han demostrado que el colesterol total no es un factor de predicción de una futura enfermedad cardíaca, que el colesterol LDL es un «factor de riesgo marginal» y que el colesterol HDL (colesterol «bueno», cuyos altos niveles sirven de protección) es un factor de predicción de riesgo cuatro veces mejor que el LDL y el único fiable para personas mayores de cincuenta años. Se ha demostrado que las grasas saturadas elevan el colesterol HDL (un efecto positivo) mientras que los hidratos de carbono lo reducen. También se ha confirmado que las grasas saturadas y las grasas totales se relacionan positivamente con la longevidad.[12]

Este cambio de enfoque sustancial ha sido sorprendente, y también un poco inquietante, para muchas personas. No es fácil habituarse a esta nueva información después de haber escuchado durante tanto tiempo que era imprescindible reducir los niveles de colesterol. No obstante, este es un hábito que merece la pena adoptar. Te animamos a que investigues este nuevo enfoque y converses con tu médico sobre este tema.

¿QUÉ DEBEMOS SABER DE LAS GRASAS?

Las grasas siempre han tenido muy mala prensa, pero últimamente estamos comenzando a aceptar nuevas conclusiones que indican que las grasas naturales tienen una función central en una dieta sana. Las recomendaciones sobre el consumo de grasas a través de la dieta han cambiado a lo largo de los años; actualmente se afirma que el cuerpo humano depende en parte de todas las grasas naturales (incluidas las saturadas y el colesterol) para tener buena salud. Excepto en algunos casos de variantes genéticas, las grasas que consumimos a través de la alimentación no son el enemigo. La causa real de trastornos orgánicos importantes es la oxidación de las grasas y su procesamiento.

Grasas monoinsaturadas y poliinsaturadas

Las grasas son cadenas de moléculas. Todos los aceites son grasas. Cada tipo de grasa contiene una combinación diferente de moléculas, y las moléculas tienen un número diferente de sitios de unión (enlaces). Aquellas con más sitios de unión se llaman grasas poliinsaturadas y pueden combinarse más fácilmente con moléculas que están fuera de la cadena. Si las moléculas se combinan con oxígeno, se crea un estado denominado oxidación. Si consumimos grasas oxidadas, existe un mayor riesgo de inflamación y este es un factor principal en muchos trastornos de salud graves, como ya explicamos en el capítulo 2.

Las moléculas de las grasas monoinsaturadas tienen un solo enlace (mono), de manera que tienden a permanecer relativamente intactas, mientras que las de una cadena poliinsaturada incluyen varios enlaces (poli). Por tanto, las

TU PERFIL APOE Y EL TRATAMIENTO DE LOS LÍPIDOS

Todo el mundo necesita consumir cierta cantidad de grasas saturadas y colesterol, pero no existe ninguna norma general en relación con la cantidad de grasa saturada que debe incluir la dieta porque, en parte, depende de las variantes de tu gen ApoE.[13]

La proteína ApoE es un componente de las lipoproteínas, partículas que transportan el colesterol y las grasas a través del cuerpo. El gen que codifica estas proteínas es el gen ApoE. Existen tres variantes del gen –2, 3 y 4– y cada una afecta al transporte de las grasas de una forma diferente.

Tú has heredado una variante de cada uno de tus padres, de manera que la combinación podría por ejemplo ser 2/3, 4/4 o 3/3. Aún se siguen investigando las recomendaciones alimentarias para los diferentes grupos, pero hasta el momento no existen resultados concretos que hayan tenido una aceptación generalizada. El genotipo 4 es el menos eficiente a la hora de gestionar las grasas y parece elevar el riesgo de contraer enfermedades cardíacas o alzhéimer.

Aunque la ciencia sigue evolucionando, Laura recomienda a todos sus pacientes un análisis de sangre para conocer su variante ApoE y tener cierta idea de cómo su cuerpo procesa los lípidos.

grasas poliinsaturadas tienen muchas más oportunidades de unirse con el oxígeno, es decir, oxidarse. Esta es una de las razones por las que las grasas monoinsaturadas (como las del aceite de oliva, de aguacate y de frutos secos) se consideran más beneficiosas para la salud: tienen menos probabilidades de oxidarse y más posibilidades de permanecer intactas y no producir inflamación. Las grasas monoinsaturadas aumentan predominantemente la absorción de calcio.

Los ácidos grasos omega 3 y omega 6 son cadenas poliinsaturadas. Son precursores esenciales para la creación de determinados ácidos grasos y hormonas, todos ellos implicados en la función inmunitaria, la coagulación sanguínea y el crecimiento celular, entre docenas de otras funciones que incluyen la formación de hueso. Los seres humanos no podemos producirlos. No entra en el ámbito de este libro explicar en profundidad los ácidos grasos omega; sin embargo, es preciso destacar otra razón por la cual muchas grasas poliinsaturadas (como los aceites de cártamo y maíz, pero presentes también en otros aceites vegetales) *no* son recomendables: sus proporciones de ácidos grasos omega 3 y omega 6 no son óptimas.

¿Nos hemos olvidado de las grasas saturadas? De ninguna manera. Solo pretendíamos dejar las buenas noticias para el final. En este contexto, *saturado* significa lo mismo que cuando un trozo de papel de cocina ya no es capaz de absorber más agua. Las moléculas de las grasas saturadas están totalmente unidas al hidrógeno. La cadena es un conjunto cerrado: la grasa es estable y no tiene potencial para unirse con el oxígeno. En ese estado natural no causa inflamación. El cerebro depende de la grasa saturada, que también es necesaria para las membranas celulares, la producción de hormonas y como combustible; por otra parte, una ingesta moderada parece *reducir* el colesterol.[14]

Grasas trans

Las grasas trans son sintéticas. La industria las creó para imitar la acción de las grasas saturadas cuando comenzó la cruzada antimantequilla. Se añadió hidrógeno a los aceites vegetales para conseguir que la grasa se mantuviera sólida y pudiera conservarse en la nevera, y la margarina se asemejara a la mantequilla. Así fue posible prolongar la vida útil de la margarina.

¡Y funcionó! Y a partir de entonces, la industria se desenfrenó y ya no hubo nada que fuera sagrado. ¿Quieres usar aceite barato procedente probablemente de semillas genéticamente modificadas en lugar de mantequilla real? Todos esos alimentos envasados se derriten a temperatura ambiente, de modo que es preciso usar grasas trans. ¿Y qué hay de la vida útil del producto? Hay que emplear determinadas sustancias químicas para extraer los aceites y otras sustancias químicas con el fin de alargar su vida útil. Incluso la industria de la comida sana se sumó a esa tendencia. El aceite de pescado es una grasa poliinsaturada y por eso tiende a oxidarse. Muchos productores añaden conservantes para que los alimentos tengan una vida más prolongada. Si consumes aceite de pescado, debes asegurarte de que la marca que compras no contenga conservantes ni aditivos que suelen añadirse porque el aceite se pone rancio (se oxida) con facilidad. Siempre que sea posible, toma alimentos naturales ricos en grasas saturadas, como por ejemplo pescado graso (salmón, caballa o sardina), y

ÁCIDOS GRASOS OMEGA Y DHA

La historia de los omegas (omega 3, 6 y 9) es compleja; de hecho, demasiado complicada para abordarla aquí en profundidad. Pero ¿cuál es el factor principal? La proporción. El organismo debe contar con una determinada proporción de ácidos grasos omega para funcionar correctamente. Los científicos han debatido largamente cuál es la proporción deseable; actualmente se sitúa entre 1:1 y 5:1, de omega 6/omega 3. Los problemas surgen cuando los omegas están continuamente desequilibrados, o cuando se produce un desequilibrio grave. Altos niveles de omega 6 promueven inflamaciones, y en algunas ocasiones las dietas occidentales contienen una proporción que llega a ser de 60:1. En el aceite de maíz, presente en prácticamente todos los alimentos envasados, la proporción aproximada es de 49:0.

El DHA y el EPA son ácidos grasos omega 3 de cadena larga. Se cree que el DHA es el más beneficioso para la salud humana. Ambos se encuentran únicamente en los mariscos y las algas. El ALA es una versión vegetal del omega 3 que está presente, por ejemplo, en las semillas de lino y de cáñamo, y el organismo puede convertirlo en DHA y EPA, que son más beneficiosos. No obstante, parece ser que el cuerpo humano solo puede convertir un porcentaje muy pequeño del ALA, y además únicamente en presencia de cinc y hierro. El DHA no solo es bueno para la salud de los huesos sino también para la salud general. Ver «Suplementos de Vitamina D», en la página 106, para obtener más información sobre el aceite de pescado.

también nueces y semillas de lino, en lugar de consumir suplementos de aceite de pescado.

Las grasas trans no son una sustancia natural y causan una inflamación generalizada. Contribuyen a desarrollar resistencia a la insulina y a la inflamación, y no tienen cabida en una dieta favorable para la salud de los huesos ni para la salud en general. Las consideramos el enemigo. Queremos expresar nuestra admiración y agradecimiento a las cadenas británicas de supermercados Sainsbury's & Morrison's por interrumpir voluntariamente la venta de productos que contienen grasas trans. Esperamos que todas las tiendas de alimentación y restaurantes sigan pronto su ejemplo.

Nuestras recomendaciones

Recomendamos cocinar con aceite de oliva, aceite de coco y *ghee* procedente de animales de pastoreo. Los aceites de frutos secos, como el de cacahuete, el de aguacate y el de salvado de arroz, son convenientes para usar esporádicamente. Las grasas frescas de pollo, pato y ganso también son muy buenas para preparar platos ocasionales, y además son deliciosas.

El aceite de oliva virgen extra es excelente para ensaladas y también para cocciones a fuego bajo. No aconsejamos utilizarlo para cocinar a fuego alto porque su punto de humo se sitúa en torno a los 180 °C. El aceite de oliva refinado (no virgen) tiene un punto de humo más alto, alrededor de 240 °C, de modo que sí puede utilizarse para cocinar a fuego alto.

Los aceites de frutos secos también pueden emplearse para las cocciones a fuego alto. El de cacahuete tiene un punto de humo de 230 °C, igual que el de salvado de arroz. Las proporciones de ácidos grasos omega que contienen estos aceites no son tan favorables como las del aceite de oliva, razón por la cual recomendamos utilizarlos ocasionalmente y no a diario.

El aceite de coco es una de las pocas grasas incluidas en nuestra dieta que consisten en ácidos grasos de cadena media. El organismo humano puede metabolizarlo sin la acción de las enzimas producidas por el páncreas. Se digiere rápida y fácilmente (incluso en personas que han sido operadas de la vesícula) y contiene ácido láurico, que nos protege de los microbios patógenos. Es un aceite casi completamente saturado y por eso no se oxida cuando se lo somete a altas temperaturas. Se han realizado estudios sobre sus propiedades para combatir la pérdida de densidad ósea y los resultados han demostrado ser muy promisorios.[15]

El *ghee* es mantequilla clarificada (es decir, mantequilla de la que se han extraído los sólidos lácteos); esencialmente es «aceite de mantequilla». Se trata de un elemento típico de la cocina hindú con un punto de humo muy alto (230 ºC) debido a que ya no contiene sólidos lácteos; por eso es una opción maravillosa para cocinar a alta temperatura —y además no produce alergias a la lactosa—. También es rico en butirato (ver el capítulo 5), una sustancia que elimina la inflamación intestinal. Acaso esta sea la razón por la cual la medicina ayurvédica (hindú) lo considera un alimento divino (ver «Cómo preparar *ghee*», en la página 327).

¿Y QUÉ OCURRE CON LOS FÁRMACOS?

Los médicos occidentales prescriben una gran cantidad de fármacos para combatir la pérdida ósea. Probablemente conozcas algunos de ellos: Fosamax, Reclast, Actonel o Bonica, por

mencionar solamente unos pocos. En esta sección hablaremos de la farmacología (es decir, los mecanismos de acción) porque te servirá de ayuda para tomar una decisión apropiada si te han recomendado tomar medicamentos para tratar la pérdida ósea y (es una buena idea revisar el capítulo 1 antes de continuar leyendo).

Bifosfonatos

La medicina occidental ofrece varios enfoques diferentes para el tratamiento de la pérdida de masa ósea. Los fármacos que se recetan más corrientemente son los bifosfonatos, sustancias que promueven la muerte de los osteoclastos, las células que degradan el hueso. Fosamax es el medicamento que se receta desde hace más tiempo. No obstante, a pesar de que estos fármacos reducen la pérdida ósea y pueden ser útiles en algunos casos, su mecanismo de acción revela graves fallos y un riesgo potencial para el paciente.

Los bifosfonatos se desarrollaron en el siglo XIX para tratar el agua que estaba cargada de minerales (el agua se utilizaba en los sistemas de irrigación de los huertos de naranjos). Investigando posibles tratamientos para combatir la pérdida ósea, científicos de la empresa Merck & Co. comenzaron a experimentar con los bifosfonatos. En 1995, la FDA aprobó el Fosamax (alendronato), el primero de los bifosfonatos nitrogenados, al que sucedieron muchos más.

Mecanismos de acción

Los bifosfonatos se adhieren a los puntos de unión de la hidroxiapatita del calcio y de las superficies óseas, especialmente a aquellas que son sometidas a una resorción (descomposición) activa. Hay dos clases de bifosfonatos, los nitrogenados y los no nitrogenados. En la actualidad se recetan con más frecuencia las versiones más recientes (nitrogenadas) porque han demostrado ser más efectivas.

Después de unirse con la hidroxiapatita, los bifosfonatos nitrogenados (Fosamax, Actonel, Aclasta, Boniva, Reclast, Nerixia, Aredia APD) son absorbidos por los osteoclastos y provocan su muerte.

En ensayos a gran escala, Fosamax y Reclast parecen reducir el riesgo de fracturas aproximadamente en un 10%.[16] Entre los participantes de esos ensayos que tomaron Fosamax, algo más del 10% sufrió una fractura durante los primeros tres años, en comparación con el 21% de los que tomaron un placebo. Los resultados fueron similares cuando se realizó un ensayo con Reclast.

Los efectos pueden explicarse del siguiente modo; durante los primeros meses de terapia, tanto el crecimiento de hueso nuevo como la descomposición de hueso viejo funcionaron igual que antes de que el paciente comenzara a tomar el fármaco, ya que es necesario que transcurra un cierto tiempo para que el medicamento se adhiera al hueso. A medida que el fármaco empieza a hacer efecto, la degradación o descomposición ósea se detiene repentinamente y la formación de hueso continúa a lo largo de los siguientes seis meses sin ningún tipo de oposición. Este es el aspecto positivo del uso del bifosfonato. No obstante, al final de los seis meses la formación de hueso se ralentiza, hasta que se detiene por completo. Al cabo de dos años, se ha formado hueso nuevo en menos del 1% de la superficie ósea. Además, los bifosfonatos permanecen en el lugar de acción durante al menos diez años una vez que son absorbidos. Esto implica que si decides recurrir a otros métodos en un intento de aumentar la densidad ósea, la presencia del fármaco puede entorpecer sus efectos. Hasta la fecha no hay ningún estudio sobre este tema.

El progreso terapéutico de una persona que tome esos medicamentos se produce durante ese periodo de seis meses, y quizás ese sea el único logro (aunque a veces la dosis se duplica durante el segundo año para intentar aumentar los beneficios) porque si bien ya no se produce degradación ósea una vez finalizado el tratamiento, tampoco se genera hueso nuevo.

Por lo tanto, el mecanismo de acción básico de los bifosfonatos es reducir o detener la degradación ósea, y esto es lo que efectivamente sucede durante el tiempo que el fármaco continúa adherido al hueso. Desafortunadamente, como los procesos de regeneración y degradación están estrechamente vinculados, el mecanismo también paraliza gravemente la formación de hueso.

Efectos adversos comunes

Los problemas principales de la dosis oral de bifosfonatos son el malestar estomacal y la erosión esofágica, es decir, el deterioro gradual del esófago. Los pacientes que tomen dosis intravenosas pueden desarrollar síntomas parecidos a la gripe. Los bifosfonatos por vía intravenosa también se relacionan con la osteonecrosis de la mandíbula, que consiste en el deterioro del hueso mandibular, normalmente del maxilar inferior. Más del 50% de los casos se producen en mujeres que se han sometido recientemente a una cirugía dental.

La FDA también señala que los efectos secundarios más mencionados por pacientes que toman bifosfonatos son dolores intensos en los huesos, las articulaciones y los músculos, así como fibrilación atrial.*

Bifosfonatos a largo plazo

En 2012 la FDA recomendó a los médicos que trataban a sus pacientes osteoporóticos con bifosfonatos que reevaluaran el tratamiento después de entre tres y cinco años para determinar si debían continuar tomando el fármaco.

Se sugirió que era bastante improbable que las mujeres que toman bifosfonatos debido a un diagnóstico de osteopenia, o por una ligera pérdida de densidad ósea, obtuvieran beneficios de los bifosfonatos tras un uso a largo plazo. Deberían «dejar de tomar fármacos al cabo de aproximadamente tres años», afirmaron los investigadores. Las mujeres con osteoporosis parecen encontrarse en la zona gris: puede o no ser recomendable tomar bifosfonatos durante más de entre tres y cinco años, dependiendo de los factores de riesgo de cada paciente. Desafortunadamente, más allá del grupo al que pertenezcas, la pérdida ósea sigue avanzando cuando dejas de tomar el fármaco, es decir, cuando ya no está presente en los huesos. Por tanto, la recomendación de la FDA plantea un gran interrogante. A medida que el fármaco se retira del hueso, este comienza a perder densidad otra vez. Por tanto, ¿cuál es la ventaja?

Los bifosfonatos han demostrado ser efectivos a largo plazo en una sola circunstancia: en los casos en que existe un riesgo claro e inminente de sufrir una fractura vertebral. Estos fármacos parecen minimizar dicho riesgo si los pacientes los toman durante un periodo superior a entre tres y cinco años. No obstante, el riesgo para las mujeres de sufrir una fractura atípica aumenta progresivamente en relación con la duración del tratamiento.

De acuerdo con un informe publicado en el *New England Journal of Medicine*, a través del *The New York Times*:[17]

No existen muchas evidencias más allá de las fracturas vertebrales [...] Nosotros [los autores del artículo] creemos que si se observa que el cuello femoral de una paciente sigue presentando una baja densidad mineral (una osteoporosis clara) después de entre tres y cinco años de tratamiento, la paciente corre un riesgo mayor de sufrir fracturas vertebrales y podría beneficiarse del uso continuo de bifosfonatos; lo mismo puede aplicarse a pacientes que ya hayan sufrido una fractura vertebral. Es muy improbable que el resto de los pacientes lleguen a obtener beneficios de un tratamiento continuado.

Ante tales evidencias, ¿qué nos aporta el tratamiento que propone la industria farmacéutica? Para la mayoría de las mujeres no existen otras recomendaciones después de los tres primeros años. Hasta el momento de escribir este libro no han salido al mercado nuevos fármacos ni tampoco se han publicado nuevas recomendaciones para detener la pérdida ósea.

La terapia con bifosfonatos puede ser útil para fortalecer los huesos en casos graves en los que no existen otras opciones, o cuando estas son muy limitadas. Tratar de mantener el estado

---

* N. de la T.: La fibrilación atrial se produce cuando el corazón late muy rápido y con un ritmo irregular.

de los huesos es una opción mejor que dejar que se deterioren sin intentar regenerarlos.

Sin embargo, para la mayoría de nosotros no existen razones para no intentar fortalecer los huesos, incluso utilizando bifosfonatos. Está claro que es posible mejorar una terapia con estos fármacos consumiendo simultáneamente los niveles adecuados de calcio y vitamina D (y añadiríamos también vitamina K_2).

Existen pruebas suficientes que demuestran que la vitamina K_2 sumada a la terapia de bifosfonatos aumenta la densidad mineral ósea.[18] La NASA ha demostrado en el espacio que el ejercicio combinado con una terapia de bifosfonatos aumenta mucho más la densidad ósea que cuando el tratamiento consiste únicamente en la ingesta de dichas sustancias.

Finalmente, se debe destacar que los estudios a gran escala han revelado que las mujeres corren un riesgo mayor de sufrir una fractura de fémur, conocida como fractura provocada por bifosfonatos (también denominada fractura *atípica*), que se produce en el tallo del hueso y no en el lugar más común, la cabeza. Dado que la fractura de cadera no se relaciona típicamente con los bifosfonatos y que este tipo de fracturas puede provocar la muerte, la comunidad médica ha concluido que los bifosfonatos constituyen un mal menor. La lógica aplicada es que la prevención de las fracturas de cadera es una buena medida para contrarrestar un riesgo mayor de fracturas femorales.

Nuestras recomendaciones

Hay un caso en que es aconsejable utilizar bifosfonatos. Si tienes una pérdida ósea importante y no puedes (o no quieres) recurrir a la nutrición, los suplementos y el ejercicio físico para compensarla, tomar fármacos para detener el deterioro puede ser una buena opción.

También hay casos de pérdida ósea con una progresión a largo plazo que resulta difícil detener, ya que frenar el proceso de desgaste del hueso requiere tiempo. Sería recomendable iniciar un plan nutricional y rutinas de ejercicio físico, aunque si el riesgo de fracturas es muy alto, puede transcurrir mucho tiempo antes de que estas medidas demuestren ser efectivas. Si este es tu caso y estás interesado en utilizar un enfoque natural para fortalecer tus huesos, un tratamiento potencialmente adecuado para fomentar la salud ósea podría ser combinar la nutrición y el ejercicio con la ingesta de bifosfonatos.

Si sufres osteopenia, una ligera pérdida ósea, o solo pretendes fortalecer tus huesos, todo lo que necesitas para mantener tu masa ósea hasta una edad avanzada es aplicar un enfoque que tenga en cuenta la nutrición, mantener una dieta equilibrada a largo plazo y hacer ejercicio.

Todavía no podemos asegurar con seguridad si una dieta favorable para la salud de los huesos puede realmente contrarrestar los efectos negativos y duraderos de los bifosfonatos, ni tampoco si el fármaco se impondrá sobre los esfuerzos más diligentes concentrados en la nutrición. Teniendo en cuenta el limitado número de estudios realizados sobre suplementos básicos, es evidente que cualquier medida que se añada al tratamiento con bifosfonatos produce mejores resultados.

Otros fármacos recetados para la osteoporosis

Prolia (denosumab) tiene un mecanismo similar a los bifosfonatos aunque es un anticuerpo monoclonal, es decir, un clon de una molécula del sistema inmunitario humano. Su mecanismo de acción es inhibir la formación de osteoclastos, lo que reduce la descomposición del hueso, pero no activa la regeneración. Este fármaco se prescribe únicamente a pacientes que tienen un riesgo alto de sufrir fracturas, porque aumenta el riesgo de infección.

Forteo (teriparatida) es una forma recombinada genéticamente de la hormona paratiroidea humana, que actúa en el cuerpo liberando el calcio de los huesos cuando tu organismo lo necesita, pero cuando se toma de forma intermitente estimula la formación ósea. Por lo general se receta únicamente a pacientes que corren un riesgo grave de sufrir facturas, pues debido a su relación con el cáncer de huesos lleva una etiqueta con una advertencia destacada con un recuadro negro. Este tipo de etiquetas de la FDA advierte sobre los efectos secundarios graves, potencialmente mortales, de un medicamento. Es su advertencia más contundente.

Forteo es el único fármaco aprobado por la FDA que estimula realmente la formación de hueso nuevo. Sin embargo, el riesgo es potencialmente peligroso.

Evista (thatralixifeno) es un modulador selectivo de los receptores de estrógenos, lo que significa que actúa en los receptores de estrógenos de determinados tejidos, imitando el estrógeno humano. En la primera página de un informe de la FDA se lee: «El consumo de Evista puede provocar efectos secundarios graves que constituyen una amenaza para la vida». Entre ellos se incluyen los coágulos de sangre y muerte por accidente cardiovascular. Cuando se interfiere en los ciclos hormonales, pueden producirse graves efectos secundarios que, en este caso, son potencialmente mortales.

Los médicos suelen recetar una terapia hormonal a los pacientes que no pueden tomar otra medicación; por ejemplo, estrógeno/progesterona para las mujeres y testosterona para los hombres.

Miacalcin/Calcimar (calcitonina) es la versión farmacéutica de una hormona que se produce naturalmente en el organismo, la calcitonina, que ayuda a regular los niveles de calcio y la sustitución ósea. Una forma sintética de la calcitonina del salmón se aprobó en la década de los setenta como un fármaco inhibidor de la descomposición ósea. La Agencia Europea de Medicamentos ha prohibido el uso de la calcitonina para tratar la osteoporosis, afirmando que aumenta el riesgo de contraer cáncer. *Health Canada* también ha dejado de recomendarla. La FDA ha revisado sus recomendaciones del año 2013 y, aunque afirma que «un metaanálisis de veintiún ensayos clínicos controlados y aleatorizados en el que se utilizó calcitonina de salmón (por pulverización nasal y otras formas orales experimentales) sugiere que existe un riesgo mayor de malignidad en los pacientes tratados con calcitonina de salmón, en comparación con aquellos tratados con un placebo», sigue autorizando el fármaco porque no se han encontrado «evidencias concluyentes que relacionen el uso de estos productos con el cáncer».

Catepsina K es el medicamento más nuevo y promisorio. Mientras escribíamos este libro estaba a la espera de aprobación por parte de las autoridades para salir al mercado con el nombre de Odanacatib. Este fármaco inhibe una enzima que interviene en la resorción ósea. Fue desarrollado por Merck y se prevé que llegará a generar mil millones de dólares en el año 2020. Tal como sucede con cualquier intervención farmacéutica, aún no se conoce en qué medida el hecho de alterar la función de las enzimas puede afectar a otros sistemas orgánicos a largo plazo.

GLP-2 (péptido-2 similar a glucagón) es una hormona natural que se libera en el organismo como respuesta a la ingesta alimenticia.

Los picos de resorción ósea durante la noche y la administración de esta hormona antes de irse a dormir parecen reducir la degradación ósea; sin embargo, no estimula la formación de hueso. El GLP, que todavía se estaba evaluando en ensayos clínicos mientras escribíamos este libro, detiene la pérdida ósea asociada a una rápida pérdida de peso.

CAPÍTULO 8

Habla con tu médico

El médico que desistió de seguir atendiendo a Helen porque ella se negó a tomar fármacos es un excelente profesional, amable y muy educado. Nunca se enfadó, ni tuvo una actitud irrespetuosa ni despectiva. Tomó esa decisión porque estaba preocupado por su paciente y se sintió muy frustrado al ver que rechazaba sus recomendaciones. La cuestión esencial en el argumento de este médico en particular fue: «No deseo que usted sufra una fractura de cadera. Quiero que lleve una vida lo más sana posible y con el mayor bienestar. Soy consciente de que estos fármacos para tratar la pérdida ósea no son perfectos, y que incluso pueden causar problemas, pero no tenemos otras alternativas y considero que una fractura representa un riesgo mayor que el de los efectos secundarios. ¿Cómo puedo ayudarla si usted no quiere ayudarse a sí misma? Por favor, hágame caso y tome estos medicamentos». Esa no fue la primera vez que Helen escuchó un comentario semejante en una consulta médica.

Se trataba de una diferencia de opiniones entre un médico entregado a su trabajo y una paciente que lo respetaba, cada uno de ellos consagrado al mismo objetivo pero incapaces de ponerse de acuerdo sobre qué camino seguir. Tanto Helen como su médico de confianza estaban afligidos. No obstante, si alguno de ellos hubiera sabido que existen pruebas específicas para evaluar el estado nutricional, habrían podido basar sus decisiones en un análisis objetivo en lugar de sucumbir a una contienda emocional de voluntades bienintencionadas.

Una evaluación del estado nutricional es un análisis de sangre específico que permite conocer los nutrientes que circulan por el organismo. Si te sometes a uno de estos análisis y este revela que no tienes todas las combinaciones de nutrientes necesarias para el crecimiento óseo, un primer paso razonable y sensato sería abordar la situación a través de la alimentación. Si consigues revertir la situación consumiendo alimentos ricos en combinaciones de nutrientes que ayuden a mantener los huesos sanos y flexibles, no tendrás que arriesgarte a tomar fármacos.

Por desgracia, algunos médicos se sonreirán con indulgencia si a un paciente se le ocurre solicitar una evaluación de su estado nutricional o les comenta la posibilidad de intentar mejorar su salud ósea a través de la alimentación, y tendrán la firme convicción de que pronto volverá para pedirles un tratamiento farmacológico. Basándonos en nuestra propia experiencia, podemos afirmar que dicha reacción no tiene nada que ver con la edad ni el sexo del médico, pues gran parte de las actitudes de los facultativos dependen de los dogmas, las tradiciones, la historia e incluso la localización de la facultad de medicina donde hayan estudiado y de lo doctrinario que haya sido el decano de dicha facultad. Y, por supuesto, los antecedentes personales también desempeñan un papel importante.

De modo que si decides hablar con tu médico de familia sobre la nutrición y la dieta como un camino para mejorar la salud de tus huesos y recibes una respuesta que te parece despectiva, paternalista o incluso arrogante, te animamos a que te detengas un momento a considerar las posibles razones de esa respuesta antes de manifestar tus propios argumentos. Tu médico se siente responsable de proteger tu salud y tu bienestar y ha invertido mucho tiempo, energía, pasión y probablemente dinero para aprender a hacerlo. Aprobar un enfoque que desconoce podría dejarlo en una posición precaria. En este caso, algunos médicos podrían sentir que estás desafiando los supuestos fundamentales sobre los que está basada toda su vida profesional.

Como no puedes saber qué es lo que hay detrás de una respuesta emocional sin tener más información, intenta mantenerte sereno, tolerante, no emitir juicios de valor y, en lo posible, no dejarte intimidar. Esto es muy importante, porque necesitas el apoyo de tu médico para encontrar el camino más natural hacia la salud de tus huesos y también para supervisar el progreso de tu tratamiento. Es cierto que podrías actuar por tu propia cuenta sin contar con su apoyo, pero te costaría muy caro. Y aunque pudieras hacerte un análisis para evaluar tu estado nutricional sin prescripción facultativa, ¿dónde encontrarías un médico que interpretara los resultados, te ayudara a desarrollar un plan nutricional y te hiciera un seguimiento para controlar tu progreso? Es mucho mejor que inviertas tu tiempo en hablar con un médico de confianza o que busques uno que comprenda y acepte tu idea de intentar mejorar tu salud ósea a través de una buena nutrición.

NORMAS BÁSICAS Y CUESTIONES IMPORTANTES

Introducir en la conversación el tema de un tratamiento para la salud de los huesos que no se base en los fármacos puede resultar complicado. No podemos ofrecerte un guion porque cada relación paciente-médico es única y compleja. Una vez aclarado esto, podemos darte algunas sugerencias.

Antes de conversar con tu médico asegúrate de tener la información correcta sobre las ideas básicas: recambio óseo, flexibilidad ósea frente a densidad ósea, causas del declive de la densidad ósea, alimentos que sirven de medicinas... Tienes que ser capaz de explicar lo que significan esos términos y cómo funcionan esos procesos en tu organismo.

Comunícale a tu médico que si la evaluación de tu estado nutricional revela que necesitas altos niveles de uno o más suplementos, tu intención es que supervise la administración de esos suplementos y también sus efectos.

Ten en cuenta que los beneficios de hablar con tu médico sobre la salud de tus huesos tiene un doble sentido. Si considera que es posible recurrir a otro tipo de tratamiento que sea igualmente seguro y efectivo, entablará un buen diálogo contigo y, por añadidura, otros pacientes también podrán beneficiarse. Desde todo punto de vista, se trata de un intercambio justo.

El sello distintivo de la educación en cualquier disciplina o práctica es saber cuáles son las cuestiones centrales. La formación médica rara vez incluye lecciones, conferencias o debates sobre los alimentos usados como medicina, es decir, el potencial para que nuestro cuerpo pueda curarse por sí mismo si le ofrecemos una nutrición de alta calidad consumiendo las cantidades, tipos y combinaciones correctos de alimentos naturales. Sin esa formación, ¿cómo podría un médico conocer los conceptos esenciales, las investigaciones realizadas en ese campo determinado o la corriente de pensamiento actual? Es mejor que tú formules las preguntas y luego busquéis juntos las respuestas.

Quizás te sorprenda descubrir que tu médico sabe de qué estás hablando, aunque carece de la información suficiente como para sentirse capaz de abordar un tratamiento para la salud de los huesos a través de la nutrición. A continuación exponemos algunas preguntas y afirmaciones que podrías emplear para iniciar la conversación con él:

- Últimamente he leído que el calcio y la vitamina D requieren un conjunto de otros nutrientes, vitaminas y enzimas (junto con una buena salud intestinal) para su correcta absorción y transporte hacia los huesos. ¿Podríamos considerar la posibilidad de hacer una evaluación de mi estado nutricional para obtener un perfil básico de los nutrientes vitales presentes en mi torrente sanguíneo? Así sabríamos cuál es la cantidad que necesito ingerir a través de la dieta y qué suplementos podría recomendarme.

- Recientemente me he dedicado a aprender cómo se desarrollan los huesos y qué sucede con el recambio óseo cuando se reducen los niveles hormonales. Al parecer los alimentos, y en especial los alimentos de origen vegetal correctamente preparados, pueden complementar las hormonas sin ningún riesgo. Y según he leído, los beneficios aumentan si a una buena dieta se le agrega el ejercicio físico. ¿Podemos considerarlo como un enfoque posible para tratar la pérdida de densidad ósea?

- He evitado las grasas saturadas durante años. Ahora me gustaría empezar a consumir alimentos no procesados que contienen grasas saturadas para proteger mis huesos. Me gustaría explicarle cuál es mi idea y saber qué es lo que usted piensa.

- Me interesaría incluir en mi dieta todos los nutrientes que se necesitan para producir hueso, en lugar de tomar solamente calcio y vitamina D. También desearía hacerme otra densitometría (una prueba que mide la densidad ósea) dentro de un par de años para comprobar si el tratamiento nutricional tiene efectos reales sobre la densidad de mis huesos. He esbozado un posible tratamiento y me gustaría conocer cuál es su opinión sobre las probabilidades de tener éxito.

PREPARA TUS RESPUESTAS

Tu médico seguramente te hará algunas preguntas en respuesta a tu intervención. Antes de mantener una conversación con él sobre la posibilidad de utilizar los alimentos como medicina para la salud de los huesos, debes estar preparado para responder preguntas como las siguientes:

- ¿Por qué necesita una evaluación de su estado nutricional? Ya sabemos que ha perdido densidad ósea y lo que debe hacer es tomar más calcio y determinados fármacos.
- ¿Qué hay de malo en tomar suplementos de calcio? Usted los necesita.
- ¿Qué le hace pensar que la alimentación podría ser suficiente para cambiar el estado de sus huesos?
- No conozco ninguna evidencia científica que respalde la idea de que las personas de su edad pueden prevenir o detener la pérdida ósea a través de la dieta. ¿Por qué habría usted de utilizar otro enfoque que no se base en pruebas científicas cuando ya se han demostrado los riesgos asociados a la pérdida ósea?
- Usted tiene osteoporosis. ¿No se da cuenta de que esto es grave? Lo que necesita son fármacos, y no más alimentos.

Previendo este tipo de comentarios, puedes formular tus respuestas por anticipado de manera que seas capaz de hablar con tu médico de igual a igual y te sientas seguro. Tu actitud ganará su respeto y quizás llegue a convertirse en un buen aliado a la hora de abordar un nuevo enfoque para la salud de tus huesos.

Calcio sin lácteos

Si tienes intolerancia o alergia a los productos lácteos, o no quieres consumir ningún alimento de origen animal, tu médico podría preguntarse cómo puedes cumplir con los requerimientos nutricionales para la salud de tus huesos. Después de todo, durante muchos años se afirmó que la leche (y los productos lácteos en general) eran incuestionablemente la mejor protección contra la deficiencia de calcio. Tu médico puede estar convencido de que los productos lácteos son absolutamente indispensables. Si no los consumes, será mejor que estés preparado para afrontar la doble preocupación que le suscitará el hecho de que no quieras tomar fármacos ni productos lácteos. A continuación te ofrecemos información sobre dietas vegetarianas tradicionales que ofrecen todos los nutrientes y las enzimas necesarios para la salud de los huesos, incluido el calcio.

Elige verduras ricas en calcio. Recurrir a los alimentos de origen vegetal para obtener calcio requiere decididamente un poco de planificación. Las hortalizas enumeradas a continuación son más ricas en calcio que la mayoría de los demás productos vegetales. Hemos incluido el porcentaje de la CDR de calcio que queda cubierta con una taza de estas hortalizas:

- Col, cocida y picada: 36%
- Col rizada, cruda: 14%
- Hojas de nabos, cocidas: 10%

- Rúcula, cruda: 4%
- Grelos (brócoli rabe, rapini):* 6%
- Hojas de mostaza, picadas: 15%

Habrás observado que incluimos información sobre la disponibilidad del calcio procedente de hortalizas crudas o cocidas. Preparar correctamente las verduras ayuda a debilitar el ácido oxálico, una de las dos sustancias químicas que contienen los alimentos de origen vegetal que se unen al calcio y otros nutrientes minerales, evitando que estén disponibles para la digestión. Vuelve a leer el capítulo 4, donde ofrecemos información más completa sobre el ácido oxálico y otros antinutrientes presentes en los alimentos de origen vegetal.

Favorece la absorción de minerales. Asegúrate de que tu dieta y los suplementos satisfacen los requerimientos nutricionales para la ingesta de vitamina D_3, vitamina K_2, magnesio, oligoelementos y enzimas que colaboran en la absorción y el transporte de los minerales.

Combina hortalizas crudas y cocidas. Cualquier persona que confíe en la dieta para prevenir y tratar la pérdida ósea se pregunta si debe cocinar las verduras, y en caso de hacerlo, cuánto debe durar la cocción.

Las verduras crudas contienen enzimas naturales que catalizan la digestión y que pueden destruirse durante la cocción. Por otro lado, hervir las verduras ayuda a reducir los antinutrientes que capturan los minerales. Entonces, ¿cuál es la forma conveniente de prepararlas?

Es recomendable que hiervas las verduras entre tres y cuatro minutos para descomponer algunos de los antinutrientes que contienen y conseguir así que la absorción de minerales sea óptima. Elimina luego el agua de la cocción. No cocines *toda* la ración de verduras que vas a servirte; deja aparte un poco de verduras crudas. Luego pica y mezcla las crudas y las cocidas. Si las tomas juntas, tendrás una buena provisión de nutrientes biodisponibles además de una ración de enzimas vegetales muy beneficiosas.

Añade vinagre a las verduras. La abuela de Helen y toda su generación solían decirles a sus hijos y sus nietos que echasen un poco de vinagre en las verduras —crudas y cocidas—. Antes de que los alimentos procesados fueran tan fáciles de conseguir, las amas de casa parecían saber intuitivamente que el vinagre libera los minerales de las hojas de las hortalizas, logrando que el calcio y otros minerales almacenados en ellas estén mucho más disponibles para la absorción.

Animamos a los lectores y aficionados a las dietas sin lácteos a preparar vinagres específicos para la salud de los huesos y aliñar las hortalizas crudas y cocidas con vinagre (ver «La sabiduría del vinagre», en la página 90).

Incluye melazas. Incluye una cucharada de melaza no sulfurada en tu dieta diaria. La calidad de las melazas que no se han tratado con dióxido de azufre es notoriamente superior. Una cucharada de la marca Plantation proporciona un 20% de la ingesta diaria recomendada para el calcio y un 20% para el potasio, y solo tiene 42 calorías. En una cucharada de la mayoría de las otras marcas, incluidas algunas que son biológicas, encontrarás únicamente el 10% de los requerimientos diarios de calcio y un tercio más de calorías. Las

---

* N. de la T.: El brócoli rabe, o rapini, conocido en España como grelos, es uno de los llamados súper alimentos por sus propiedades nutritivas y antioxidantes. Es una variedad de brócoli cuya parte más codiciada es la hoja.

melazas de baja calidad contienen apenas un 4% de la CDR de calcio, una pequeña cantidad de otros minerales, 70 calorías y algunas cantidades de sodio.

Prepara tus propios suplementos. Puedes preparar tus propios suplementos de calcio sin productos lácteos utilizando cáscaras de huevo y el vinagre específico para los huesos (página 312). Esto significará un aporte suplementario muy importante de todos los ingredientes favorables para la salud ósea.

CAPÍTULO 9

Concibe un plan y empieza a cocinar

Tal vez recuerdes que Helen se quedó pasmada al enterarse de que a pesar de haber consumido gran cantidad de alimentos ricos en calcio, solo una pequeña parte del mineral había llegado hasta sus huesos. Al parecer, prevenir y detener la pérdida ósea era un problema más complejo que no podía resolverse mediante el consumo de alimentos ricos en nutrientes aislados. El éxito final se basó en la ingesta de alimentos con grupos específicos de nutrientes y en la forma de prepararlos.

Aquí es donde entran en juego nuestras recetas. Prácticamente todas ellas proporcionan grupos de nutrientes necesarios para la salud de los huesos e indican la forma más adecuada de prepararlos para potenciar la absorción y el transporte de dichos nutrientes. Pero ¿tiene alguna importancia *cuál* receta eliges o la *frecuencia* con que incluyes los nutrientes en la planificación de tus comidas?

Nos gustaría decir que no es importante en absoluto, pero la naturaleza no es así de indulgente. Queremos que tus huesos se mantengan fuertes durante toda tu vida, por eso te recomendamos lo siguiente: si tienes menos de cincuenta años, no fumas, no consumes grandes cantidades de alcohol ni tomas medicinas que afecten a tus procesos metabólicos, puedes comenzar a probar nuestras recetas en el orden que prefieras; pero si has superado esa edad, eres fumador, tienes un historial de consumo excesivo de alcohol o te han diagnosticado osteopenia u osteoporosis (o por alguna razón tu objetivo es prevenir o tratar sistemáticamente alguna de estas dos afecciones), nuestro consejo es que emplees un enfoque más metódico.

Con ese propósito, hemos creado un conjunto de hojas de trabajo que puedes utilizar mientras introduces nuevos ingredientes en tu dieta y aprendes a combinar los alimentos para cocinarlos de manera que favorezcan la salud de tus huesos. Están en el apéndice de este libro, aunque también puedes descargarlas de http://editorialsirio.com/contenido/datos/catalogo/

documentos/HOJAS-DE-TRABAJO-huesos-sanos.pdf. Como cada viaje es individual, las hojas de trabajo son instrumentos que pueden ayudarte a planificar tu propio camino y medir tu progreso.

A medida que te familiarices con los alimentos y la combinación de nutrientes que potencian la salud ósea e identifiques cuáles son los que necesitas para tu propio plan nutricional, debes tener en cuenta que no hay ningún plan dietético que valga para todo el mundo ni tampoco una limitación de tiempo. Te invitamos a avanzar a tu propio ritmo para disfrutar del viaje.

UNA GUÍA RÁPIDA PARA EMPEZAR

Hemos organizado el viaje hacia la salud de los huesos en tres fases. En la fase 1 identificarás cuáles son los nutrientes que necesitas y aprenderás cuáles son los alimentos, las combinaciones alimentarias y las recetas que pueden ayudarte a subsanar tus carencias. En la fase 2 crearás tu plan nutricional personal y comenzarás a tener en cuenta los ingredientes y las recetas que favorecen la salud de tus huesos a la hora de hacer la compra y de cocinar. En la fase 3, que se desarrolla a lo largo de un periodo de dos años, habrás resuelto tus deficiencias nutricionales y fortalecido tus huesos.

Durante los primeros quince meses de su propio viaje en pos de la salud de sus huesos, Helen descubrió que era muy útil apuntar en un diario todas sus notas, hojas de trabajo, recetas e información. Una libreta con divisores y solapas

TABLA 9.1. CÁLCULO DE LA CDR PARA UN DÍA

Comida diaria	Vitamina D 5.000 ɪᴜ o 125 mcg	Calcio 800-1.000 mg	Fósforo 700 mg
DESAYUNO			
Ensalada	150 mcg	600 mg	4.000 mg
Con dos huevos escalfados	100 mg	–	–
TENTEMPIÉ			
Mezcla de frutos secos, ½ taza	–	–	–
COMIDA			
Cuenco de *poke*	240 mg	400 mg	300 mg
Hongos expuestos al sol	–	74 mg	–
Salmón en conserva + alubias *azuki*	–	130 mg	–
CENA			
Habas + tiras de cerdo	–	110 mg	50 mg
Ensalada de menta fresca con yogur + ½ taza de judías verdes (arvejas, porotos verdes, habichuelas, vainitas…)	–	–	–

En esta muestra de un cálculo de la CDR observarás que en determinados alimentos vegetales que son altamente nutritivos y beneficiosos para la salud de tus huesos algunos valores de nutrientes superan los límites máximos recomendados. De cualquier modo, muchas vitaminas presentes en los alimentos de origen vegetal pasan por un proceso de conversión que casi siempre hace que el aporte vitamínico se ajuste al rango recomendado durante la digestión.

puede ser especialmente apropiada para este propósito porque facilita la organización de las hojas de trabajo y los documentos de referencia y permite añadir páginas de notas. También puedes grapar las hojas de trabajo en las páginas en blanco. El objetivo es hacer un seguimiento de tu progreso y apuntar los ingredientes, las combinaciones alimentarias y las recetas que han contribuido más consistentemente a reforzar tus huesos.

Fase 1. Registra el momento inicial

La tarea más importante de la fase 1 es solicitar un análisis para evaluar tu estado nutricional con el fin de determinar tu perfil básico de nutrientes. Se trata de un simple análisis de sangre que tu médico puede solicitar para conocer en qué medida tu dieta coincide con la CDR básica para la salud de los huesos (en el capítulo 6 ofrecemos información sobre la CDR).

Debes conocer principalmente los niveles presentes en tu organismo de los siguientes nutrientes: calcio, fósforo, magnesio, vitaminas C, A, B_1, B_2, B_3, B_6 y B_{12}, folato (vitamina B_9), y oligoelementos como el cinc, el cobre, el manganeso, el boro, el hierro, el silicio y el azufre. Si sospechas que sufres osteopenia u osteoporosis, o tienes la certeza de padecerlas, puedes hablar con tu médico y preguntarle si es preciso realizar algún otro análisis.

Un poco más adelante, en este mismo capítulo, nos ocuparemos detalladamente de cómo puedes utilizar los análisis como parte de tu régimen

Vitamina A 10.000-15.000 IU (como retinol) o 700 mcg	Magnesio 600-1.000 mg	Vitamina K_2 80-300 mcg	Proteínas 50-150 g	Probióticos	Fitoestrógenos 50 mg
100 mcg	–	–	–	–	–
–	100 mg	14 mcg	–	–	–
500 mcg	–	–	–	cantidad variable	–
–	240 mg	–	23 g	–	–
–	–	–	17 g	–	–
–	–		cantidad variable	–	–
–	100 mg	100 mcg	23 g	cantidad variable	cantidad variable
–	–	14 mcg	–	–	

alimentario para fortalecer tus huesos. Lee la sección «Solicita a tu médico una evaluación nutricional», en la página 147.

Fase 2. Reúne información

La fase 2 incluye varios pasos; a lo largo de ella llevarás a cabo la mayor parte del trabajo necesario para incorporar en tu dieta los alimentos que son beneficiosos para tus huesos.

Paso 1. Compara tu perfil personal de nutrientes con la CDR indicada específicamente para mantener los huesos sanos y fuertes y prevenir la pérdida ósea. Encontrarás la lista en la sección «Nuestras recomendaciones para la ingesta de nutrientes», en la página 101. Con esta información a mano puedes identificar cuáles son las carencias nutricionales de tu organismo y los nutrientes más necesarios para lograr una formación de hueso óptima.

Paso 2. Haz una lista de los ingredientes que normalmente compras para tenerla como referencia de lo que te gusta comer y cocinar e indica en qué medida dependes de las comidas preparadas. A la hora de realizar esta tarea puedes utilizar la hoja de trabajo «Mis alimentos preferidos», en la página 339. No te preocupes demasiado por esta información, no se trata de un informe para los inspectores sanitarios. Tampoco es necesario que les enseñes tus hojas de trabajo a otras personas, ya que no es más que una herramienta que te ofrece la posibilidad de considerar objetivamente los beneficios que los alimentos te aportan para la salud de tus huesos.

Paso 3. Apunta los alimentos que consumes a lo largo de una semana. ¿Qué es lo que has comido durante la última? ¿Qué has cocinado? Puedes utilizar las hojas de trabajo «Lo que he comido esta semana», en la página 340, para registrar esta información. O, simplemente, puedes tomar notas en una hoja en blanco de tu diario. Al hacerlo, asegúrate de apuntar las fechas para cada semana.

Paso 4. Consulta la tabla 9.1 El ejemplo del cálculo de la CDR para un solo día es una muestra de un análisis de nutrientes de las comidas tomadas a lo largo de ese día. En este paso de la fase 2 harás tu propio análisis del contenido de nutrientes que ingieres durante un día. La hoja de trabajo «Cálculo de la CDR para un día», en la página 342, es una versión en blanco del gráfico que puedes utilizar para registrar tu propia información y hacer tus propios cálculos. Y una vez más, insistimos en que el propósito es reunir información que más tarde pueda serte útil para tomar decisiones sobre cómo modificar tus hábitos alimentarios y bajo qué circunstancias.

Paso 5. Esta es una continuación del paso 4. Debes seguir haciendo una tabla de los cálculos de la CDR para un solo día y recopilarlos una vez a la semana durante cuatro semanas. Con el fin de ayudarte a realizar esos cálculos, un poco más adelante, en este mismo capítulo, encontrarás información sobre las hojas de trabajo que explica el procedimiento más detalladamente.

Paso 6. Es muy probable que algunos alimentos, o incluso la mayoría de ellos, te aporten nutrientes esenciales para la salud de tus huesos; sin embargo, la dieta occidental muestra por lo general algunas deficiencias. Este paso es un análisis de dichas deficiencias (y es el momento para considerar objetivamente los nutrientes que obtienes de tus alimentos y aquellos que necesitas añadir) y quizás también de los suplementos que consumes. Puedes recurrir a la hoja de trabajo

«Análisis de deficiencias nutricionales», en la página 346, como ayuda para realizar este análisis.

Fase 3. Pon en marcha tu propio plan nutricional personal

Durante la fase 3, el hecho de alimentarte conscientemente para potenciar la salud de tus huesos poco a poco se convertirá en un estado de ánimo y, por último, en una parte natural de tu propio arte culinario. Por ejemplo, tendrás en cuenta que es mejor paladear el sabor de un trozo de queso gouda sin ponerlo sobre una tostada y elegirás como aperitivo una onza o dos de chocolate negro 70-90% orgánico. Cuando tomes una ensalada o prepares verduras para la cena, recordarás añadir una cucharada de vinagre. Pulverizar un poco de aceite de magnesio sobre los brazos y las piernas veinte minutos antes de tomar una ducha se convertirá en un hábito. Serás consciente de los efectos negativos que tienen los alimentos procesados sobre tus huesos y reemplazarás las comidas envasadas por platos preparados por ti. También invertirás sabiamente tu dinero en adquirir pequeñas cantidades de carne procedente de animales criados en libertad y echarás algunas semillas de sésamo sobre el plato de pescado que has preparado por los beneficios que tienen para tus huesos.

Utiliza la hoja de trabajo «Plan nutricional personal» de la página 347 junto con las hojas de trabajo «Cálculo de la CDR para un solo día» y «Análisis de deficiencias nutricionales» como referencia para definir una estrategia a la hora de elaborar tu plan nutricional personal para tu salud ósea. Es posible que quieras organizar tu propio plan estableciendo unos objetivos tan amplios o restringidos como desees: buscar una

tienda o mercado donde puedas comprar hortalizas biológicas al mejor precio o elaborar tu propio vinagre para los huesos y utilizarlo con las verduras que consumes, por poner un ejemplo. También puedes plantearte objetivos mayores, como concebir un plan para sustituir paulatinamente los alimentos procesados por alimentos frescos.

A continuación, utiliza las hojas de trabajo «Objetivos y planes de acción para mejorar la salud ósea» de la página 348 y «Lista de referencia para tu progreso durante el plan nutricional para la salud ósea» de la página 349 para definir metas individuales, organizar planes de acción para cada una de ellas y tomar notas sobre tus progresos. Estos objetivos te ayudarán a mejorar la salud de tus huesos paso a paso. Recuerda también que tus objetivos no están grabados en piedra, así que puedes revisarlos de vez en cuando.

Ahora te ofrecemos un ejemplo de un objetivo y un plan de acción:

Objetivo: aumentar la disponibilidad del calcio en los alimentos que preparo.

Plan de acción: aprender cuáles son las verduras que se deben consumir crudas, hervidas y al vapor. Preparar tres hortalizas esta semana y utilizar una cucharada de vinagre en cada ración.

¡Simplifica las cosas! Otros ejemplos de objetivos incluyen:

• Mejorar la absorción de minerales.
• Aprender a germinar semillas.
• Aprender a fermentar hortalizas.
• Reducir la ingesta de fitatos y oxalatos.

CONSUMIR ALIMENTOS DE TEMPORADA

Si dejamos a los niños elegir sus propios alimentos, se decantarán naturalmente por aquellos que ayudan a mantener el equilibrio nutricional y favorecen una salud óptima; por otra parte, en general los niños suelen elegir alimentos típicos de cada estación. Daoshing Ni, doctor en medicina tradicional china y fundador de la Universidad Yo San, en Marina del Rey (California) y del Tao del bienestar, en Santa Mónica (California), explica las razones por las cuales comer alimentos de temporada resulta mucho más nutritivo. A continuación presentamos la investigación realizada sobre las elecciones de los niños, que demuestra la sabiduría del cuerpo para resolver naturalmente la deficiencia de nutrientes a través de la dieta. Daoshing Ni escribe:

A medida que la Tierra gira alrededor del Sol, la duración de los días y la temperatura cambian con las estaciones y su efecto sobre las plantas es que llegan a desarrollar su máximo potencial nutricional durante su crecimiento. A lo largo del año las estaciones crean una diversidad ecológica que proporciona una amplia variedad de nutrientes esenciales para la vida vegetal y animal, incluida nuestra propia vida.

Las fresas, los espárragos, las cerezas, los guisantes, los rábanos, las habas, los albaricoques, las alcachofas, el ruibarbo y los hongos son productos de temporada en primavera. El verano nos ofrece una gran abundancia de frutos dulces: melocotones, melones, ciruelas, albahaca, tomates, berenjenas, calabacines y calabaza de verano. Los carbohidratos y la fibra que contienen estas hortalizas y frutas son más ligeros y más suaves para nuestro sistema digestivo, que puede absorber y asimilar los nutrientes más fácilmente en estas dos estaciones cálidas. El otoño con sus temperaturas más frescas nos proporciona boniatos, col rizada, calabaza, peras, manzanas, hinojo, brócoli, uvas, arándanos, puerros y nueces. El principal sustento natural en invierno son las sopas calientes, las carnes y los cereales, especialmente si vives en una región fría donde crecen pocas plantas.

De modo que cuando concibas tu plan nutricional personal y tomes conciencia de los nutrientes que te ofrecen lo que consumes, es aconsejable que elijas alimentos naturales y típicos de la estación, evidentemente de acuerdo con tus posibilidades.

Cada alimento tiene su sitio en la dieta en el momento oportuno, y los productos que consumes se alinean con las necesidades de tu cuerpo, que varían con el clima y el paso de las estaciones. La inclinación natural del organismo humano hacia la salud queda demostrada en un único estudio de investigación, denominado *La sabiduría del cuerpo*.

La sabiduría del cuerpo

En junio de 1939, Clara Marie Davis, doctora en medicina de Illinois, afirmó en la Asociación Médica Canadiense que cuando se ofrecía la oportunidad de elegir sus propios alimentos a bebés de entre seis y ocho meses que acababan de abandonar la lactancia materna, ellos preferían precisamente los alimentos que su cuerpo necesitaba. Y sus palabras no eran una mera especulación ni una suposición. La doctora Davies acababa de realizar ese experimento. Había ofrecido a un grupo de bebés una amplia gama de productos naturales de origen animal y vegetal procedentes de productores locales; no había ni un solo producto envasado, condimentado ni adulterado de ninguna forma. Los alimentos se presentaron crudos y cocidos, sazonados únicamente con sal marina.

Las elecciones específicas de los niños fueron diversas (porque existen variaciones entre los perfiles individuales metabólicos bioquímicos), pero todos ellos demostraron ser más sanos (delgados, fuertes y alegres; no sufrían estreñimiento, tenían pocos resfriados y prácticamente ninguna enfermedad grave) que los niños del grupo de control cuyas dietas habían sido diseñadas por expertos en nutrición de la época. Más aún, los niños que eligieron sus alimentos enfermaron menos durante una epidemia y también se recuperaron más rápidamente que los del grupo de control.

La investigación de la doctora Davies comenzó a conocerse como el estudio de *La sabiduría del cuerpo* y, aunque los críticos argumentaron que sus documentos ofrecían escasas estadísticas y las muestras presentadas eran demasiado pequeñas, muchas personas sabían que estaba en lo cierto. Hoy en día, su estudio goza de reconocimiento, especialmente porque demostró que la salud intestinal y el equilibrio del pH afectan a la salud general.

La «Lista de referencia para tu progreso durante el plan nutricional para la salud ósea», en la página 349, es una lista de tareas que te ayudarán a fortalecer tus huesos. Puedes leerla detenidamente para realizar todo lo que te parezca interesante y factible y omitir lo que no lo sea, cumplir las tareas en el orden que desees y marcar las casillas de las que ya hayas completado. Por ejemplo, si descubres que te encanta tomar bebidas especiales para tus huesos y lo haces cada día, puedes marcar esa casilla mucho antes de llegar a la etapa en la que debes hacer cuatro comidas favorables para tus huesos cuatro veces por semana, o incluso antes de hacer una segunda evaluación nutricional. No obstante, una vez que hayas marcado todas las casillas (insistimos una vez más, concédete un plazo de dos años), habrás logrado mantener tus huesos sanos de forma natural y quizás te concedas ocasionalmente el placer de crear tus propias recetas. Luego tendrás la oportunidad de compartir alguna de ellas en la página web www.MedicineThroughFood.com; los miembros de esta comunidad podrán probar tu receta y mejorarla con tu ayuda mientras tú sigues avanzando en tu proyecto.

Resumiendo

Conviene destacar que no existe un plan que sirva para todo el mundo. Son muchos los factores que intervienen en la salud de tus huesos y tus necesidades nutricionales: tu edad; tu estado de salud, incluida tu salud ósea, aunque no limitada a ella); los trastornos o enfermedades que padeces y que podrían suponer una modificación de la CDR; si consumes tabaco o alcohol, y en qué cantidad; qué es lo que te gusta comer, y los consejos de tu médico de familia. Una mujer premenopáusica y un hombre fumador de la misma edad pueden tener necesidades nutricionales diferentes. Estas necesidades pueden ser distintas incluso para dos gemelas, si una consume alimentos naturales y la otra ingiere predominantemente alimentos envasados, o si una de ellas ha sufrido una histerectomía o ha recibido un tratamiento de quimioterapia.

Y no podemos dejar de insistir en la importancia de la intuición y la sabiduría del cuerpo. A menudo, los alimentos más nutritivos son los propios de cada estación (nos referimos a la estación del lugar donde resides y no a la de otro país) porque los alimentos frescos se digieren más fácilmente cuando se cultivan cerca de tu lugar de residencia. Tu cuerpo te indicará cómo está progresando con esta nueva dieta. Confía en él. Los alimentos que son beneficiosos para tus huesos y que tú eliges intuitivamente como punto de partida son probablemente los más adecuados para tu organismo.

Una vez que tengas tu perfil de salud ósea personal y conozcas el perfil nutricional de los distintos alimentos, algo que lograrás con el paso del tiempo, la mayor parte de tus esfuerzos de los próximos uno o dos años estarán dirigidos a planificar y utilizar ingredientes, platos y comidas completas que fortalezcan tus huesos. El perfil de salud ósea personal y el plan nutricional personal te ayudarán (y también a tu médico) a decidir si necesitas tomar suplementos y a desarrollar una estrategia para reemplazar gradualmente los suplementos por alimentos.

ELABORAR TU PERFIL Y TU PLAN: UN ANÁLISIS MÁS DETALLADO

Es muy sencillo personalizar tu plan nutricional personal para potenciar la salud de tus huesos. Como punto de partida, este libro te ayudará a familiarizarte con los diversos alimentos y combinaciones ricos en nutrientes que se suman al consumo diario de minerales, vitaminas, enzimas y oligoelementos necesarios para mantener los huesos sanos y fuertes. Las instrucciones presentadas en este capítulo y las hojas de trabajo incluidas en la parte final, disponibles también en nuestra página web, te ayudarán a poner en práctica este nuevo conocimiento de forma lenta y paulatina a lo largo de un periodo de dos años. Puedes fotocopiar estas hojas de trabajo, descargarlas e imprimirlas o rellenarlas directamente en tu ordenador. Elaborar tu propio plan requiere cierta planificación por adelantado. Dicha planificación reportará valiosos dividendos (menor riesgo de fracturas) a la mayoría de las personas.

Aunque hemos hablado de un período de dos años, en realidad se trata de una mera estimación ya que no hay un espacio de tiempo definido para poner en práctica el plan nutricional personal. Puedes comenzar de forma intensiva o inclinarte por incorporar progresivamente alimentos favorables para la salud ósea en tu dieta. El objetivo de adoptar el plan nutricional personal de forma paulatina a lo largo de dos años fomenta que la salud de tus huesos forme parte de tu estilo de vida de un modo natural.

No te apresures. La investigación demuestra que es más probable que los nuevos hábitos perduren cuando se desarrollan poco a poco. Y tu paciencia será recompensada. Cuando transcurra el tiempo, el diario que has llevado sobre el consumo de alimentos te indicará cuál es el perfil nutricional favorable para tu salud ósea. Y no tardarás mucho en reconocer instintivamente qué tipo de platos deliciosos son los que satisfacen tu paladar, el de tus amigos y el de tu familia, y además benefician los huesos de todo el mundo.

Ahora vamos a perfilar brevemente las tareas incluidas en la elaboración de un perfil de salud ósea y un plan nutricional personal.

Solicita a tu médico una evaluación nutricional. Gracias a un simple análisis de sangre puedes recibir un informe de laboratorio que te indique qué cantidad de nutrientes beneficiosos para la salud de tus huesos está presente en tu organismo. Así podrás saber si el estado actual de tu consumo de alimentos satisface todas tus necesidades nutricionales o si, por el contrario, careces de algunos oligoelementos que puedes incluir fácilmente en tu dieta, y también si necesitas comenzar a cocinar pensando en la salud de tus huesos de forma inmediata. Si padeces osteoporosis, hay otras pruebas que tu médico puede solicitar para obtener una información más detallada sobre tu metabolismo óseo, como por ejemplo el ritmo de degradación y formación de hueso. Un poco más adelante hablaremos más detalladamente de estos análisis.

Toma nota de todo lo que consumes. Recuerda que no se trata de un informe para los inspectores sanitarios, sino de una lista de datos valiosos que revelarán la fuente de los nutrientes presentes en tu dieta. Puedes utilizar las hojas de trabajo «Lo que he comido esta semana» (página 340) y la hoja de trabajo «Análisis de deficiencias nutricionales» (página 346) que presentamos en el apéndice para estas notas.

Analiza las carencias nutricionales. Te ayudará a determinar no solo la cantidad de nutrientes beneficiosos para la salud que están presentes en tu dieta, sino también los que faltan o no llegan a cubrir tus requerimientos diarios. Conocer cuáles son los nutrientes que necesitas ingerir te dará una idea clara de cuáles son los alimentos que tienes que incorporar en tu dieta, qué receta puede ser más útil y con qué frecuencia debes cocinar pensando específicamente en la salud de tus huesos. Para este último caso en particular, te ofrecemos hojas de trabajo que puedes utilizar para hacer un seguimiento de tu progreso mientras intentas resolver la carencia de determinados nutrientes. Las hojas de trabajo cubren un periodo total de dos años, aunque puedes optar por hacerlo más rápidamente.

¡Ponte a cocinar! Puedes limitarte exclusivamente a preparar las recetas o utilizarlas como una herramienta y un punto de partida para aprender más sobre los ingredientes, la preparación de alimentos y las combinaciones que fomentan la salud de tus huesos. Luego quizás te apetezca experimentar, ampliar tus horizontes,

crear tus propias recetas o buscar otras que te parezcan adecuadas para tus huesos. Esperamos que las compartas en la página web www.medicinethroughfood.com.

CÓMO EMPEZAR

Este plan está diseñado intencionadamente para que puedas personalizarlo y adaptarlo a tus propias necesidades y estilo de vida. Los nuevos hábitos suelen incorporarse definitivamente en un período de dos años como promedio. Por motivos prácticos, en las hojas de trabajo hemos establecido como referencia Año 1 y Año 2. No obstante, los puntos de partida varían ampliamente, de manera que los plazos son flexibles y tienes toda la libertad para establecer tus propios intervalos de tiempo. Ten claras tus posibilidades y evoluciona a tu propio ritmo.

Como es natural, a la hora de elaborar tu plan deberás reflejar tu edad, tu estado de salud, tus hábitos y patrones alimentarios, tus alergias, tu experiencia con los suplementos, el enfoque de tu médico de familia y tu propia actitud frente al cambio. Esperamos que a lo largo del camino publiques tus preguntas, sugerencias, advertencias y éxitos en la página web del libro.

Ahora ya puedes prepararte para empezar el viaje, y también para hacerlo lentamente. El filósofo chino Lao Tsé, que vivió en el siglo VII a. de C., escribió en el *Tao Te King* que «un viaje de mil millas comienza con el primer paso». Lao Tsé era un sabio. Si te tomas tu tiempo y avanzas paso a paso, disfrutarás del viaje y medirás las millas recorridas en términos de paz mental, a sabiendas de que estás ocupándote de tu bienestar de la manera más feliz, segura y satisfactoria posible. Necesitarás cierto tiempo para llegar a tener una visión global de los nutrientes, alimentos, ejercicios y suplementos; luego serás capaz de elegir, comprar, preparar, cocinar y condimentar alimentos para nutrir a las bacterias que habitan en tus intestinos y a tus huesos.

Además, antes de empezar a cocinar teniendo en cuenta tu salud ósea, y quizás también antes de pedirles a otras personas (incluidos tu médico y tus familiares) que te comprendan, apoyen y ayuden, es mejor que te ocupes de resolver todas tus dudas. Si ellos están pendientes de lo que haces, te arriesgas a tener pensamientos ambivalentes o actuar como crees que debes hacerlo, pero luego abandonar el proyecto porque te sientes agobiado o confundido por preguntas para las que aún no tienes respuestas.

Por lo tanto, como primer paso te invitamos a que dediques un poco de tiempo a reflexionar. Haz una lista de tus preocupaciones y dudas para intentar resolverlas. A continuación presentamos algunas de las inquietudes que han expresado los pacientes de Laura y las personas que han asistido a nuestras conferencias sobre la salud de los huesos, junto con nuestras sugerencias para solucionarlas.

Preocupación: ¿Tu posición está en conflicto con los consejos de tu médico?

Sugerencia: revisa el capítulo 8, «Habla con tu médico». Luego conversa con él para comunicarle tus ideas.

Preocupación: ¿Es seguro cocinar teniendo en cuenta la salud de los huesos y al mismo tiempo tomar los fármacos que me ha recetado mi médico de familia?

Sugerencia: sí, la investigación respalda la idea de que la alimentación mejora los efectos de los fármacos. Te recomendamos solicitar a tu médico una evaluación nutricional básica al inicio y otra en un plazo de entre seis y doce meses, dependiendo del trabajo que hagas en la cocina para fortalecer tus huesos. Es importante que tu médico de familia participe en cada etapa del camino.

Preocupación: ¿Cuál es la relación entre los alimentos naturales y la salud ósea?

Sugerencia: en general, los alimentos naturales proporcionan nutrientes y enzimas digestivas. En los capítulos 3 y 4 hemos abordado este tema en profundidad.

Preocupación: cocinar teniendo en cuenta la salud de los huesos incluye utilizar productos lácteos enteros, carne marmoleada* de ganado que pasta en libertad y alimentos de origen vegetal que proporcionan hormonas vegetales. Esto contradice los consejos que nos han dado durante años sobre las grasas, la carne y las hormonas vegetales. ¿Cuál de los consejos es acertado?

Sugerencia: consideremos el tema del siguiente modo. La ciencia y la medicina están en constante evolución. A medida que la tecnología avanza, mejoran las herramientas de investigación y también la capacidad de reunir datos a nivel celular y molecular; los datos ayudan a los científicos a modificar presunciones y recomendaciones que cambian con el paso del tiempo. Helen tiene tres hijos. En cada embarazo recibió consejos diferentes en relación con las vitaminas y el aumento de peso.

---

* N. de la T.: El marmoleo es la cantidad de grasa entreverada dentro de la carne, y es el principal factor a tomar en cuenta por el consumidor para determinar la calidad de la carne. La calidad de la carne es mejor cuanto mayor es el nivel de marmoleo, puesto que tiene mejor sabor y es más jugosa.

Las recomendaciones sobre los fármacos recetados para la salud ósea han cambiado sustancialmente; antes se prescribían de forma automática y ahora existe una precaución extrema y límites de tiempo definidos.

Por lo tanto, podemos afirmar que los consejos cambian dependiendo de los hallazgos de la investigación. El método científico consiste en plantear una hipótesis, someterla a prueba y aprender de los resultados. Así es como la ciencia médica intenta que las personas vivan más tiempo y con mejor salud. Por esta razón consideramos que una revisión rigurosa de nuevos datos que sean válidos y fiables permite ofrecer mejores recomendaciones.

Pero existe una razón todavía más contundente por la que te invitamos a considerar el hecho de incorporar alimentos naturales en tu dieta: podrás eliminar un sinnúmero de preocupaciones relativas a los alimentos procesados, que son tan inquietantes como legítimas. Ya no tendrás que preocuparte por las sustancias químicas presentes en los alimentos, ni aprender cuáles de todas ellas pueden causar enfermedades (y de ser así, cuáles son las cantidades peligrosas), ni tampoco preguntarte si los estudios son imparciales y concluyentes.

SOLICITA A TU MÉDICO UNA EVALUACIÓN NUTRICIONAL

Cuando empieces a escribir notas en tu diario de comidas, habla con tu médico para pedirle una evaluación nutricional que, como ya dijimos, es un simple análisis de sangre que muestra los niveles de nutrientes presentes en tu organismo. Así podrás descubrir si los alimentos de los que disfrutas naturalmente están contribuyendo a mantener tus huesos fuertes, si careces de algunos oligoelementos que puedes incorporar fácilmente en tu dieta o si necesitas imperiosamente preparar y cocinar los alimentos pensando en la salud de tus huesos. Si sufres osteoporosis, tu médico puede solicitar otras pruebas para obtener información más específica sobre tu metabolismo óseo, como la que compara el ritmo de degradación ósea con el ritmo de formación de hueso. Describimos algunas de estas pruebas más adelante.

Los resultados de tus pruebas constituyen tu perfil nutricional personal y, al igual que tu diario de comidas, son una fuente de información objetiva y no un informe para presentar a los inspectores sanitarios. Evaluar los patrones que surgen de dicha información no implica hacer ningún juicio de valor; solo se trata de saber cuáles son los nutrientes que obtienes a través de los alimentos y definir qué es lo que necesitas modificar en tu dieta para favorecer tu salud ósea. Después de todo, no es muy común saber cómo cocinar para prevenir y tratar la pérdida ósea de forma natural, ya que son muy pocas las personas que han sido educadas en las antiguas artes culinarias destinadas a fomentar la absorción de minerales y la salud de los intestinos. Esa es en parte la razón por la cual muchas personas sanas corren el riesgo de padecer pérdida ósea, y también uno de los motivos por los que hemos escrito este libro.

Aunque existe una cantidad diaria recomendada para algunos minerales y vitaminas que favorecen la salud ósea (normalmente el calcio, la vitamina D y el magnesio), la ingesta de referencia recomendada para prevenir y tratar la pérdida de densidad ósea es ahora más amplia e incorpora nuevas vitaminas y minerales, tal como mencionamos en el capítulo 6.

¿Cuáles son los análisis que debemos pedir?

Lo ideal es solicitar una evaluación nutricional para analizar los niveles presentes en el organismo de los siguientes nutrientes: calcio, fósforo, magnesio, vitaminas A, C, D, B_1, B_2, B_3, B_6, B_{12}, folato (vitamina B_9) y oligoelementos. En el momento de escribir este libro todavía no había ningún análisis específico para la vitamina K_2.

De forma adicional, se puede solicitar un análisis de ácidos grasos, del metabolismo de los hidratos de carbono, de la función hepática, de la salud digestiva y la flora intestinal y de antioxidantes, que te permitirá tener una visión de conjunto de las funciones orgánicas generales.

Densitometría ósea (DEXA) y otras pruebas

Como ya explicamos en el capítulo 1, los huesos están constantemente produciendo nuevas células y reabsorbiendo células antiguas; este proceso se conoce como recambio óseo. Existen tres tipos de pruebas que ofrecen información importante para conocer si el recambio óseo está realizándose de una manera equilibrada.

Densitometría ósea (DEXA)

Esta prueba es la más utilizada para medir la densidad ósea. Los resultados se denominan puntuaciones T. La densitometría ósea, una prueba de alta tecnología de rayos X de baja radiación, mide la densidad de tus huesos en comparación con la densidad de una persona joven y sana. Es habitual que los médicos recomienden esta prueba a mujeres mayores de sesenta y cinco años cuyos estrógenos, y a menudo también la

densidad ósea, han declinado. Si la prueba revela la presencia de osteopenia u osteoporosis, suelen aconsejar que se realice una densitometría ósea cada dos años.

Los estrógenos desempeñan un papel fundamental en la salud de los huesos a partir de la pubertad, y la menopausia comienza mucho antes de los sesenta y cinco años. Por eso Laura recomienda solicitar una densitometría ósea antes de esa edad, cuando todavía hay tiempo para que las personas con deficiencias alimentarias significativas puedan empezar una dieta destinada a fortalecer sus huesos mientras la pérdida de masa ósea es aún incipiente.

En general se suele solicitar la exploración cuando los huesos ya están osteoporóticos, motivo por el cual muchos médicos y pacientes se inclinan por los fármacos. Sin embargo, el tratamiento con bifosfonatos tiene actualmente una duración máxima de entre tres y cinco años. Esto nos devuelve al punto de partida (ver más información sobre fármacos en el capítulo 7).

Los estrógenos tienen una función vital en la formación de hueso capaz de resistir el envejecimiento. El momento en el que se produce la menopausia está determinado genéticamente, de manera que en la mayoría de los casos las mujeres llegan a la menopausia a edades semejantes a las de sus madres salvo que existan otros factores, como pueden ser un problema de salud o grandes dosis de medicación. Si la primera densitometría ósea se realizara, por ejemplo, cinco años antes de que una mujer llegara a la menopausia, habría tiempo suficiente para fortalecer sus huesos, prevenir una futura pérdida ósea y reducir las posibilidades de tener que recurrir a los fármacos. Una exploración preventiva ahorraría indudablemente montones de dinero en todo el mundo.

Prueba de evaluación del riesgo de fractura (FRAX)

La evaluación del riesgo de fractura de la Organización Mundial de la salud, conocida como FRAX, es mejor para evaluar el riesgo de fracturas que las puntuaciones T del cuello femoral y la columna lumbar (densitometría ósea). Esta prueba analiza la densidad ósea (aunque no es esa su única función) y cuando se realiza de forma repetida resulta más efectiva.

En la sección de recursos ofrecemos más información sobre esta herramienta *online* que puedes utilizar para evaluar el riesgo de fractura. Este es un tema que puedes tratar con tu médico de familia.

Marcadores de resorción ósea

Las pruebas que miden los marcadores del equilibrio del recambio óseo son extremadamente útiles como referencia, especialmente si te has sometido a una primera prueba antes de iniciar el viaje destinado a fortalecer tus huesos de forma natural. Los resultados de las repeticiones anuales de la prueba te permitirán saber si las estrategias que estás utilizando son efectivas. Dependiendo de tu edad, tu estado de salud y otras variables (como, por ejemplo, los niveles de estrógenos, el ejercicio y los alimentos consumidos), estas pruebas pueden ser una gran ventana para conocer el estado de tu cuerpo y saber en qué medida todo el trabajo que estás realizando afecta a sus funciones. Hay diversos tipos de pruebas que tu médico puede solicitar para conocer mejor el funcionamiento de tu tejido óseo:

Osteocalcina (suero N terminal). La osteocalcina, conocida también como proteína-Gla ósea, es una proteína específica de los huesos que ha demostrado ser un marcador sensible y específico de la actividad de los osteoblastos. La osteocalcina activa requiere la presencia de las vitaminas D_3 y K_2.

Fosfatasa alcalina (específica de los huesos). La fosfatasa alcalina en suero se está utilizando desde hace más de cincuenta años para controlar el metabolismo óseo, y sigue siendo el marcador esencial. Se trata de una enzima que se acopla a la superficie de los osteoblastos.

Péptidos que contienen hidroxiprolina. Los valores de hidroxiprolina urinaria aumentan después de la menopausia y se reducen cuando se toman fármacos antirresorción, como las hormonas o los bifosfonatos. También decrecen cuando el recambio óseo muestra una tendencia a generar densidad ósea.

Propéptido colágeno tipo I. Los péptidos de colágeno tipo I en sangre son un marcador de formación de hueso.

CTX. Niveles elevados de CTX indican una mayor resorción ósea. Dichos niveles se reducirán a medida que se detenga la degradación de los huesos.

DIARIO DE COMIDAS

En tu diario de comidas apuntarás tus hábitos diarios relativos a la compra, la preparación y el consumo de alimentos. Es esencial que tus notas sean precisas. Nadie te juzgará. De hecho, nadie más que tú conocerá lo que escribes, a menos que quieras que otra persona te ayude a revisar tus apuntes.

Tu diario de comidas te permitirá descubrir qué cantidad real de nutrientes vitales obtienes a través de los alimentos. Se trata de un dato importante para saber cuál es la parte de tu dieta que te suministra los nutrientes necesarios para la salud de tus huesos y qué aspectos tienes que modificar. Acaso te sorprendas gratamente al observar que la mayor parte de tu dieta te ofrece los nutrientes esenciales. O, como le sucedió a Helen, puedes descubrir con pesar que tus hábitos alimentarios sanos no han conseguido detener la pérdida ósea. El hecho de que tu dieta sea pobre en nutrientes que favorecen la salud ósea quizás se deba a que tienes una vida muy ajetreada y te has dedicado a consumir alimentos envasados. En cuanto conozcas tus niveles nutricionales personales, cualesquiera que sean, podrás concebir un plan realista para subsanar tus deficiencias.

Tu diario de comidas se convertirá en la base sobre la cual empezarás a elegir platos con combinaciones correctas y un equilibrio adecuado de nutrientes para la salud de tus huesos. Por ejemplo, puedes calcular qué cantidad de calcio necesitas, qué alimentos ricos en este mineral te gustaría incluir en tu dieta, qué alimentos se pueden combinar con los anteriores y qué recetas te suministran una cantidad de calcio suficiente que te permita reducir los suplementos que ingieres, o incluso eliminarlos por completo. Puedes calcular la cantidad de vitamina D que tu organismo necesita y qué cantidades de cada alimento la proporcionan, y también qué suplementos podrías tomar por consejo de tu médico o por decisión propia.

También puedes hacer un cambio gradual reduciendo los suplementos y mejorando tu nutrición a través de una elección correcta de los alimentos, que terminará por convertirse en tu segunda naturaleza.

Puedes empezar tu diario con «Mis alimentos favoritos» (página 339) y «Lo que he comido esta semana» (página 340). También puedes elegir una simple libreta y anotar en ella toda la información de la forma que prefieras. Lo importante es elaborar una imagen fiel de tu perfil y, a partir de ahí, trazar un plan realista para resolver tus deficiencias nutricionales. Puedes hacer ajustes mensuales, semanales o diarios; cualquier periodo de tiempo es correcto. Es fundamental que comiences a incorporar el hábito diario de cocinar para fortalecer tus huesos respetando tu propio ritmo.

Nota: la cantidad de calcio que tu cuerpo necesita depende de tu edad, de tu estado de salud y de la cantidad que consumes. Ten en cuenta que el cuerpo humano no puede procesar más de 500 mg de calcio cada vez, de modo que deberás tomarlo dos o tres veces por día junto con las comidas, dependiendo de los suplementos que necesites. Gracias a tu diario serás capaz de elaborar un perfil que te indique si debes tomar suplementos de calcio. De todos modos, Laura recomienda no consumir más de 400 mg diarios de calcio en suplementos; esta dosis te ofrece una buena base, pero también deja espacio para que consumas calcio de forma natural a través de los alimentos.

DESARROLLA TU PLAN

Una vez que hayas hablado con tu médico sobre los resultados de tu evaluación nutricional y de otras pruebas que quizás te haya indicado, estarás preparado para poner en marcha tu plan nutricional personal. Sigue leyendo para obtener más información sobre cómo poner en práctica ese plan con el paso del tiempo. Volvemos a insistir en que debes desarrollarlo a tu propio ritmo, y que tienes la libertad de cambiarlo siempre que lo necesites para adaptarlo a tu estilo de vida y tus necesidades personales o familiares.

Cómo usar la hoja de trabajo «Cálculo de la CDR»

Un paso importante es calcular los nutrientes que obtienes a través de los alimentos que consumes. Puedes utilizar la plantilla de la hoja de trabajo «Cálculo de la CDR para un día» de la página 342. Las CDR para la salud ósea presentadas en la tabla 9.1 (acaso las recuerdes del capítulo 6, en la página 138) son ligeramente diferentes a las recomendaciones generales del Departamento de Agricultura de estados Unidos. Las CDR para cada comida del día se indican en las columnas.

En el ejemplo incluimos las tres comidas normales (desayuno, almuerzo y cena) más un tentempié, aunque la mayoría de las personas suelen tomar más de uno al día.

También medimos los principales nutrientes beneficiosos para la salud de los huesos: calcio, fósforo, magnesio, vitaminas K_2 y D y proteínas.

Con excepción de la vitamina K_2, la salud ósea de la persona que rellenó este ejemplo indica que no es necesario que tome suplementos, al menos si nos basamos en la dieta de ese único día. Los valores del resto de los nutrientes son correctos, por lo que tampoco necesita tomar suplementos de calcio.

Ten en cuenta que si ya tienes un cierto grado de osteopenia u osteoporosis, tu médico de familia te indicará las dosis terapéuticas de nutrientes que debes tomar. En ese caso, el cálculo de la CDR de un solo día será una guía para conocer los niveles de otros nutrientes, y no para los que ya estás tomando como tratamiento.

Rellena la hoja con tus propios datos

Ahora que ya has estudiado el ejemplo, ha llegado la hora de rellenar tu propia hoja de trabajo. Pero antes queremos destacar que no entra en el ámbito de este libro ofrecer información nutricional sobre todos los alimentos que podrías incluir en tu dieta. El ejercicio de rellenar tu perfil nutricional de un solo día te servirá para empezar a descubrir si lo que te apetece comer es bueno para tus huesos. Después de haber leído este libro para familiarizarte con el mundo de la nutrición y conocer cuáles son los alimentos favorables para la salud ósea, y de haber indicado cuáles son aquellos que consumes normalmente a lo largo de un día, descubrirás si tienes alguna deficiencia nutricional y podrás ocuparte de ella. A partir de entonces, podrás identificar los alimentos que más te gusten y decidir cuáles son los que deseas añadir a tu dieta.

Además de las recetas de este libro, hay páginas web que pueden resultarte útiles para elaborar el perfil de los alimentos que quieres consumir. Entre ellas, NutritionData.self.com, Nutrition.gov y Healthaliciousness.com. Todas contienen información nutricional completa sobre diversos alimentos y te ayudarán a conocer el valor nutricional de los que más te gustan.

Año 1: primer mes

En cuanto tengas una idea de cuáles son tus patrones y hábitos alimentarios habrá llegado la hora de acometer un examen más profundo. Una forma de hacerlo es recurrir a un análisis de tus deficiencias nutricionales. El ejemplo que dimos al comienzo de este capítulo, nos mostró exclusivamente el resultado de la dieta de un solo día; para tener una visión global más válida de tu ingesta de nutrientes, necesitas observarla a lo largo del tiempo. Así descubrirás si cuentas con la cantidad suficiente de nutrientes beneficiosos para tus huesos y de cuáles careces. De ese modo sabrás qué alimentos debes incorporar, cuáles son las recetas más útiles para ti y con qué frecuencia debes cocinar pensando en la salud de tus huesos. Puedes utilizar la hoja de trabajo «Análisis de deficiencias nutricionales», de la página 346, para tomar nota de los nutrientes que te faltan e investigar cuáles son los alimentos que te aportan dichos nutrientes y que deberías agregar a la lista de la compra, así como qué recetas puedes preparar.

En esta etapa quizás desees utilizar solamente las recetas de este libro y prepararlas respetando las instrucciones al pie de la letra. Cuando te sientas más seguro, puedes usar nuestras recetas como punto de partida para aprender un poco más sobre los ingredientes, la preparación de los alimentos y las combinaciones que fomentan la salud ósea. Tómate tu tiempo. Encuentra algunas recetas que te apetezcan y prepáralas, pues esto te ayudará a reforzar todo lo que has aprendido hasta ahora sobre la relación entre los alimentos, una digestión sana y el metabolismo óseo. ¿Cuáles son las hortalizas que se deben cocer al vapor antes de consumir? ¿Qué combinaciones de alimentos ofrecen los mayores niveles de nutrientes? Más adelante acaso te apetezca experimentar, ampliar tus horizontes, crear tus propias recetas y buscar en Internet, o en libros y revistas, otras que te parezcan convenientes para fortalecer tus huesos. Esperamos que compartas tus mejores creaciones en la página web www.medicinethroughfood.com.

Año 1: primeros seis meses

En esta fase ya conoces exactamente cuál es tu estado nutricional, qué es lo que estás consumiendo y qué necesitas tomar como suplemento. Ha llegado la hora de comenzar a escribir tu diario. Durante seis meses intenta consumir cada mes nuevos alimentos no procesados que sean beneficiosos para la salud de tus huesos y súmate a la comunidad del libro de cocina para la salud ósea *online* en la página web del libro: www.medicinethroughfood.com.

Consulta la «Lista de referencia para tu progreso durante el plan nutricional personal» de la página 349. A medida que vayas finalizando las tareas y empieces a probar nuevos alimentos y procedimientos, puedes fotocopiar esta página y usarla como referencia.

Y ahora avanzamos al siguiente paso. En algún momento de cada uno de los primeros seis meses (en esta fase intenta no pasar por alto ningún mes) introduce al menos cuatro nuevos alimentos beneficiosos para los huesos en la planificación de tus comidas. Una vez que hayas identificado todos los alimentos favoritos de los huesos (la tabla está en la página 165), busca en tus recetas los ingredientes más sanos y añádelos a tus comidas. Aquí tienes otra oportunidad para desarrollar tu creatividad. Acaso te resulte entretenido hacer nuevas combinaciones de alimentos para elaborar nuevas recetas y compartirlas luego en la página web del libro. Por ejemplo, puedes añadir muslos de pollo ecológicos a los frijoles mexicanos o a las enchiladas. Quizás te divierta compartir ideas, combinaciones de alimentos y recetas.

Año 1: segundo periodo de seis meses

Durante el segundo período de seis meses observarás que los esfuerzos que has realizado para potenciar la salud de tus huesos son más efectivos.

Dependiendo de cuánto hayas trabajado durante los primeros seis meses, acaso desees solicitar una segunda evaluación nutricional; aunque también puedes esperar hasta el final del primer año.

Las instrucciones para esta fase son simples y claras:

- Cuatro comidas beneficiosas para la salud ósea cuatro veces por semana.
- Practica ejercicio cada día que incluyas una comida sana para los huesos, después de consultarlo con tu médico de familia.
- Si no lo has hecho hasta ahora, prepara el vinagre específico para los huesos y tómalo diariamente.

Año 2: primeros seis meses

En esta etapa puedes empezar a ver los efectos de tus esfuerzos. Pídele a tu médico una segunda evaluación nutricional, si no lo has hecho al concluir los primeros seis meses.

También te recomendamos que elimines completamente los alimentos procesados de tu dieta. A medida que consigas un consumo equilibrado de nutrientes, tu cuerpo modificará los mensajes que te envía y empezarás a disfrutar de alimentos que no sueles consumir. No te apetecerá tomar azúcar y comenzarás a interesarte por las ensaladas, las carnes marmoleadas, las verduras cocidas al vapor, las sopas y las frutas. Comprarás y consumirás todos esos productos, e incluso volverás a ellos cada vez que hayas comido en exceso por causa del estrés.

Y no estamos hablando de hacer magia para tener unos huesos sanos, sino de permitir que las necesidades naturales del cuerpo se expresen. Los alimentos procesados y los ingredientes que no son saludables trastocan los planes. Cuando consumes esos alimentos que anulan todos tus esfuerzos, descubres realmente cuáles son los que realmente tu organismo necesita. Esa es la sabiduría del cuerpo, como ya hemos descrito en este mismo capítulo.

Año 2: segundo periodo de seis meses

Transcurridos dieciocho meses, te habrás acostumbrado a comprar y cocinar alimentos beneficiosos para tus huesos. En esta etapa ya tendrás suficientes conocimientos como para germinar legumbres, y quizás también semillas y frutos secos.

Algunas actividades que puedes intentar incluir en tus hábitos alimentarios son fermentar las harinas o incluso germinar, secar, moler y fermentar tus propios granos para hacer harina, si esto te interesa.

Tu cuerpo estará mucho más fuerte. Quizás quieras también incorporar una nueva rutina de ejercicios y encuentres alguna clase que te interese o te decidas a practicar algún deporte que siempre te haya gustado.

Al concluir el periodo de dos años deberías someterte a la última evaluación nutricional. Si

EJEMPLO DE UN PLAN DE TRANSICIÓN		
He aquí un ejemplo de un plan de transición que puede resultarte útil mientras intentas no consumir los alimentos más conocidos para probar otros con los que estás menos familiarizado.		
Año 1	**Transición**	**Año 2 (especialmente si tienes osteopenia u osteoporosis)**
Usar vinagre de manzana para las ensaladas	Usar vinagre de sidra o vinagre balsámico añejo para aliñar legumbres ligeramente hervidas	Tomar diariamente vinagre específico para los huesos y añadir una cucharadita a todos los vegetales
Preparar una receta de tofu al mes	Tomar sopa de miso	Consumir polvo de *natto* o *natto* fresco**
Consumir huevos de aves que se alimenten en libertad	Adquirir queso gouda preparado con leche cruda	Elaborar mantequilla con leche cruda (si puedes conseguirla)
Aprender cuáles son los alimentos prebióticos y probióticos e incluirlos al menos una vez por semana	Consumir alimentos prebióticos y probióticos dos veces a la semana	Fermentar tus propias hortalizas
Añadir hongos en dos comidas por semana, como mínimo	Exponer los hongos al sol, excepto el *maitake*	Crear una o más recetas de hongos y considerar la posibilidad de compartirlas en la página web de *Medicine Through Food*
Utilizar exclusivamente azúcar biológico	Utilizar un poco de sirope de arce al cocinar	Excepto en ocasiones, usar melaza como único edulcorante
Incluir pescado en tus comidas, como mínimo dos veces a la semana	Incluir mariscos en tus comidas dos veces a la semana, como mínimo, a menos que tengas hipercolesterolemia	Incluir los huevas de pescado en la dieta, al menos dos veces por semana
Elegir pan elaborado con trigo germinado u otra harina de grano germinado	Preparar tu propio pan esenio, también conocido como pan Ezequiel*	Consumir exclusivamente pan elaborado con masa madre, pan de centeno y Ezequiel, y preferiblemente panes caseros
Añadir muslos de pollo a tu menú	Añadir hígados de pollo a tu menú	Añadir mollejas a tu menú
Intentar remojar y germinar legumbres	Intentar remojar nueces de Brasil, y remojar y germinar nueces	Remojar y germinar semillas.
* N. de la T.: Este tipo de pan está elaborado sin harinas, ni levaduras, usando exclusivamente semillas y legumbres germinadas. ** N. de la T.: El *natto* se prepara con semillas de soja a las que, una vez cocidas al vapor, se les inocula el "bacillus subtilis natto", que las fermenta en un día a unos 40 °C; luego se dejan macerar en la nevera entre uno y cinco días.		

sufres osteopenia u osteoporosis, también deberías repetir las pruebas específicas para conocer el estado del recambio óseo.

Si padeces osteopenia u osteoporosis, has completado con éxito el periodo de dos años, has conseguido alcanzar las CDR a través de la dieta y, sin embargo, un análisis revela que todavía hay pérdida de densidad mineral ósea, te recomendamos lo siguiente:

- Vinagre específico para los huesos.
- Suplementos de vitaminas K_2 y MK7.
- Suplementos de colágeno en polvo.
- Suplementos de vitamina C.
- Ejercicio diario.
- Aceite de hígado de bacalao.

También puedes considerar las siguientes pautas:

- Evitar los alimentos procesados.
- Germinar granos, semillas, frutos secos y legumbres.
- Preparar masa madre y utilizarla para elaborar tu propio pan.

- Como norma general, consumir pan de masa madre, Ezequiel o de centeno.
- Considerar la posibilidad de tener un huerto en el jardín o montar un pequeño invernadero para cultivar tus propias hortalizas y hierbas.

Nos entusiasma pensar en todas las personas que mantienen sus huesos sanos y fuertes porque cocinan pensando en la salud ósea, y les deseamos que disfruten al comprar, cocinar y saborear todos los alimentos que preparan, y también de los frutos de su trabajo. ¡Ahora puedes pasar la página y meterte de lleno en las recetas!

SEGUNDA PARTE

COCINA PARA POTENCIAR
LA SALUD DE TUS HUESOS

Cocinar ha caído tan en desgracia que el planeta Tierra y sus océanos se han llenado del papel, los plásticos, las latas y el poliestireno utilizados para envasar los alimentos procesados. La salud humana se está quebrantando lenta y regularmente debido a los efectos del consumo de conservantes y colorantes artificiales, bloqueadores del sistema endocrino y otras sustancias químicas que forman parte de la industria de la comida rápida, envasada y procesada. Es mucho más agradable elegir ingredientes frescos para ti, tu familia y tus amigos, y preparar comidas deliciosas y nutritivas que da gusto contemplar y paladear, y que además carecen de sustancias químicas escondidas.

Todo eso está muy bien, piensas, pero ¿quién tiene tiempo para cocinar? A continuación te ofrecemos algunos argumentos que tal vez puedan ayudarte a encontrar ese tiempo.

Y nuestro argumento inicial es el siguiente: si vertieras en un vaso todas las sustancias químicas utilizadas para preparar, conservar y almacenar alimentos procesados para una semana, junto con los materiales empleados para fabricar los envases que contienen dichos alimentos (incluidos algunos que se sospecha o se sabe con certeza que son cancerígenos), ¿te atreverías a beberlo u ofrecérselo a tus hijos? Por supuesto que no. Al consumir esos productos procesados ingieres también esas sustancias tóxicas aunque, por lo general, no puedes verlas ni detectar su sabor a menos que el producto contenga muchos saborizantes artificiales.

Incluso los alimentos frescos pueden tener un componente químico invisible. En una ocasión, Helen advirtió que todos los pollos expuestos en el supermercado parecían iguales, de modo que llamó al teléfono del consumidor de la cadena para preguntar si los pollos recibían algún tipo de tratamiento. Le respondieron que con el fin de eliminar los gérmenes (y por supuesto, para aumentar su vida útil) se los lavaba con lejía. ¿Lejía? ¡Oh, no! No quiero saber nada de eso.

En otra ocasión Laura observó que una lechuga que había en su nevera, y que había adquirido en una cadena de supermercados diferente a la habitual, estaba aún fresca diez días después de haberla comprado. Llamó al supermercado y se enteró de que pulverizaban las hortalizas de hoja con un cóctel de sustancias químicas artificiales para conservar el color original durante dos semanas y evitar que los bordes de las hojas mostraran el menor signo de haberse marchitado. Efectivamente, se trata de un tratamiento que se aplica a todos los productos, incluso a los biológicos.

Ese es nuestro principal argumento para animarte a cocinar con el propósito de evitar las toxinas. Ahora nos gustaría contarte un secreto que no lo es tanto: los científicos afirman que el placer de cocinar puede liberar endorfinas, hormonas que se unen a receptores opioides del cerebro, de la espina dorsal y del tracto gastrointestinal para borrar los sentimientos de dolor, inducir calma y reducir la inflamación.

El primer momento de placer culinario consiste en abrir el papel no clorado que envuelve los alimentos frescos y dedicarse a lavar, limpiar y aclarar suavemente los productos vegetales cultivados de forma natural o los materiales procedentes de animales criados en libertad. Pongamos por ejemplo que has comprado un pollo que ha disfrutado de su vida deambulando libremente, picoteando lombrices y semillas de acuerdo con el ciclo natural. Gracias a dichas condiciones el sabor del pollo es placenteramente auténtico, algo que constituirá una sorpresa y un verdadero deleite para muchos consumidores.

Es el placer de estar en armonía con tus alimentos, con la naturaleza, un placer que abre los cinco sentidos y ofrece una profunda sensación de bienestar. Picar finas hierbas, cortar un pollo en piezas, frotar la carne con dientes de ajo que has cortado por la mitad y dejarla reposar durante diez minutos, elaborar pequeñas delicias vegetales con calabacines, pelar los tallos de brócoli o blanquear judías verdes. Estas son algunas de las docenas de tareas que intervienen en la preparación de los ingredientes necesarios para los platos que elaborarás en tu propia cocina; todas ellas liberan endorfinas que relajan tu cuerpo y lo preparan para una óptima digestión.

Seguramente estarás de acuerdo en que preparar comidas utilizando alimentos integrales naturales es mucho más agradable que abrir cajas, latas y envases de comida precocinada, pero acaso también pienses que el problema es que resulta demasiado caro.

Sin embargo, te equivocas. Hablando en términos de peso y volumen, los alimentos procesados son caros y una mala inversión. Cuando los adquieres, pagas por todo el trabajo que se realiza para procesarlos, conservarlos y envasarlos, pero lo que compras no tiene un buen valor nutricional. Los alimentos procesados, sometidos previamente al calor, interfieren en la salud intestinal y producen una digestión demasiado rápida, razón por la cual no alcanzas a aprovechar sus nutrientes y además vuelves a tener hambre mucho antes de lo que habría sucedido si hubieras consumido alimentos no procesados. Más aún, en términos de nutrición, cuando consumimos alimentos procesados damos un paso adelante y al menos uno hacia atrás. El tratamiento que reciben los alimentos destruye tantos nutrientes naturales y enzimas digestivas que resulta difícil saber qué cantidad de un alimento procesado es preciso consumir para tener un índice de masa corporal deseable, mantenerse sano y además proteger la salud de las bacterias que habitan tus intestinos.

No es una utopía. No somos ricos y, sin embargo, en beneficio de nuestra salud nosotras y nuestros maridos hemos tomado la decisión de consumir frutas y hortalizas de cultivo biológico y carne que no contenga hormonas; ocasionalmente nos damos el gusto de preparar un plato de carne ecológica de ganado o ave. Hemos descubierto que reduciendo la cantidad de proteína animal que compramos y preparándola en casa para que cada plato sea delicioso y poder paladear con deleite cada bocado, nuestro presupuesto nos permite afrontar fácilmente el gasto que suponen los alimentos vegetales de cultivo biológico. Las verduras orgánicas necesitan muy poco aliño debido a su delicioso sabor; por ejemplo, solo media cucharada de vinagre de sidra de manzana, mantequilla o *ghee*. Dedicamos mucho tiempo a imaginar y preparar ensaladas y guarniciones que han hecho que las verduras y las ensaladas ocupen un lugar central en las listas más solicitadas de nuestras familias.

De manera que si eres un cocinero principiante, empieza a imaginarte trabajando en tu cocina. Quizás no sea el escenario gastronómico de un chef; no importa, es el espacio del que tú dispones para cocinar. Luego dedica unos instantes a visualizar que los límites de ese espacio se amplían para que puedas moverte y maniobrar mejor. Con una tabla de cortar, un cuchillo afilado y varias cazuelas de fondo grueso a tu disposición, estás preparado para utilizar los ingredientes y pasártelo bien mientras cocinas.

Lo que viene a continuación es el libro de cocina *per se*. Pero, por supuesto, no existe ninguna regla sobre cuándo debes consumir los alimentos que te agradan. A Laura, por ejemplo, le gusta tomar un cuenco de *poke* para desayunar. Las guarniciones pueden convertirse en aperitivos y las ensaladas en un plato principal. Es indiferente. Lo único importante es contar los nutrientes que consumes y comparar la cantidad total con la que necesitas conforme a tu perfil de salud ósea personal.

LA ABSORCIÓN FRACCIONAL

Existen miles de páginas web que describen detalladamente la cantidad de calcio presente en cada una de las plantas, o en los productos lácteos, pero rara vez mencionan que tu cuerpo es capaz de absorber y utilizar únicamente una fracción del calcio que ingieres. Por este motivo los nutricionistas hablan de absorción fraccional, y no de contenido absoluto, al calcular los beneficios del calcio procedente de un alimento; miden la cantidad de nutrientes biodisponibles, es decir, los nutrientes que están libres para ser absorbidos y que el cuerpo puede utilizar de la manera más eficaz.

Las razones de la absorción fraccional son diferentes según de qué alimento se trate. Por ejemplo, las plantas contienen sustancias químicas que se adhieren al fósforo y al calcio (de hecho, a todos los minerales) y los bloquean durante la digestión, impidiendo que estén disponibles para pasar a la circulación. También puede suceder que el alimento no contenga los nutrientes que ayudan a transportar el calcio hacia el flujo sanguíneo.

Consideremos las espinacas. Son muy ricas en calcio y, sin embargo, su absorción fraccional

EL TOQUE FINAL

Independientemente de que cenes solo o lo hagas en compañía, tómate todo el tiempo necesario para preparar un plato delicioso con los ingredientes que encuentres en tu nevera. Las ramas de perejil o eneldo están llenas de calcio, las aceitunas contienen aceite beneficioso para tu salud, un toque de huevas de pescado puede nutrir tus huesos como pocos productos podrían hacerlo y, para seguir en la misma línea, un sabroso pepinillo cornichón* es precisamente lo que les apetece comer a las bacterias que habitan en tus intestinos. Una cucharada de postre de mermelada de higo puede alegrar una loncha de queso gouda, mientras que un poco de pimiento rojo o amarillo picado, o una hoja de lechuga rizada de color verde claro, pueden embellecer al más mundano de los bocadillos.

Luego cubre la mesa con un mantel o usa manteles individuales; coloca las servilletas en bonitos servilleteros (si los tienes en casa) y los condimentos para acompañar los platos que has elaborado. A la hora de la cena, enciende una pequeña vela. Finalmente dedica un momento a disfrutar del acogedor ambiente que has preparado.

---

* N. de la T.: fruto de ciclo temprano ideal para conserva. Si se deja madurar adquiere un porte aproximado de 12 cm y se puede consumir fresco.

---

es de apenas un 5%. Eso se debe a que el compuesto que se liga con los minerales es abundante en estas hortalizas, pero también a que no contienen los nutrientes necesarios para transportar el calcio. Por esta razón, la col rizada es una mejor opción para la salud de los huesos; es relativamente pobre en sustancias químicas que se unen a los minerales e incluye nutrientes que son compañeros del calcio, del fósforo y del magnesio. Por eso puedes absorber una gran cantidad de calcio de una col rizada, mucho más que de la leche pasteurizada.

La biodisponibilidad es importante cuando consideras otras fuentes de nutrientes además del calcio y sus minerales afines. Por ejemplo, si quieres incorporar más ácidos grasos omega 3 a tu dieta, ¿es importante que procedan de semillas de lino molidas o que lo hagan de un pescado? Claro que sí.

Tanto las semillas de lino como el pescado contienen omega 3, pero el cuerpo humano absorbe y procesa mucho más fácilmente el aceite de pescado; de hecho, puedes necesitar diez medidas de aceite de linaza por una medida de aceite de pescado. Además, el organismo debe transformar los nutrientes en formas utilizables, y puede hacerlo de un modo mucho más eficiente con el ácido graso omega 3 derivado del pescado que con el de las semillas de lino.

Las tasas de absorción fraccional son muy útiles si quieres organizar tus necesidades nutricionales diarias, porque te dan una idea de cuánto absorberá tu organismo y cuánto será capaz de aprovechar. A su vez, esa información te sirve para saber qué cantidad de un alimento debes consumir para obtener un porcentaje determinado del consumo total diario de nutrientes y qué alimentos son la mejor fuente de un nutriente en particular.

CAPÍTULO 10

Cómo organizarte

Mientras reflexionas sobre la forma en que te gustaría comenzar el viaje de cocinar para mantener tus huesos sanos y fuertes, te ayudaremos con algunas instrucciones clave y te ofreceremos algunos consejos para elegir ingredientes beneficiosos para la salud ósea. Más adelante encontrarás una lista de los alimentos más importantes e información práctica sobre cómo llenar la despensa y la nevera con productos que utilizarás con mucha frecuencia. Cuando cocines, utiliza ingredientes orgánicos siempre que te sea posible.

ONCE DRAGONES: DIRECTRICES PARA LA SALUD DE LOS HUESOS

Nueve dragones es un rollo de pergamino del siglo XIII del artista chino Chen Rong, un pintor que se hizo famoso por sus representaciones de dragones. Los nueve reptiles del pergamino, símbolos de fertilidad, son las fuerzas de la naturaleza que impregnan la filosofía taoísta y dirigen a los humanos para que vivan en armonía con la naturaleza. Igual que ellos, nuestros «once dragones» son los principios esenciales para cocinar alimentos pensando en la salud ósea, que se basan en los modelos del mundo natural y emergen de ellos.

Ten en cuenta estas directrices a medida que desarrollas tu plan nutricional personal (ver el capítulo 9). Vuelve a consultarlas periódicamente; te serán de una ayuda inestimable mientras aprendes a confiar en tu intuición y desarrollas el hábito de cocinar para mejorar tus huesos. La vitamina K_2, el aceite de coco, los fitoestrógenos, el ejercicio... cada uno de ellos por separado puede servir de agente para potenciar la densidad ósea. Estos son nuestros «once dragones»:

1. Consigue las proporciones correctas. Equilibra la ingesta de vitaminas y minerales, especialmente del calcio y las vitaminas D y K_2. La vitamina K_2, por sí sola, fortalecerá tus huesos.
2. Conoce los datos sobre las grasas. El aceite de coco aumenta la fuerza de los huesos,

mientras que las grasas trans deterioran tanto tus arterias como tus huesos. Puedes tomar directamente una cucharada de aceite de coco o usarlo para cocinar.

3. Consume la bebida específica para los huesos (la receta está en la página 182) o una infusión de ortiga al día (la receta está en la página 176). Las hierbas que fortalecen los huesos incrementan la densidad ósea, y sus beneficios adicionales son enormes.

4. Consume fitoestrógenos, ya que aumentan la densidad ósea.

5. Nutre y protege tus bacterias intestinales; son la clave para tener una buena salud ósea a largo plazo.

6. Practica ejercicio para fortalecer tus huesos.

7. Ocúpate de los antinutrientes. Conoce en qué alimentos se ocultan y realiza las tareas necesarias para debilitar su tendencia a unirse al fósforo y a otros minerales.

8. Si tomas bebidas gaseosas, prepáralas en casa. Las bebidas comerciales deterioran tus huesos.

9. Considera la posibilidad de tomar productos lácteos crudos. La normativa legal difiere según los países; averigua cuáles son las posibilidades de encontrarlos en tu lugar de residencia.

10. Consume verduras. El objetivo debe ser ingerir varias verduras cocidas y un plato de verduras crudas cada día.

11. Sé realista y prepárate. Se necesitan dos años para cambiar un estilo de vida, pero los beneficios duran toda la vida.

LOS ALIMENTOS FAVORITOS DE LOS HUESOS

En la primera parte afirmamos que los alimentos en su forma natural almacenan vitaminas, minerales, nutrientes y enzimas. Todos ellos trabajan en equipo para respaldar el funcionamiento saludable de las células, incluidas las que forman el ADN. Los alimentos favoritos de los huesos son especialmente ricos en nutrientes que, además de fortalecerlos, promueven el desarrollo de hueso nuevo. Y esos alimentos no solo son ricos en un nutriente y una enzima esenciales, como mínimo, sino que también son fácilmente digeribles cuando los consumimos de la forma adecuada. Prácticamente todos ellos se absorben y aprovechan de forma correcta cuando el intestino goza de buena salud. Por ejemplo, el ácido graso omega 3 que contiene el pescado sin procesar tiene una disponibilidad del 100%; la del omega 3 que procede de las semillas de lino es ligeramente inferior.

La tabla 10.1, en la página 165, incluye nuestra CDR (las cantidades que recomendamos para mantener la salud de los huesos y tratar la pérdida ósea) para cada componente del grupo de nutrientes que trabajan en conjunto para mantener la salud de los huesos. También ofrece una guía general sobre la cantidad de cada nutriente que hay en una ración, como media. Una vez que hayas estudiado la lista, advertirás que encuentras fácilmente todos esos alimentos mientras estás haciendo la compra, de la misma manera que al aprender una palabra nueva sorprendentemente suele aparecer una y otra vez ante tus ojos, cuando nunca antes la habías visto. Al usar estos alimentos para revisar tu ingesta de nutrientes y elaborar tu plan nutricional personal, te sentirás seguro y comenzarás a dejarte guiar por tu inspiración para crear recetas propias.

ABASTECE TU DESPENSA

Tu despensa será un lugar alegre cuando la hayas llenado de alimentos beneficiosos para tus huesos. Comienza por las hierbas frescas de tu jardín, del alféizar de tu ventana o de tu invernadero (debes secarlas y almacenarlas en bolsas de papel o recipientes de cristal) y por el vinagre de sidra de manzana biológico. Más adelante hablaremos de la posibilidad de mezclar hierbas para preparar el vinagre específico para los huesos. A continuación te ofrecemos la lista de los alimentos que debes tener a mano en la nevera o en la despensa, porque los usarás regularmente a medida que tu recetario de cocina para la salud de tus huesos sea cada vez más amplio.

En la despensa

- Aceite de coco orgánico
- Aguacate
- Ajo
- Almendras: germinadas por ti y luego deshidratadas, o almendras germinadas compradas; almendras secas
- Almidón de maíz
- Bayas de goyi
- Cacao en polvo
- Cebollas, todos los tipos
- Chocolate negro: 85% de cacao
- Coco biológico
- Frutos secos, así como dátiles, higos, ciruelas, orejones (que no contengan azufre) y uvas pasas (que no contengan aceite)
- Garbanzos secos o germinados
- *Ghee*
- Habas secas o germinadas
- Harina común no blanqueada, biológica y germinada

- Harina de centeno biológica y germinada
- Hongos secos y expuestos al sol (la vitamina D se conserva durante un año)
- Alubias blancas secas y sin germinar, o secas previamente germinadas
- Alubias mungo secas o germinadas
- Lentejas
- Melaza negra sin clarificar
- Moras
- Pecanas germinadas
- Salsa de soja biológica
- Semillas, incluidas las de chía, cáñamo, calabaza y sésamo
- Tomates secados al sol
- Vinagre balsámico añejo

En la nevera

- Fermento de masa madre
- Huevos (de aves en libertad)
- *Kimchi* u otras variantes y encurtidos
- Leche de soja, casera o comprada (de alguna marca certificada que utilice soja de cultivo biológico)
- Mantequilla (de cultivo biológico)
- Pepperoni* de carne de ternera y cerdo
- Queso crema
- Queso gouda
- *Tahini*
- Tofu casero o comprado en su forma natural
- Verduras frescas, incluidas col china, repollo, berza y col rizada

---

* N. de la T.: El *pepperoni* es un tipo de embutido parecido al salami.

CONSEJOS PARA HACER LA COMPRA Y ALMACENAR LOS PRODUCTOS

Los capilares absorben pesticidas, y estos se adhieren a la piel de las frutas. Incluso los plátanos y las bananas los absorben a través de su gruesa piel. Los antibióticos y las hormonas permanecen en la carne de los animales aunque se haya hervido, horneado o asado. Y los efectos a largo plazo derivados del consumo de estas sustancias están muy poco documentados. Se ignora de qué forma los genes presentes en plantas modificadas genéticamente interactúan con los animales y las personas, y los datos conocidos no son buenas noticias. De modo que piensa en verde siempre que sea posible y compra productos vegetales de cultivo biológico, carne de ganado ecológica y huevos de gallinas que se alimentan en libertad.

Etiquetas y envases

Merece la pena insistir en que las comidas preparadas contienen los ingredientes más baratos, y además ocultan algunos de los más nocivos. Pero no debes ignorar lo que las autoridades te permiten ver: ¡lee las etiquetas, son muy importantes! Comencemos por el chocolate, que es un ejemplo excelente. Muchas marcas contienen más azúcar que polvo de cacao y más grasa hidrogenada que mantequilla de cacao. De modo que el chocolate puede ser una importante fuente de magnesio, antioxidantes, polifenoles, ácidos grasos omega y grasas beneficiosas..., o un producto peligroso sin nutrientes que merma tus energías y pone en peligro tu salud arterial. Te animamos a leer cuidadosamente las etiquetas antes de elegir el chocolate que vas a comprar.

El bisfenol A (BPA, por sus siglas en inglés) es un bloqueador endocrino.[1] En pequeñas cantidades actúa alterando el desarrollo fetal; en grandes cantidades perturba el equilibrio hormonal y, casi con total certeza, promueve graves trastornos endocrinos. Desafortunadamente, su sustituto el bisfenol S (BPS, por sus siglas en inglés) está demostrando ser igualmente peligroso. Por eso es mejor evitar los alimentos preparados y los que están envueltos en plástico endurecido. Guarda los alimentos en recipientes de cristal hasta encontrar algo mejor y utiliza papel en lugar de plástico aunque el envase indique que no contiene BPA. No hay forma de saber qué otro material contiene el plástico porque todavía no hay una normativa que exija identificar el BPS como un componente de los envases.

Legumbres

Compra legumbres secas que ya estén germinadas o germínalas en casa siguiendo las instrucciones de la sección «Cómo germinar legumbres», en la página 84.

Las alubias tienen tantos nombres como distintas variedades de cultivos existen.

Los garbanzos son la base para muchos platos beneficiosos para los huesos, incluyendo el famoso *hummus*, que se elabora con garbanzos y *tahini* (ver la receta del *tahini* en la página 315).

Hablando en términos nutricionales, las alubias blancas se encuentran entre las legumbres más completas; existen diversas variedades y no hay diferencias significativas entre ellas. Todas contienen fibra soluble e insoluble que las convierte en una fuente excelente de prebióticos, y puedes utilizarlas indistintamente en las recetas.

TABLA 10.1 LOS ALIMENTOS FAVORITOS DE LOS HUESOS		
Fuente	Contenido de nutrientes	Notas
Para el calcio (CDR: 800-1.000 mg diarios)		
Almendras, 1 taza	40% de la CDR	Remojar, germinar y deshidratar antes de consumir, o comprar almendras germinadas
Col china, 1 taza	70 mg	Es aconsejable consumir el producto crudo
Col de Saboya (col rizada), 1 taza	50 mg	Es aconsejable consumir el producto crudo
Grelos (brócoli rabe/*rapini*), 1 taza	60 mg	Es aconsejable consumir el producto crudo; contenido relativamente bajo en ácido oxálico
Sardinas, salmón (con espinas) de lata, por ración	115 mg	Muchas etiquetas de latas de sardinas se enorgullecen de anunciar que no tienen espinas. ¡Esto no es bueno para tu salud! Lee las etiquetas
Berza, 1 taza	175 mg	
Leche, yogur, queso *mozzarella*, 1 taza	100 mg	100 mg es la cantidad que se absorberá; la cantidad real presente es 350 mg
Hojas de nabo, 1 taza	100 mg	Hervir durante 5 minutos para liberar el ácido oxálico. Añadir unas gotas de vinagre de manzana para liberar el calcio
Para el magnesio (CDR: 1.000-1.500 mg diarios)		
Chocolate negro, 70% mínimo, 1 taza	440 mg	
Semillas de calabaza, ½ taza	325 mg	
Habas de soja, 1 taza	150 mg	Las habas de soja deben prepararse adecuadamente y el proceso es complejo. Ver la página 329
Acelgas y espinacas, 1 taza	160 mg	Hervir 3 minutos, como mínimo
Alubias blancas, judías francesas (judías verdes redondas), 1 taza	90 mg	
Para el fósforo (CDR: 1.000 mg diarios)		
Alubias y lentejas, 1 taza	450 mg	Germinadas
Nueces de Brasil, 1 taza	964 mg	
Chuleta de cerdo, 1	550 mg	Cualquier corte de carne de ganado vacuno o porcino constituye una buena fuente de este mineral
Semillas de calabaza, 1 taza	1.550 mg	
Queso romano, 30 g	215 mg	El queso romano posee un contenido graso que puede rondar los 27%, y un contenido de agua que llega al 32%. Se trata de un queso italiano de muy larga tradición.
Salmón, 1 filete	1.000 mg	Elegir salmón salvaje cuando sea posible; el salmón de piscifactoría puede ser bajo en nutrientes.
Para el boro (CDR desconocida)		
Almendras	Traza	Deben germinarse
Aguacate	Traza	
Plátanos y bananas	Traza	
Alubias	Traza	Deben germinarse

TABLA 10.1 LOS ALIMENTOS FAVORITOS DE LOS HUESOS		
Fuente	**Contenido de nutrientes**	**Notas**
Guisantes	Traza	Deben germinarse y cocinarse
Naranjas	Traza	
Peras	Traza	
Nueces	Traza	
Para el silicio (CDR desconocida)		
Cerveza	Traza	
Cola de caballo	Traza	Hierba
Alcachofa de Jerusalén	Traza	La alcachofa de Jerusalén, tupinambo, pataca o aguaturma (*Helianthus tuberosus*) es una planta anual de la familia de las compuestas, estrechamente emparentada con el girasol.
Mijo	Traza	
Avena	Traza	Debe prepararse correctamente, ver la página 190
Para la vitamina D (CDR 5.000 IU)		
Aceite de hígado de bacalao, 1 cucharada	500 IU	
Huevas de pescado, 1 cucharada	Hasta 8.000 IU	Suelen comercializarse en supermercados envasadas en botes pequeños y etiquetados como huevas de pescado. No necesitas comprar la marca más cara para disfrutar de los beneficios para la salud de tus huesos
Hongos *maitake*, 1 taza	1.200 IU	En inglés se los conoce como gallina de los bosques (*Hen of the woods*)
Yema de huevo (aves en libertad), 1	50 IU	
Salmón/pescado azul/pez espada/salmón ahumado/caballa, por ración	600 IU	
Hongos *shiitake*, *portobello* y otros, expuestos al sol durante dos días	400 IU	Ver las instrucciones para exponer los hongos al sol en la página 180
Para la vitamina K_2 (CDR 80-300 mcg; superior si es por tratamiento)		
Paté de hígado de ganso, 100 g	370 mcg	
Queso gouda, 30 g	20 mcg	
Natto, 1 cucharada	450 mcg	
Huevo de ave en libertad, 1	35-80 mcg	Las cantidades varían dependiendo de la dieta y el estilo de vida de las gallinas
Leche y mantequilla de ganado en libertad	20-40 mcg	Las cantidades varían dependiendo de la dieta y el estilo de vida de los animales
Carnes ecológicas y pollos de ecológicos de granja	60 mcg	

TABLA 10.1 LOS ALIMENTOS FAVORITOS DE LOS HUESOS		
Fuente	Contenido de nutrientes	Notas
Para los fitoestrógenos (CDR 50-150 mg)		
Trébol rojo y otras hierbas, ½ taza	1.322 mg	Preparar el vinagre específico para los huesos (página 313)
Soja, en forma de leche, tofu o productos de soja fermentada, 1 taza	128 mg	Debe prepararse adecuadamente (página 329)
Alfalfa, semillas de lino, lúpulo, lentejas, alubias *mungo*, granadas, semillas de sésamo	cantidades menores	

Chocolate

Cuando quieras darte el placer de comer chocolate, elige chocolate negro biológico elaborado con un 70% de sólidos de cacao, como mínimo. No consumas ninguno que contenga grandes cantidades de azúcar y grasa hidrogenada. Lee la etiqueta para saber si contiene cacao o cocoa y busca el contenido de sólidos y mantequilla. Si vas a usar chocolate para cocinar, elige polvo de cacao puro y natural, es decir, un producto que no se haya sometido al proceso holandés,* pues este tratamiento reduce los beneficios nutricionales a la mitad o incluso hasta el 90%, dependiendo de la cantidad del álcali utilizado.

Agridulce significa que contiene cantidades iguales de sólidos de cacao y grasa procedente de la mantequilla de cacao, con un poco de azúcar añadido (no más de un tercio, aunque debes buscar uno que tenga una cantidad menor).

Algunos proveedores de chocolate promocionan con orgullo productos especiales, como granos de cacao presentados en forma de cacao crudo sin fermentar; sin embargo, es un producto que contiene altos niveles de ácido fítico (ver el capítulo 4 para recordar cuál es el efecto negativo del ácido fítico). Evita el cacao sin fermentar y los productos que contienen cocoa aunque sean biológicos.

Almidón de maíz

El almidón de maíz convencional casi siempre se elabora con maíz transgénico, por lo que es importante consumir almidón de maíz de cultivo biológico.

Huevos

Lo ideal es optar por huevos de procedencia local y de gallinas que se alimentan en libertad; si no tienes esta posibilidad a tu alcance, lee las etiquetas cuidadosamente hasta encontrar ese tipo de huevos en una tienda de comestibles o en el supermercado. La etiqueta puede indicar que las gallinas no están en jaulas, pero eso no quiere decir que se alimenten en libertad. La frase puede utilizarse para designar espacios tan superpoblados que las aves prácticamente no pueden moverse.

---

* N. de la T.: El proceso holandés es un proceso típico de la elaboración del chocolate mediante el cual se añade a la masa de cacao molida un álcali que neutraliza la tendencia ácida del chocolate.

Potenciadores del sabor

Una esencia (por ejemplo, la esencia de vainilla) es un saborizante sintético. Un extracto, elaborado a partir de la planta usando alcohol etílico y agua, es un producto natural.

Harina

Elige harina germinada biológica sin blanquear. Hay docenas de granos, semillas y legumbres que pueden germinarse, deshidratarse y molerse para producir harina. La masa madre requiere harina blanca germinada de cultivo biológico. Para el pan de centeno se necesita harina de centeno germinada. La harina preparada específicamente para elaborar pan, en general lleva una etiqueta en la que se lee: «Harina para elaborar pan».

Cítricos

La piel de las frutas cítricas que se cultivan de manera convencional se encera, y lamento decir que en algunas ocasiones también se tiñe antes de poner la fruta a la venta. Compra fruta biológica para protegerte de las sustancias químicas.

Frutas deshidratadas

La única diferencia que existe entre las frutas deshidratadas y las frescas es que las primeras no contienen agua y presentan un mayor contenido en azúcar, fibra y nutrientes concentrados. Cuando compres este tipo de frutas, lee la etiqueta aunque sean de cultivo biológico. Rechaza las que tengan azúcar añadido (normalmente los arándanos), las que estén revestidas con aceite (normalmente las uvas pasas) o azufre (que se utiliza como conservante), por ejemplo en los orejones, para conservar su color naranja brillante. Compra orejones turcos, que son naturales, tiernos, deliciosos y nutritivos. Elige ciruelas biológicas por la misma razón.

La cantidad de calcio presente en los higos puede variar desde un 2 hasta un 10% (o incluso más) de la CDR. Los higos secos más asequibles son los turcos y los de la variedad Black Mission, que son las mejores fuentes de calcio: dos piezas pueden contener hasta un 20% de la CDR.

Las pequeñas bayas de goji rojas y las dulces moras (que son más difíciles de encontrar y muy caras cuando son biológicas) son alimentos medicinales llenos de nutrientes y ricos en calcio.

Adquiere productos biológicos siempre que sea posible.

Ajo

Compra preferiblemente ajo de cultivo biológico. En cualquier caso, comprueba si los dientes son firmes al tacto y elige ajos sin brotes verdes.

La mejor forma de guardar el ajo es utilizar un recipiente especial hecho de material poroso, e incluso con agujeros. Este tipo de recipiente impide que los ajos se sequen o se enmohezcan. Busca la receta de brócoli chino con salsa de ostras y ajo frito en la página 183, para conocer cuál es la mejor forma de preparar el ajo para incluirlo en las recetas.

Ghee

Conocido durante siglos por ofrecer abundantes beneficios para la salud, el *ghee* es un aceite puro de mantequilla obtenido de un cultivo de leche cruda (que produce requesón y suero de leche) en el que el agua y los sólidos se separan del requesón. El aceite restante tiene los beneficios para la salud de los alimentos fermentados y un punto de humo alto que lo convierte en un alimento nutritivo y útil.

Desafortunadamente, las mismas propiedades que se han atribuido al *ghee* lo han convertido en el candidato perfecto para un gran despliegue publicitario. No obstante, el *ghee* comercial normalmente no es más que mantequilla clarificada. Lo mejor es prepararlo en casa siguiendo las instrucciones de la sección «Cómo preparar *ghee*» en la página 327.

Hierbas

Crea tu propia colección de hierbas secando los tallos frescos de las plantas que tienes en tu jardín y que no contienen pesticidas, o a partir de hierbas de cultivo biológico que se venden frescas en el mercado.

Lentejas

Las lentejas son semillas ricas en proteínas que se comercializan en una multitud de colores. Los tiempos de cocción suelen diferir ligeramente entre las variedades. Las diferencias nutricionales no son significativas. Sin embargo, el *caviar negro* de las lentejas, las alubias mung, se distingue por tener un contenido muy alto en antocianina (un flavonoide muy beneficioso) y una proporción muy deseable de ácidos grasos omega 3 y 6. El perfil nutricional de las alubias negras es similar al de las lentejas.

Cómo guardar la leche natural, cruda y no pasteurizada

Para mantener la leche natural fresca el mayor tiempo posible, la temperatura de la nevera debe ser de 1 ºC. A esa temperatura las verduras frescas pueden congelarse y para evitarlo debes colocarlas en el cajón de la verdura o, al menos, evitar la bandeja más baja de la nevera (el aire frío tiende a desplazarse hacia abajo).

Melazas

Nos referimos específicamente a las melazas negras sin azufre. La melaza es un subproducto que se obtiene al hervir la caña de azúcar. El primer hervor produce el sirope de caña de azúcar, con su sabor extradulce. El segundo hervor no produce prácticamente nada, porque no es dulce, sino amargo. Y el tercero origina las melazas oscuras. La sacarosa desaparece y el resultado es una melaza llena de minerales, vitaminas y otros nutrientes beneficiosos junto con un punto de dulzor.

El dióxido de azufre es un conservante que resulta tóxico en grandes cantidades. Tiene algunas propiedades antimicrobianas y se añade a muchos productos, incluidos las melazas y los frutos secos, porque mantiene el color de las frutas y verduras. Recuerda que debes elegir únicamente productos alimenticios que no contengan azufre.

Como las melazas son el resultado de un proceso de ebullición, la cantidad de calcio que queda en el producto depende enteramente del proceso. Por ese motivo existe un rango de CDR de calcio para las diferentes marcas de melazas.

Hongos expuestos y secados al sol

Compra hongos frescos, si es posible de cultivo biológico. Los hongos tienen un 85% de agua y su carne absorbe fácilmente los contaminantes del aire y de la tierra. No hay tanta diferencia de precio entre los hongos biológicos y los que se cultivan de la forma convencional. La mayoría de los hongos son muy ligeros; por este motivo, hay una gran abundancia de nutrientes en apenas 250 gramos.

Mantenlos secos en la nevera. Guarda los secados al sol en un recipiente de cristal en la despensa. Estos últimos retienen la vitamina D hasta un año. Ver «Cómo exponer los hongos al sol», en la página 180, donde ofrecemos las instrucciones para exponer y secar los hongos al sol.

Es posible encontrar distintas variedades de hongos secos en muchos establecimientos. Debes ponerlos en remojo antes de utilizarlos. El líquido que sueltan puede resultarte amargo.

Para obtener más información sobre cómo cultivar tus propios hongos *shiitake*, ver la sección «Cultiva tus propios hongos *shiitake*» en la página 331.

Frutos secos

Puedes germinar frutos secos siguiendo las instrucciones de la sección «Cómo germinar legumbres», en la página 84. También puedes comprarlos germinados. En muchos mercados de alimentos *bio* podrás encontrar almendras germinadas. *Blue Mountain Organics* (ver la sección de recursos) tiene una amplia selección.

A veces los frutos secos crudos se han puesto en remojo y luego se han secado con el fin de eliminar el ácido fítico que contienen. Tostar algunos frutos secos, como las almendras, puede producir altos niveles de acrilamida, una sustancia química que se genera al cocinar algunos alimentos a altas temperaturas y que actualmente es cuestionada por ser potencialmente cancerígena. Nuestro mejor consejo es que consumas frutos secos naturales germinados.

Aceite

Te recomendamos que uses aceite de coco para cocinar siempre que puedas, debido a los espectaculares beneficios que tiene para tu salud ósea. Un estudio ha demostrado que los efectos del aceite de coco virgen en la microarquitectura ósea son mucho mejores que los tratamientos con calcio.[2]

Más allá de las consideraciones relativas a los huesos, elige aceite prensado en frío, lo que significa que se ha extraído mediante medios mecánicos y no con un tratamiento químico.

Cada tipo de aceite tiene un punto de humo diferente (el punto de humo es la mayor temperatura que puede resistir el aceite antes de que sus nutrientes se descompongan o antes de liberar vapores tóxicos). El del aceite de oliva es relativamente bajo, el del aceite de coco y de semillas de uva es ligeramente mayor, y el del aceite de aguacate es aún superior. Por tanto, puedes mezclar y combinar aceites siempre que respetes determinados límites. Comprueba el punto de humo de los aceites que quieres mezclar antes de utilizarlos o de decidirte por un sustituto.

Cebollas

Las cebollas y los ajos son miembros de la familia de las liliáceas y tienen beneficios similares. Cuando prepares nuestras recetas, puedes sustituir una variedad de cebolla por otra, aunque los beneficios nutricionales de las cebollas rojas, amarillas y blancas son distintos.

Independientemente de cuál utilices, una vez que hayas eliminado la capa exterior, similar al papel, debes descartar la menor cantidad posible de capas porque, en general, el 75% de los compuestos provechosos de la cebolla se encuentran en las capas exteriores.

Las cebollas tienen distintos grados de dulzor y también diferente capacidad para provocar picor de ojos; esto se debe principalmente a la cantidad de agua y azufre que contienen. Las blancas son las más dulces, tienen un contenido de azufre menor y, por tanto, presentan menos probabilidades de hacerte llorar, pero también contienen menos compuestos beneficiosos (aunque esto último es relativo, ya que todas las cebollas contienen nutrientes importantes). Las rojas tienen el beneficio añadido de su color, que se traduce en un contenido relativamente superior de fitonutrientes.

Salsa envasada para pasta

Te aconsejamos que leas siempre las etiquetas antes de elegir una salsa de tomate u otro tipo de salsa para la pasta. El tomate debería ser el primer ingrediente en la lista. Elige una salsa que sea de cultivo biológico y que no contenga azúcar añadido, aceite vegetal hidrogenado ni agentes espesantes como el carragenano, que se produce a partir de un alga roja y al que se ha relacionado con varios efectos secundarios, como alergias y otras enfermedades.

Sal

Las sales marinas contienen restos de algas (que a pesar de no estar vivas siguen siendo beneficiosas) y composiciones minerales de distintas zonas geográficas. Existen diferencias sutiles de sabor y cada chef debe encontrar la sal que más le interese en cada ocasión. En la página 58 encontrarás más información sobre la sal.

Algas marinas

Las algas comestibles incluyen *arame*, *wakame*, *nori* y *kombu*. Todas ellas son ricas en minerales y ofrecen una miríada de beneficios para la salud si se recolectan naturalmente. Las dos primeras son fuentes especialmente ricas de calcio. Debes lavar las algas crudas del mismo modo que lavas el resto de los vegetales (es decir, cuidadosamente) y por la misma razón: hay organismos pequeños que se adhieren a ellas y no están a la vista. Seca las algas al sol y guárdalas en un recipiente de vidrio hasta dos meses en la despensa, o hasta cuatro meses en la nevera.

Semillas

Las nutritivas semillas que indicamos en nuestras recetas incluyen las de chía, cáñamo, calabaza y sésamo. Lo ideal es que las germines, aunque es una labor para alguien que disponga de tiempo. Muchas recetas se benefician del sabor de las semillas asadas o tostadas, pero debes estar muy atento durante el proceso porque se queman rápidamente. Las semillas de sésamo son centrales energéticas de calcio. Las blancas se han descascarillado, son las más dulces y constituyen la base de determinados alimentos beneficiosos, como el *tahini*. Las negras conservan la cáscara y tienen todavía más calcio que las blancas; con ellas se prepara un aceite delicioso. Puedes comprar aceite de semillas de sésamo negro en tiendas de alimentación asiática.

Fermento de masa madre

El fermento (o cultivo iniciador) de masa madre es levadura natural seca, levadura que vive en el aire. La levadura envasada no produce el mismo fermento ni el mismo sabor.

Si conoces a alguien que tenga masa madre, puedes pedirle una taza y aumentar la masa en tu cocina. En caso contrario, puedes comprar un *pack* de cultivo iniciador de masa madre de la marca San Francisco. Consulta los comentarios de los consumidores antes de comprar el producto.

Leche de soja

Debes consumir leche de soja preparada con habas de soja fermentadas; de lo contrario, estarás bebiendo antinutrientes. Elabora tu propia leche de soja (ver «Cómo preparar leche de soja» en la página 330) o compra alguna marca certificada.

Salsa de soja biológica

Shoyu es la palabra japonesa para la salsa de soja. Normalmente se prepara con habas de soja mezcladas con *koji*, arroz o trigo y sal; los ingredientes se fermentan con *Aspergillus oryzae*. Si eliges salsa de soja de cultivo biológico, puedes estar relativamente seguro de que no se ha elaborado con habas de soja genéticamente modificadas.

La salsa de soja puede ser oscura o clara. La diferencia es significativa. La clara se prepara con habas de soja fermentadas con trigo. Tiene una consistencia más fina y es más salada que la oscura. Esta última se elabora con habas de soja, no se le añade trigo y las habas se dejan fermentar hasta un año. La designación *bajo contenido en sodio* no se refiere a que la salsa sea clara u oscura; en general significa que se elimina el sodio después de la fermentación.

Germinados

Puedes comprar semillas biológicas para germinar en casa, un procedimiento ideal porque muchas veces los germinados que se comercializan no son de cultivo biológico, incluso en establecimientos que venden productos naturales y alimentos no procesados. En lo más alto de la lista colocamos los brotes de alubias mungo. Si quieres consumir más fitoestrógenos, sustituye los brotes de soja biológicos por los de alubias mungo. Ten cuidado al comprar los brotes de soja, porque la soja cultivada de la manera convencional suele estar genéticamente modificada.

Estevia

Los productos derivados de las hojas de estevia que más se comercializan (por ejemplo, Truvia[*]) son altamente procesados. Contienen los glucósidos más dulces y rebaudiósido,[**] y se someten a tratamientos con sustancias químicas.

En Japón y en Sudamérica se ha utilizado la planta entera durante siglos. Las hojas verdes —que contienen otro glucósido, el esteviósido,[***] que deja un sabor un poco más amargo— se muelen hasta convertirlas en polvo.

Si buscas una alternativa para el azúcar, nosotras solemos utilizar la estevia molida; es la única que Laura recomienda a sus pacientes.

Azúcar

Turbinado, demerara y muscovado[****] son tipos de azúcar mínimamente procesados que conservan la humedad y algunas melazas naturales. El azúcar turbinado tiene el mayor contenido de melazas y calcio. El azúcar moreno comercial es azúcar blanco altamente procesado,

---

[*] Truvia® es un endulzante.
[**] El rebaudiósido A es un glucósido de esteviol doscientas veces más dulce que el azúcar.
[***] El esteviósido es uno de los azúcares obtenidos naturalmente de la *Stevia rebaudiana*.
[****] Son tres tipos de azúcar moreno.

al que se han añadido melazas. También pueden utilizarse subproductos animales y sustancias químicas para procesar el azúcar.

Tahini

El *tahini* está compuesto sencillamente por semillas de sésamo molidas. Tienes que probar las semillas tostadas de sésamo blanco o negro para descubrir cuál sabor prefieres. Para aprender a preparar tu propio *tahini*, consulta la receta de la página 315.

Tofu

El tofu se prepara normalmente cocinando las habas de soja hasta producir leche de soja y requesón de tofu. Ver «Cómo preparar tofu» en la página 331.

Cuando compres tofu, comprueba que no contenga carbonato de calcio (ni otro producto utilizado para enriquecer el calcio) ni conservantes. Algunos establecimientos de productos naturales venden tofu preparado de manera artesanal y de procedencia local, envasado con agua filtrada. Siempre debes consumir tofu fresco (es decir, como máximo un par de días después de haberlo comprado) o dividirlo en porciones y congelarlo para poder usarlo más adelante.

Tomates secados al sol

Aunque secar los tomates produce una mayor concentración de carbohidratos, también genera una concentración muy superior de sustancias beneficiosas para la salud de tus huesos: calcio, magnesio, niacina y vitamina K, entre otras.

Los tomates secados al sol son un sabroso tentempié y un buen ingrediente para el *antipasto*.

Vinagre

El vinagre de manzana natural de cultivo biológico contiene madre de vinagre,[*] que favorece la liberación de minerales. Nunca compres vinagre de sidra de manzana pasteurizado, aunque sea biológico. Puedes preparar tu propio vinagre fresco con la receta que presentamos en la página 328. También te recomendamos que elabores tu propio vinagre específico para los huesos (ver la receta en la página 312) porque contiene una abundante cantidad de minerales.

Existen otros vinagres que también favorecen la liberación de minerales, aunque son agentes menos potentes. Los más sabrosos, como el vinagre balsámico, y los vinagres de vino se elaboran con uvas.

Agua

En nuestras recetas utilizamos agua filtrada, es decir, la que ha pasado a través de un sistema de filtrado por ósmosis inversa, o agua mineral envasada en botellas de vidrio.

Yogur

El yogur griego es el resultado de un proceso de filtrado que elimina gran parte del suero de leche, el líquido que queda cuando añades un cultivo a la leche para cuajarla. También se elimina una gran cantidad de lactosa, el azúcar natural de la leche. De manera que es más cremoso, su contenido en hidratos de carbono es menor y, lamentablemente, también tiene un tercio menos de calcio. Por tanto, 200 g de yogur normal proporcionan un 30% de los requisitos diarios

---

[*] N. de la T.: La madre del vinagre es una sustancia compuesta por una forma de celulosa y las bacterias del ácido acético que se desarrollan en la fermentación de líquidos alcohólicos.

de calcio, mientras que la cantidad equivalente de yogur griego nos ofrece solamente un 20%. De todas maneras, seguimos recomendando el yogur griego debido a su menor contenido en azúcar; puedes compensar fácilmente la diferencia de calcio consumiendo, por ejemplo, 30 g de queso gouda.

Es importante que consumas yogur, independientemente de que tomes yogur griego o de cualquier otro tipo, siempre que no contenga azúcar. El azúcar añadido invalida el valor de la comparación. Elige yogures no desnatados, a menos que tu médico de familia te haya aconsejado limitar el colesterol y las grasas animales o que decidas preparar una receta que indique específicamente no utilizar yogur natural entero.

Evidentemente, lo ideal es que comiences a elaborar tu propio yogur con leche cruda, aunque esto tiene algunos inconvenientes. Si la leche cruda no es extremadamente fresca, las bacterias presentes en ella lucharán contra el cultivo de yogur. El resultado puede ser que el sabor no sea el esperado. Por otra parte, el yogur hecho con leche cruda puede tener una consistencia demasiado ligera.

CAPÍTULO 11

Inicio rápido

En este capítulo presentamos varias recetas favorables para la salud ósea. Cada una de ellas contiene una concentración de nutrientes para fortalecer los huesos y utiliza alimentos beneficiosos con el fin de demostrar la variedad de posibilidades y puntos de partida que existen. Algunas incluyen ingredientes convencionales, mientras que otras ofrecen nuevas experiencias de sabor y sirven de introducción para algunas de las muchas joyas para la salud de los huesos que permanecen ocultas a simple vista.

A medida que aprendas cuáles son los alimentos que potencian la salud ósea y comiences a probar recetas, empezarás a pensar en mezclarlas y combinarlas y a desarrollar tu habilidad para planificar comidas que te aporten diariamente la cantidad de nutrientes esenciales necesarios para tener unos huesos fuertes. Para completar esta introducción y darte una idea de las posibilidades con las que cuentas, en la segunda parte del capítulo hemos reunido dos ejemplos de comidas que combinan tres deliciosas recetas. Esperamos que disfrutes cocinando para tus huesos.

Infusión de Ortiga

Para 4 tazas (1 l)

Si tuvieras que hacer solamente dos cosas para prevenir y tratar la osteoporosis, deberían ser estas: aderezar las verduras con el vinagre específico para los huesos (página 312) y beber esta infusión de ortiga. En realidad, ambos son infusiones de hierbas.

La infusión de ortiga es un regalo de las medicinas tradicionales. Considéralo como una vitamina líquida y un suplemento de calcio, con una enorme diferencia: la infusión de ortiga no solo te da energía (consume un vaso por semana para comprobarlo), sino que también te ofrece prácticamente todo lo que necesitas para fortalecer tus huesos (calcio, magnesio, hierro, vitaminas A, B, C, D y K, proteínas, oligoelementos, potasio, cinc, cobre, azufre y boro). La ortiga es más nutritiva que las algas de color azul verdoso.

Como la mayoría de los alimentos no procesados nutritivos, la ortiga también es excelente para la salud general. Es un reconstituyente para las glándulas adrenales y una ayuda para muchos pequeños trastornos, desde las uñas débiles hasta las alergias. En la medicina tradicional, se receta a los hombres como antídoto para la micción nocturna frecuente. En las culturas tradicionales las mujeres gestantes y lactantes la beben en infusión a modo de tónico, ya que su contenido en hierro puede tratar la pérdida de sangre y la anemia.

La infusión de ortiga ofrece energía y es una excelente fuente de calcio; y como las vitaminas y minerales que el calcio necesita para su absorción y transporte son integrales, la infusión de ortiga resulta segura y efectiva como suplemento para el calcio. Bebe media taza o 120 ml al día para fortalecer tus huesos.

30 g de hojas y tallos secos de ortiga
4 tazas (1 l) de agua hirviendo

Llena una jarra de vidrio con la ortiga seca y añádele el agua hirviendo. Tapa la infusión y déjala reposar toda la noche. Usa guantes de goma.

Al día siguiente retira el material vegetal y, siempre usando guantes de goma, exprime las hierbas hasta obtener la mayor cantidad posible de líquido. Enfría la infusión en la nevera. Conservará su sabor durante dos días. Cuando adquiera un sabor agrio, será un buen alimento para las plantas.

Advertencia: la ortiga (especialmente si es fresca) tiene pequeños filamentos que liberan la misma sustancia irritante que producen las hormigas al morder, de modo que debes usar guantes de goma y pinzas cuando manipules los tallos frescos o secos.

Información nutricional por taza: 125 mg de calcio, 75 mg de magnesio, 450 iu de vitamina A y 4,1 g de proteínas.

CUENCO DE POKE*

2 RACIONES

Aquí tienes una comida fresca y ligera que puedes tomar en cualquier momento y que te hará sentir satisfecho y contento. En casa de Laura se sirve a veces para desayunar.

El rábano sandía** es un miembro de la familia de las coles que contiene poderosos antioxidantes. Estas raíces de color magenta tienen un sabor suave y delicioso que combina bien con cualquier alimento, pero especialmente con el queso, las hortalizas, las hierbas y el aliño para ensalada.

Si quieres tomar algo más sustancioso, puedes añadir arroz. Se trata de un plato flexible al que puedes quitar algunos ingredientes o añadir otros. Puedes tomarlo con col china fresca o utilizar tirabeques*** al natural, aunque si deseas un sabor más suave puedes cocerlos ligeramente al vapor.

Los platos coloridos son atractivos y ofrecen el beneficio de contener muchas sustancias fitoquímicas.

Aliño de *shoyu* y sésamo (ver la página 220)
230 g de salmón o atún salvaje marinado cortado en dados y hecho en la sartén, o tofu
2 hongos *shiitake* marinados previamente expuestos al sol (ver las instrucciones en la sección «Cómo exponer los hongos al sol» de la página 180)
1 taza (70 g) de col china al natural

1 taza (145 g) de tirabeques crudos o ligeramente cocidos al vapor
2 cebollas verdes picadas
¼ de cebolla blanca de tamaño medio, cortada
1 aguacate cortado en rodajas
¼ de taza (20 g) de alga nori cortada en tiras y tostada
3 rábanos sandía cortados
1 cucharada de huevas de pescado
2 cucharadas de semillas de sésamo blanco y negro, combinadas

Ingredientes opcionales

¼ de taza (45 g) de alubias *azuki* (ligeramente cocidas y enfriadas) o germinadas y crudas
2 tomates *cherry*
½ taza (40 g) de *kimchi de daikon* (ver la página 272)
1 cucharada de raíz de loto
3 nueces de macadamia
¼ de taza (40 g) de trozos de mango
¼ de taza (25 g) de alubia mungo (germinadas, ligeramente cocidas y enfriadas) o germinadas y crudas
¼ de taza (30 g) de brotes de guisantes
¼ de taza (25 g) de pepino cortado en juliana
1 cucharada de jengibre cortado en tiras, o un trozo para dar sabor

---

* El *poke* es una ensalada de pescado crudo servida como aperitivo o plato principal en la cocina hawaiana.

** N. de la T.: Pertenece a la familia de los rábanos. Su sabor recuerda a la pimienta y a la almendra, su textura es crujiente y dulce. Se usa en ensaladas, cocido o frito.

*** N. de la T.: Los tirabeques (*Pisum arvensis*), también conocidos como bisaltos, son unas vainas de la misma familia y género que los guisantes, pero en lugar de ser cultivadas por sus semillas, son las propias vainas las que se consumen sin desgranar, en su interior esconden unas semillas casi imperceptibles.

Mezcla el aliño de *shoyu* y pon ½ taza (120 ml) en un cuenco con el atún y el salmón, o el tofu. Deja marinar el pescado con la salsa *shoyu* durante 2 horas, o toda la noche en la nevera. Añade 2 cucharadas del aliño a los hongos y déjalos marinar en la nevera, igual que con el pescado o con el tofu. Guarda el resto del aliño en la nevera.

Cuando esté listo para consumir, coloca las verduras, el aguacate, el alga y las huevas en un cuenco. Si quieres añadir otros ingredientes, hazlo ahora y luego mézclalo todo bien. Coloca el pescado o el tofu marinado al final y vierte el resto del aliño. Espolvorea las semillas de sésamo sobre el plato. ¡Una verdadera delicia!

Información nutricional por ración: 34 g de proteínas, 250 mg de calcio, 200 mg de magnesio, 8000 iu de vitamina D y fitoestrógenos.

SUCULENTA ENSALADA DE SEMILLAS DE CÁÑAMO DE HELEN

2 RACIONES

La clave para este plato nutritivo que puede tomarse en cualquier momento es la rúcula fresca de cultivo biológico que aún conserva sus raíces, un aguacate cremoso y un poco de queso gouda de cualquier tipo, pasteurizado o elaborado con leche cruda.

Puedes utilizar cualquier tipo de leche porque las bacterias empleadas para elaborar el queso gouda son las mismas que fabrican vitamina K_2 en tu organismo, y también la producen en el queso, independientemente de la leche utilizada. Si decides utilizar queso elaborado con leche cruda, vale la pena probar el delicioso queso Beemster.

Nos encanta preparar esta ensalada con higos frescos. La fructosa de los higos ayuda a potenciar la absorción del calcio.

2-4 muslos de pollo orgánico
1 manojo de hojas de rúcula fresca, enfriadas en agua helada
¼ de cebolla roja pequeña

1 aguacate bien maduro
¼ de taza de semillas de cáñamo de cultivo biológico
2 cucharaditas de aceite de oliva
4 higos frescos
4 cucharaditas de aceite de coco virgen
1 cucharadita de vinagre de manzana de cultivo biológico
30 g de queso gouda de cabra rallado
Pacanas para decorar

Prepara los muslos de pollo al horno, a la parrilla o a la plancha, con o sin piel. Helen les quita la piel antes de cocinarlos porque, como toda su familia, tiene el colesterol alto. Tú puedes conservarla o retirarla, según tu preferencia.

Lava la rúcula. Extiende las hojas formando una sola capa sobre un papel de cocina, enrolla el papel y escúrrelo ligeramente. Retira el papel; si queda algo de agua, envuelve las hojas otra vez en otro papel de cocina hasta que estén bien secas. Elimina los extremos de los tallos si no se encuentran en muy buen estado.

Corta la cebolla roja en rodajas hasta tener aproximadamente dos cucharadas colmadas.

Corta las hojas y el tallo de la rúcula que acabas de secar y distribuye la mitad de las hojas en cada plato. Vierte un poco de vinagre sobre ellas.

Coloca medio aguacate en cada plato, sobre las hojas de rúcula.

Espolvorea una cucharada de semillas de cáñamo en cada plato.

Distribuye las rodajas de cebolla roja.

Adereza con el aceite de oliva y el vinagre.

Corta los higos y añádelos a la ensalada.

Agrega el pollo y vierte el aceite de coco sobre el aguacate y el pollo. Por último, agrega el queso gouda y las pacanas.

Nota: los muslos de aves que se alimentan en libertad son los mejores; a pesar de tener menos grasa en la piel, ofrecen proteínas mucho más sanas (por gramo) que las aves de granjas industriales.

....

Información nutricional por ración: 26 g de proteínas, 80 mg de calcio, 150 mg de magnesio, 30 mcg de cinc y 25 mcg de vitamina K_2.

....

DESAYUNO REPARADOR

1 RACIÓN

Puedes añadir varios puntos favorables a la salud de tus huesos si tienes diez minutos y uno o dos huevos de aves criadas en libertad.

Si vives en un estado o país donde esté permitido vender nata cruda, intenta elaborar tu propia mantequilla (ver «Mantequilla de leche natural» en la página 324) para esta receta. A menos que lleves una dieta baja en sodio, añade ½ cucharada de sal al agua donde calientas los huevos, porque la sal ayuda a que lleguen a tener una buena consistencia. Echa agua hirviendo sobre los huevos con una cuchara una o dos veces durante la cocción para que la clara se cocine completamente. Recomendamos usar eneldo para sazonar en la mesa debido a su alto contenido en calcio.

1 cucharada de aceite de coco
1 cucharada de mantequilla o *ghee*
La parte superior de 1 hongo *portobello* cortado en trozos grandes
1 tomate, a ser posible local y biológico, cortado por la mitad
8 hojas de berza o 10 de col rizada
1 o 2 huevos de gallinas criadas en libertad
1 cucharadita de huevas de pescado
Una pizca de sal
Sal, pimienta negra, guindilla molida muy fina y eneldo seco, para sazonar en la mesa

Echa el aceite y la mantequilla en una sartén y calienta a fuego medio. Cuando la sartén esté caliente, agrega los hongos y las mitades del tomate con la pulpa hacia abajo. Voltea los hongos para que se cuezan por dentro. Añade la berza.

Cuando los hongos estén tiernos, voltea los tomates, remuévelo todo y baja el fuego. Lleva los hongos y el tomate hacia el centro de la sartén y tápala para que se sigan cociendo a fuego lento.

Coloca alrededor de 10 cm de agua en una pequeña olla a fuego medio y añade una pizca de sal. Cuando haya alcanzado el punto de ebullición, rompe los huevos contra el borde de la olla y échalos en el agua. Baja el fuego lo suficiente como para mantener el agua por debajo del punto de ebullición. No te preocupes si ves que se forma una espuma blanca en su superficie. Después de un minuto debes comprobar si el huevo ha subido a la superficie; de lo contrario, ayúdalo suavemente con una espátula. Trata de que la yema permanezca intacta.

Una vez que se haya cocido la clara, usa una espumadera para servir los hongos y los tomates en los platos, dejando los líquidos en la sartén, y finalmente los huevos. Utiliza los dientes de un tenedor para pinchar las yemas y abrirlas un poco. Vierte los jugos que han quedado en la sartén por encima del plato. Echa las huevas de pescado, que proporcionan un sabor salado que hace innecesario añadir sal. Agrega un poco de pimienta negra, una pizca de guindilla molida y eneldo seco en abundancia. ¡Ya puedes saborear este reparador desayuno!

Información nutricional por ración: 50 mcg de vitamina K2, 3000 iu de vitamina D y 60 mg de calcio.

VIEIRAS ASADAS AL CARBÓN CON BROTES DE RÚCULA Y HUEVAS SALTEADAS

2 RACIONES

Las vieiras son el plato de última hora definitivo del *gourmet*. Se preparan rápidamente y solo necesitan verduras como guarnición. Puedes servirlas como entrante o como plato principal.

Las vieiras de mar, normalmente de unos 40 cm de diámetro, son perfectas para preparar a la parrilla o a la plancha. Échales aceite antes de sazonar. Las vieiras de bahía son más pequeñas y se preparan rápidamente. Compra vieiras secas de un proveedor de confianza. Las frescas normalmente se remojan en una solución de fosfato para que estén más esponjosas, aunque esto perjudica su textura. Algunas pescaderías llegan a exponer el pescado hasta una semana.

12 vieiras grandes

Brotes de rúcula (o rúcula, berros, canónigos o una mezcla de todos ellos)

1 aguacate

1 rodaja de lima por persona

1 o 2 cebolletas asadas y servidas enteras (optativo)

1-2 cucharadas de aceite de aguacate (optativo)

Ajo en polvo

Pimienta negra

3 o 4 trozos de jícama* o alcachofas de Jerusalén por persona

Huevas salteadas

2 cucharadas de aceite de coco

1 diente de ajo pequeño, picado

12 huevas de vieira

Sal marina o sal rosada del Himalaya en un molinillo

Lava las vieiras y sécalas con papel de cocina. Pon la plancha a fuego alto o prepara el carbón hasta que esté candente.

A continuación lava y seca cuidadosamente
los brotes de rúcula. Corta el aguacate y colócalo
en un cuenco sin retirar el hueso, tapa el cuenco
y guárdalo en la nevera. Prepara los platos con
una guarnición de brotes, una rodaja de lima y
una selección de los ingredientes que se mencionan en la sección «Nota».

Vierte un poco de aceite sobre las cebolletas y espolvorea ajo en polvo sobre las vieiras.
Utiliza generosamente la pimienta negra. Voltea
suavemente las vieiras y échales de nuevo ajo y
pimienta.

Coloca las cebolletas y las vieiras en la plancha. Remuévelas rápidamente para que todas
se hagan al mismo tiempo, 2 minutos por cada
lado.

Retira las cebolletas y las vieiras para colocarlas en los platos encima de los brotes. Añade
el aguacate y los trozos de jícama o alcachofa de
Jerusalén y las rodajas de lima.

Si quieres un plato más nutritivo puede darle un toque final con un glaseado balsámico de
higos (ver la página 220).

Huevas salteadas

Calienta el aceite a fuego medio-alto. Añade el ajo y baja inmediatamente a fuego medio; a
continuación agrega las huevas. Saltéalas removiendo suavemente con una cuchara de madera
hasta que estén listas, alrededor de 2 minutos.
Echa un toque de sal sobre las huevas antes de
servirlas con las vieiras.

Se deben preparar las huevas separadas de
las vieiras porque se cocinan más rápidamente.
Las huevas se pueden hacer a la plancha en lugar de sofreírlas en una sartén, pero se requiere
una mano muy experta y una parrilla especial. Si
alguien te ayuda en la cocina, uno puede saltear
las huevas y el otro hacer las vieiras a la plancha.
Con un solo par de manos es mejor preparar las
huevas antes que las vieiras.

Nota: puedes añadir un pequeño y delicioso
toque de color a este plato con un tomate *cherry*
cortado por la mitad, una rodaja de remolacha,
un trozo de pimiento rojo o un puñado de bayas
silvestres. Pero si quieres presentar un plato lleno de colores vibrantes, sirve las vieiras con espárragos asados y arroz negro.

---

* N. de la T.: La jícama, pelenga, yacón o nabo mejicano es una
planta leguminosa originaria de Méjico, Centroamérica y Ecuador, cultivada especialmente por sus raíces.

Información nutricional por ración: 32 g de proteínas, 200 mg de calcio, 120 mg de magnesio, 800 iu de vitamina D y 400 mg de fósforo.

BEBIDA ESPECÍFICA PARA LOS HUESOS

En el siglo XVII los brebajes hacían furor. Comenzaron como jarabes medicinales que llegaban a Inglaterra desde Italia, donde se produjeron por primera vez en el Renacimiento para «regular el calor corporal, restablecer y reactivar el ánimo y liberar al cuerpo del azote de las enfermedades», según afirma un texto anónimo de la época. Eran una combinación de fruta, vinagre y agua mineral, a la que a veces se añadía alcohol. Existe una antigua máxima que dice que una cucharada de vinagre de sidra por la mañana cura todos los males, igual que los brebajes.

Algunos jarabes medicinales presentaban un color amarillo brillante y contenían partículas de pan de oro, y por eso tomaron su nombre de las «virtudes medicinales» de los rayos del sol, que algunos alquimistas creían que estas medicinas contenían. Y en cierto sentido, tenían razón, porque las plantas utilizan los rayos de sol para producir los enormes y variados beneficios que proporcionan como alimentos.

En el siglo XIX, las recetas típicas para estos jarabes incluían verter vinagre sobre la fruta (normalmente, bayas), que se dejaba asentar durante toda la noche, y hasta varios días, hasta obtener la infusión. Luego se retiraba la fruta y el líquido se mezclaba con un agente endulzante, como azúcar o miel, y se reducía para crear un jarabe. El jarabe agridulce podía mezclarse con agua o agua mineral y servirse como un refresco, pero también podía utilizarse en los cócteles. Estas bebidas cayeron finalmente en el olvido debido al uso de las neveras en los hogares.

Preparar una bebida de este tipo es una forma ideal de consumir un vinagre específico para la salud ósea. Observa la diferencia que existe entre tomar un suplemento fabricado industrialmente y sentarte al sol para absorber la vitamina D mientras disfrutas de este regalo agrio y afrutado de la naturaleza. Las hierbas que se utilizan en este vinagre contienen todas las vitaminas y oligoelementos esenciales para la salud ósea —solo la ortiga contiene más de 400 mg de calcio por taza—. Esta bebida deliciosa con sabor a fruta te ofrecerá todos los nutrientes esenciales para la salud de tus huesos. ¡Sin lugar a dudas, mucho mejor que cualquier suplemento en forma de píldoras!

Cómo preparar este tipo de bebidas

De ninguna manera se trata de un procedimiento exacto. Te animamos a investigar hasta conseguir que sea tan simple o tan compleja como desees.

La idea básica es utilizar la cáscara y los restos de fruta que tengas a mano. Debes ponerlo todo en una jarra que tenga tapa y agregarle un buen chorro de vinagre específico para los huesos (consulta la receta en la página 312).

Añade una cucharada de fermento de jengibre (ver la página 298) porque combina muy bien con las hierbas del vinagre específico para los huesos. Tapa la mezcla y deja que se asiente a temperatura ambiente durante varios días.

A continuación, filtra el líquido, haciendo un puré con la pulpa de la fruta para extraer el sabor. Agrega 2 cucharadas de miel o azúcar.

Mezcla una cucharada de este vinagre dulce y afrutado con agua mineral con gas, o algo más dulce si lo prefieres, y un cubito de hielo.

Servir el té dulce de hibisco (ver la página 301) con un cubito de hielo y gaseosa, o con algún refresco preparado en casa (ver «Refrescos caseros» en la página 297), ofrece un resultado delicioso. Nuestro vinagre para los huesos tiene un agradable sabor especiado que combina francamente bien con la cerveza de jengibre.

COMIDA BENEFICIOSA PARA LOS HUESOS - 1

4 RACIONES

Wagyu con salsa de shoyu con hongos

Wagyu es una raza de vacas originaria de Japón que ahora crían algunos granjeros estadounidenses. La carne es de excelente calidad, marmoleada y rica en grasas no saturadas. Este es el tipo de carne que nunca se te ocurriría marinar, porque es muy sabrosa. Nos encanta tomarla con una buena guarnición de ensalada o una sopa. También es perfecta como plato principal para dos personas.

El filete de *wagyu* es caro, y los animales suelen ser alimentados con una dieta a base de cereales. Consulta con tu proveedor habitual cómo se criaron los animales cuya carne vas a consumir. Como alternativa, elige otro tipo de carne de ganado que paste en libertad, ecológica o la de mejor calidad que puedas pagar. Su sabor te compensará.

1 filete de *wagyu* de 450 g, o de otra carne marmoleada y de buena calidad

¼ de taza (65 g) de salsa de *shoyu* con hongos (ver la página 221)

1 cucharada de semillas de sésamo tostadas

Coloca el filete en el congelador durante 30 minutos. A continuación, córtalo en rodajas muy pequeñas mientras pones una cazuela de hierro a fuego medio durante cinco minutos. Asa las tiras de carne 20 segundos por cada lado y luego colócalas en un plato. Agrega la salsa *shoyu* con hongos y espolvoréales semillas de sésamo. Sírvelas de inmediato acompañadas de brócoli chino y boniatos de cultivo biológico recientemente hervidos y pelados, o también con arroz. Esta carne es simplemente exquisita.

Información nutricional por ración: 25 g de proteínas, vitaminas del grupo B, 2,5 mg de Hierro y oligoelementos.

Brócoli chino con salsa de soja y ajo frito

1¼ taza (300 ml) de aceite de cacahuete

1 cabeza de ajos triturados y picados

Una pizca de sal

1 cucharadita de aceite de sésamo

1 cucharada de salsa de ostras (ver la página 222)

3 manojos de brócoli chino

Fríe el ajo con el aceite de cacahuete hasta que se dore. Retíralo del fuego y colócalo sobre un papel de cocina para eliminar el exceso de aceite.

Mezcla 1 cucharada de ajo con el aceite de sésamo y la salsa de ostras en un pequeño cuenco hasta conseguir que se amalgamen y añade 1 cucharada de agua caliente. Remueve y déjalo aparte. Reserva el ajo restante para usarlo en otro plato.

Hierve ocho tazas de agua (casi 2 l), añade una pizca de sal y cocina el brócoli chino a fuego bajo hasta que esté tierno, lo que tarda alrededor de 4 minutos. Elimina el agua con papel de cocina, o con un centrifugador de ensalada, y sirve en una fuente. Echa un poco de salsa de ostras por encima y finalmente el ajo frito.

....

Información nutricional por ración: 200 mg de calcio, 28 mg de vitamina C, 1400 iu de vitamina A y 75 mg de magnesio.

....

Puré de kabocha con sirope de arce, shoyu y ghee

La calabaza kabocha, con su delicada cáscara comestible de color verde o roja, es más dulce que otras calabazas, pero únicamente si el agricultor conoce perfectamente su punto de maduración. Una ración de kabocha es una poderosa fuente de sabrosos nutrientes: contiene la dosis diaria recomendada de las vitaminas E y C, y también de potasio, junto con una gran cantidad de vitamina A y vitaminas del grupo B, folato y varios minerales, incluyendo 45 mg de calcio, 35 mg de magnesio y la mayor parte del cobre que necesitas cada día.

La salsa shoyu, como ya dijimos, es una salsa de soja normalmente elaborada a base de habas de soja, koji,* arroz o trigo fermentado con Aspergillus oryzae.

1 calabaza kabocha
2 cucharadas de shoyu de cultivo biológico
2 cucharadas de sirope de arce
1 cucharada de ghee (ver la página 326)

Precalienta el horno a 180 ºC.

Corta la calabaza por la mitad y luego en trozos de 2,5 a 5 cm. Guarda las semillas para tostarlas (ver la receta de «Semillas de calabaza tostadas con especias», en la página 309). Coloca los trozos de calabaza de lado sobre un papel de aluminio en una fuente de horno. Hornea entre 25 y 30 minutos, volteando los trozos al cabo de 15 minutos. Mientras la calabaza está en el horno, mezcla el shoyu, el jarabe de arce y el ghee en una pequeña cazuela. Cuando la calabaza esté hecha, corta los trozos por la mitad y échalos en un cuenco. Vierte la salsa encima de la calabaza.

....

Información nutricional por ración: 3.500 iu de vitamina A, 150 mg de vitamina C, ácidos grasos omega 3 y 15 mcg de vitamina K2.

....

_____

* N. de la T.: Koji es un tipo de hongo que se utiliza en casi todos los platos de la cocina japonesa.

COMIDA BENEFICIOSA PARA LOS HUESOS – 2

2 RACIONES

Pescaditos y habas secas granadinas con alioli La Pilareta

Otro nombre para esta comida podría ser: opción natural española como suplemento para la salud de los huesos.

La Pilareta, antiguamente llamado Bar Pilar, es toda una institución en El Carmen, un antiguo barrio de Valencia. Helen se sorprendió gratamente al descubrir que dos de sus platos emblemáticos y favoritos son ideales para la salud ósea: boquerones fritos en aceite de oliva y habas secas granadinas, un plato muy popular en la cocina del sur de España (es una receta típica de Granada).

Estos platos son buenos para los huesos en muchos sentidos, de manera que los consideramos un suplemento perfecto para la salud ósea. ¿Puedes imaginar por qué?

Una razón es que, al ser un pescado pequeño, se consume completo, con su piel y sus espinas. Además, contienen grasas sanas, pues pertenece a la familia del arenque. Por otra parte, las habas contienen calcio, fósforo, potasio y una relativa mina de oro de magnesio. Y por si esto fuera poco, también tenemos el alioli, que contiene ajo crudo, un alimento probiótico, y la vitamina K_2 de la yema de los huevos.

Boquerones en fritos aceite de oliva

En España, algunas de las famosas y populares tapas se componen de pescadito frito (pescado joven de muy pequeño tamaño). En general, los chefs suelen decantarse por boquerones, una especie de anchoa blanca con raspas blandas y sabor aromático. Este tipo de pescados pequeños de espinas blandas forman parte de muchos platos nacionales de otros países; pensemos por ejemplo en el espadín de Escocia, el arenque joven de Noruega o el chanquete del Reino Unido. Preparado al horno, a la parrilla o frito, puedes consumir sus espinas y su piel, que te aportarán una gran cantidad de calcio.

Deja secar un pan que haya sido elaborado con masa madre para preparar pan rallado casero. Colócalo en una picadora, o machácalo entre dos hojas de papel encerado utilizando un rodillo de amasar o un mazo para ablandar la carne.

2 docenas de pescaditos
Harina
Pan rallado, molido hasta obtener polvo
Aceite de oliva para freír

Lava el pescado, sécalo con papel de cocina y déjalo reposar hasta que la piel esté perfectamente seca. Úntalo con un poco de aceite de oliva.

Prepara una mezcla para cubrirlos con partes iguales de harina y el pan rallado pulverizado. Reboza el pescado.

Vierte aceite en una cesta para freír, o en una sartén, y caliéntalo. Fríe el pescado hasta que el rebozado esté ligeramente dorado (alrededor de 4 minutos).

Información nutricional por ración: 23 g de proteínas, 180 mg de calcio y omega 3.

Habas secas granadinas

La hierbabuena es una hierba silvestre de la familia de la menta. Utilizamos media taza (75 g) de habas secas por ración, pero puedes emplear la cantidad que quieras según la función que desempeñen en tu comida: un entrante, una guarnición o un plato principal. Si no tienes una olla a presión, puedes usar una olla eléctrica de cocción lenta o colocar los ingredientes en una cazuela, cubrirla cuidadosamente con papel de aluminio y ponerle la tapa. Una vez que se haya superado el doble del tiempo de cocción, comprueba el estado de las habas.

2 tazas (300 g) de habas secas
Un poco de hierbabuena
1 guindilla

Pon las habas secas en remojo durante 24 horas (ver «Cómo remojar las legumbres», en la página 84). Colócalas en una olla a presión entre 10 y 15 minutos con sal, hierbabuena y toda la guindilla (retira las semillas para que el sabor no sea demasiado intenso). Saca las habas del agua de cocción con una espumadera y deja correr agua sobre ellas. Sírvelas frías o calientes, aderezadas con aceite de oliva y acompañadas por una tapa de pescado o de algas. Añádeles alioli, que es básicamente mayonesa con ajo.

....

Información nutricional por ración: 45 mg de calcio, 10 g de proteínas, 45 mg de magnesio y fitoestrógenos.

....

Alioli

El alioli es beneficioso en muchos sentidos y vale la pena probarlo. Puedes variar la cantidad de ajo y limón para adaptarlo a tu propio gusto. Utiliza un procesador de alimentos o un mortero para preparar esta mayonesa con ajo, pero nunca una batidora porque al final quedará más alioli en los bordes y el fondo del vaso de la batidora que en tu plato.

2-4 dientes de ajo
1 cucharadita de zumo de limón fresco (o un poco más)
Una pizca de sal marina finamente molida
1 huevo más 1 yema
¾ de taza (180 ml) de aceite de oliva

Procesa el ajo, el zumo de limón y la sal en un procesador de alimentos, o a mano con un mortero. Añade el huevo completo más la yema, mezclando hasta conseguir que quede homogéneo. Con la máquina en funcionamiento, o sin dejar de mezclar, vierte gradualmente ½ taza (120 ml) de aceite de oliva. Sigue mezclando hasta que la mezcla empiece a tener apariencia de mayonesa. Añade el resto del aceite de oliva, hasta que tenga la consistencia que deseas.

....

Información nutricional por ración: 40 iu de vitamina D y 50 mcg de vitamina K2.

....

CAPÍTULO 12

Cómo empezar el día

HUESOS SANOS

Hay pocas cosas que sean más sublimes que un huevo ecológico escalfado. ¡Y qué afortunados somos de que la yema contenga vitamina K_2, ya que es la encargada de iniciar el viaje de los nutrientes hacia el hueso. También puedes empezar el día desayunando avena combinada con bayas de goji, moras, nueces o almendras. Es un desayuno maravilloso, pero no te olvides de poner la avena en remojo la noche anterior para debilitar los antinutrientes que contiene y liberar los minerales del grano. Además, cuando nuestro objetivo es la salud de nuestros huesos, no solo podemos tomar huevos o cereales para desayunar; también podemos darles la bienvenida a las ensaladas de fruta o de hortalizas, o incluso a una sopa.

MELÓN CHARENTAIS* MARINADO CON YOGUR GRIEGO, SEMILLAS DE CALABAZA Y MIEL

4-6 RACIONES

Un maravilloso desayuno dulce y ligero, con sabores delicados pero a la vez intensos y lleno de ingredientes beneficiosos para la salud ósea que te permitirán fortalecer tus huesos nada más empezar el día. Esta receta es de Reynolds, un conocido proveedor de alimentos de gran valor gastronómico del Reino Unido.

2 cucharadas de azúcar de coco

1 taza (240 ml) de agua

1 naranja

Un pequeño trozo de jengibre fresco

4-5 piezas de anís estrellado

2 melones *Charentais*

680 g de yogur griego (biológico o hecho en casa)

5 cucharadas de miel

5 cucharadas de semillas de calabaza

Coloca el azúcar y el agua en una olla grande a fuego medio hasta que hierva; asegúrate de que el azúcar se disuelve completamente. Mientras el sirope hierve, corta la piel de la naranja en tiras (1,25 cm) y resérvalas. Luego corta la naranja por la mitad y exprime el zumo en un pequeño cuenco. Pela el jengibre y córtalo en trozos del tamaño de una cerilla. Añádele al jarabe la piel y el zumo de naranja, el jengibre y el anís estrellado. Vuelve a poner la mezcla a hervir.

Corta cada melón por la mitad y retira las semillas y la piel. A continuación corta trozos en forma de dados de 0,6 cm. Cuando el sirope vuelva a hervir, retíralo del fuego y añade el melón. Deja enfriar a temperatura ambiente aproximadamente 1 hora y luego vierte el contenido en una jarra y guárdalo en la nevera. Se recomienda dejar la mezcla en la nevera toda la noche para que se mezclen bien los sabores antes de consumir.

Sugerencia para servir el plato: coloca 1 taza de yogur griego en un cuenco para cada ración y añádele miel. Retira el melón del líquido con una espumadera y colócalo encima del yogur. Decora el plato con un puñado de semillas de calabaza.

....

Información nutricional por ración: 110 mg de calcio, 100 mg de magnesio, 200 mg de vitamina C y 100 mg de fósforo.

....

---

* N. de la T.: El melón *Charentais* es una variedad de origen francés.

SOPA DE GARBANZOS PARA DESAYUNAR

4 RACIONES

La tradicional *bessara*, sopa de habas egipcia, se prepara con habas y se toma para desayunar (ver «Sopa de habas germinadas», en la página 199). Aquí presentamos una versión todavía más beneficiosa para los huesos preparada a base de garbanzos. Estas legumbres presentan un extraordinario equilibrio de nutrientes: proteínas, calcio y magnesio en una combinación armónica, además de fósforo y vitaminas. Todas estas sustancias favorecen la salud ósea. Hemos agregado un huevo pasado por agua para conseguir un desayuno delicioso, completo y estupendo para la salud ósea.

2 tazas (300 g) de garbanzos germinados (ver «Cómo germinar legumbres», en la página 84)

2 dientes de ajo finamente picados 10 minutos antes de utilizarlos

4 tazas (1 l) de caldo de huesos de pollo, caldo vegetal o agua

2 cucharadas de aceite de oliva

1 cucharadita de comino molido

½ cucharadita de sal

¼ de cucharadita de hojuelas de pimiento rojo

Condimentos opcionales

Cilantro

Aceite de oliva

Paprika

Comino

Ajo picado

Hojuelas de pimiento chile o chile picado

Yogur

Huevos pasados por agua, en una fuente aparte

SUGERENCIAS PARA UN DESAYUNO CALIENTE

- Pon copos de avena a remojar en agua y yogur, suero de leche o vinagre durante la noche. Acláralos y prepáralos de la forma habitual para el desayuno.
- Remoja la harina de trigo integral en agua y suero de leche pasteurizado durante toda la noche antes de utilizarla en crepes o gofres.
- Sustituye la harina de cereal germinado por la harina integral que sueles utilizar. Si tienes un molinillo de granos, puedes germinarlos, secarlos y molerlos para tener harina fresca.

Coloca los garbanzos, el ajo y el caldo (o el agua) en una olla, lleva hasta el punto de ebullición y luego déjalo cocer a fuego lento durante aproximadamente 1 hora, hasta que los garbanzos se puedan aplastar fácilmente. Pasa el contenido de la olla a un recipiente grande y añade el aceite de oliva, el comino, la sal y las hojuelas de pimiento. Prepara un puré con una batidora de mano. Puedes agregar más agua, si así lo prefieres.

Pon en la mesa los condimentos para esta comida y anima a los comensales a añadirlos a la sopa.

....

Información nutricional por ración: 230 mg de calcio, 230 mg de magnesio, aproximadamente 50 mcg de vitamina K2 (con huevo), 45 g de proteína, 67 iu de vitamina A y 350 mg de fósforo.

....

Avena beneficiosa para la salud ósea, combinada con bayas de goji, nueces y almendras

2-3 raciones

Gracias a los vigorizantes carbohidratos completos presentes en la avena y a las grasas saludables de las bayas de goji y las nueces, esta es una comida perfecta para tomar después de practicar ejercicio o antes de afrontar un día muy atareado. La avena es una de las mejores fuentes dietéticas de silicio. Algunas de sus vitaminas son solubles en grasas; por lo tanto, si la sirves con mantequilla o nata, tu organismo absorberá fácilmente todas esas vitaminas. Compra nueces germinadas o prepáralas de antemano remojándolas durante ocho horas antes de utilizarlas para eliminar el ácido fítico (ver «Remojar y fermentar cereales», en la página 86, para obtener información sobre este ácido).

2 tazas (160 g) de avena cortada cruda, o
copos de avena de cultivo biológico
2 cucharadas de suero de leche cruda o 1 cucharada de vinagre de sidra de manzana
Agua
Una pizca de sal
1 cucharada de mantequilla o nata

Un puñado de bayas de goji (puedes sustituirlas
por otras frutas deshidratadas, si lo prefieres)
Un puñado de nueces y almendras (u otros frutos secos)
Canela en polvo
Miel cruda para dar sabor (optativo)

Al anochecer coloca la avena y el suero de leche o el vinagre en un cuenco y remueve bien hasta formar una mezcla homogénea. Añade agua para cubrirla. Tapa el cuenco con una toalla o paño limpio y déjalo sobre la encimera de la cocina durante toda la noche.

Por la mañana, separa el líquido y guárdalo; luego filtra la avena con un colador. Pon a hervir el líquido que has guardado con un poco de sal. Remueve, tapa el recipiente y baja el fuego para cocer a fuego lento durante 5 minutos. Agrega la mantequilla o nata, las bayas de goji, las nueces y almendras, la canela y la miel cruda.

....

Información nutricional por ración: 130 mg de calcio, 100 mg de magnesio, 10 g de proteína y 2 mg de hierro.

....

Huevos Savoyarde volteados

2 raciones

Savoyarde, antes Saboya, es una región histórica que en una época incluía zonas de Francia, Suiza e Italia. La cocina de esta región es nutritiva y deliciosa.

En esta receta, los huevos ecológicos y el queso gouda aportan una cantidad suficiente de vitamina K_2 para todo el día (aunque no sería mala idea ingerir algo más de vitamina K_2). El *maitake* te ofrece vitamina D para empezar la jornada lleno de energía, el gouda aporta unos 300 mg de calcio y el orégano es muy rico en fitoestrógenos –cuando es fresco se seca maravillosamente bien en el alféizar de una ventana y se puede guardar en un bote de vidrio.

½ cucharadita de *ghee*

1 ½ taza (100 g) de hongos *maitake* o *shiitake* expuestos al sol, laminados (ver «Cómo exponer los hongos al sol», en la página 180)

10 ramas de orégano seco de cultivo biológico

Sal de trufa o sal marina

¼-½ (55 g) de taza de queso gouda pasteurizado o crudo, rallado

¼-½ cebolla cortada

2 huevos ecológicos

Calienta la mitad del *ghee* en una cazuela, agrega los hongos, retira el orégano de las ramas y espolvoréalo sobre ellos. Añade una pizca de sal. Cocina durante 7 minutos, volteando los hongos de vez en cuando. Mientras tanto, comienza a preparar el queso y los huevos.

En una cazuela pequeña calienta el resto del *ghee* a fuego alto. Añade el queso, repartiéndolo de forma regular por toda la cazuela. Baja el fuego hasta un punto medio o bajo. Sigue cocinando durante 3 minutos y luego retíralo de la cazuela.

A continuación echa la cebolla y cocínala a fuego medio durante 2 minutos. Mezcla los huevos en un cuenco pequeño con un tenedor o un batidor. Añádelos a la cazuela junto con la cebolla y remueve la mezcla con una espátula de madera (es mejor remover que revolver). Cocina alrededor de 1 minuto más, hasta que los huevos estén hechos.

Coloca los huevos en un plato con los hongos por encima y añade el queso para finalizar.

....

Información nutricional por ración: 200 mg de calcio, 800 iu de vitamina D y 70 mcg de vitamina K2.

....

EL DESAYUNO ENEMIGO DE LA OSTEOPOROSIS

1 RACIÓN

La primera comida que Helen utilizó como medicina fue el desayuno. Era un acto de amor que realizaba cada mañana, y su esfuerzo se vio compensado durante quince meses. La lista de ingredientes es larga y es necesario hacer algunas tareas por adelantado. Hemos incluido varias sugerencias para que las cosas resulten más fáciles. Si tienes osteopenia u osteoporosis, merece la pena tomar este desayuno de forma habitual; si lo haces por prevención, puedes tomarlo ocasionalmente.

Los ingredientes biológicos son ideales para tratar la pérdida ósea. Elige higos turcos o de la variedad Black Mission porque aportan el 20% de tus requisitos diarios de calcio. Las nueces de macadamia tienen proporciones sorprendentes de ácidos grasos omega. Busca semillas germinadas o intenta germinarlas en casa (ver «Cómo germinar legumbres», en la página 84).

1 cucharada de semillas molidas de chía, cáñamo, lino dorado, sésamo blanco y negro o amapola

---

FACILITANDO LAS COSAS

Mezclar por anticipado las semillas y los frutos secos simplifica la preparación de este desayuno. Compra bolsas de diversos tipos de semillas y mézclalas en un cuenco grande. Luego vuelve a llenar las bolsas originales con la mezcla, o guárdalas en recipientes de vidrio o en bolsas para congelar con cierre que no contengan BPA. Pon una etiqueta que diga SEMILLAS MEZCLADAS en cada recipiente o bolsa. Deja siempre un recipiente en la despensa y el resto en la nevera o en el congelador.

Para hacer lo mismo con los frutos secos, combina 115 g de nueces de Brasil, 225 g de nueces de macadamia y otros 225 g de cada uno de los siguientes frutos secos tostados: avellanas, pacanas, almendras, anacardos, pistachos, nueces. Usa frutos secos germinados siempre que sea posible. Pela los pistachos y colócalos en un cuenco grande, luego añade el resto de los frutos secos. Mézclalos bien y guárdalos en bolsas o recipientes de vidrio. Ahora puedes congelarlos hasta que los necesites.

---

1 cucharadita de semillas de calabaza (lo ideal es que estén germinadas)

1 cucharadita de semillas de girasol (lo ideal es que estén germinadas)

1 o 2 higos turcos o Black Mission, o 2 higos frescos

1 orejón cortado por la mitad (de cultivo biológico y sin azufre)

1 nuez de Brasil

8 frutos secos (elegir entre los siguientes: nueces de macadamia, almendras, anacardos, pacanas, pistachos, avellanas o nueces)

1-2 cucharadas de melazas oscuras de cultivo biológico y sin azufre

½-¾ taza (120-180 ml) de leche cruda

¼ de taza (37 g) de arándanos, de fresas cortadas (40 g), de frambuesas (40 g) o medio plátano

Otras opciones

Bayas de goji

Moras

Uvas pasas que no contengan aceite

Aguaymanto*

Muele las semillas usando un molinillo para semillas o café, o un mortero. Colócalas en un cuenco de desayuno. Corta los higos y el orejón en pequeños trozos y añádelos a las semillas. Agrega la fruta que hayas elegido, la nuez de Brasil y 2 frutos secos de cada clase que utilices. Intenta cambiar los frutos que utilizas cada día. Añade 1 o 2 cucharadas completas de melaza que no contenga azufre.

Agita bien la leche y viértela en la mezcla. Agita suavemente hasta que la leche se mezcle bien. Termina el plato colocando fruta fresca por encima de los ingredientes. Ha llegado el momento de disfrutar de este plato exquisito; tus huesos te lo agradecerán.

Variación: para añadir vitamina K_2, puedes servir el plato con 2 huevos ecológicos. También puedes sustituir la leche por leche de cabra cruda o leche de soja convenientemente preparada (ver en la página 330 la información sobre la leche de soja), y las bayas o el plátano por kiwi, melón, mango, papaya, persimón (caqui americano) o manzana.

....

Información nutricional por ración: 747 mg de calcio, 300 mg de magnesio, 15 mg de proteínas, 75 mg de vitamina C, 125 mcg de vitamina A, 3,2 mg de hierro y 90 mg de fósforo.

....

* N. de la T.: El aguaymanto es un arbusto oriundo de los Andes Peruanos, conocido como fruto comestible desde la época de los Incas.

CAPÍTULO 13

Sopas

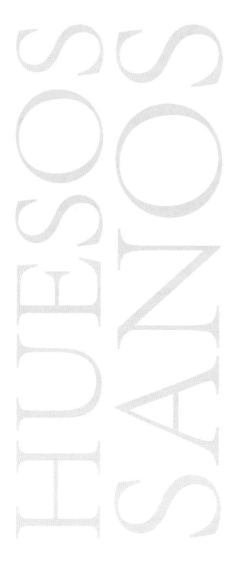

La sopa es un gran alimento que estimula el apetito y deja un gran margen de maniobra al cocinero. Desde un punto de vista práctico, las personas que comienzan una comida tomando sopa, comen menos que el resto. Esto es una buena noticia a menos que el plato principal sea tu especialidad.

Las sopas son el alimento ideal para utilizar ingredientes propios de la estación y algunas, como las que tienen caldo de huesos, son alimentos excelentes para la salud ósea.

CALDO DE HUESOS

3,8 L

La forma más simple y efectiva de producir colágeno óseo es preparar caldo de huesos. El caldo de huesos contiene elementos con la proporción ideal de aminoácidos para producir esta proteína estructural.

Acerca del caldo de huesos

Esta preparación es rica en minerales presentes en los huesos y la médula, incluidos el calcio, el magnesio, el hierro, el silicio, el azufre y otros oligoelementos.

El caldo de huesos preparado tradicionalmente ha sido el sustento básico de muchas culturas antiguas (también de algunas modernas) para las cuales es fundamental producir y preservar el hueso para tener una vida larga y saludable. En las culturas tradicionales, y también en la medicina china, se utiliza como base para alimentar a bebés que no pueden beneficiarse de la lactancia materna o tienen alguna intolerancia a la leche. Con ese fin, algunas culturas añadían ocasionalmente (otras lo hacían de forma habitual) hierbas medicinales secas a la olla donde se preparaba el caldo. Muchas personas lo siguen haciendo y, como una descripción más exhaustiva de las hierbas útiles para este fin excede el ámbito de este libro, solo daremos algunos ejemplos: jengibre, *Da Zao* (dátiles de jujube*) y *Gou Qi Zi* (bayas de goji). Puedes obtener más información sobre ellas consultando a un médico que practique la medicina china.

Añadir vinagre al empezar a preparar la sopa ayuda a extraer los minerales de los huesos que vas a utilizar; el mejor es el vinagre de sidra. Agregar un poco de perejil al final de la cocción facilita aún más la extracción de los minerales y le aporta sabor. El caldo de huesos debe hervir durante largo tiempo. Si preparas un caldo de pescado, cocina las espinas a fuego lento y con la olla tapada durante al menos 2 horas; si se trata de caldo de pollo, necesitarás un mínimo de 8 horas; los huesos de ganado vacuno requieren 12 horas de cocción, aunque lo óptimo sería 24 horas.

Huesos aconsejables para el caldo

Puedes utilizar cualquier tipo de hueso de pollo, cordero y vaca, o espinas de pescados no grasos. Si utilizas huesos de ganado vacuno, puedes asarlos antes de añadirlos al agua del caldo para que den más sabor. Si usas huesos de pollo, echa también las patas.** Las patas de los animales son especialmente ricas en gelatina. Esto puede ayudar a explicar por qué hoy en día los chefs tradicionales chinos ofrecen a sus comensales patas de pollo guisadas, incluso en el desayuno. Helen aprendió esto de primera mano cuando ella y su marido fueron invitados a la provincia de Guangdong por una asociación empresarial local. Los funcionarios comentaron que en una época las patas de pollo eran las únicas partes del ave consideradas comestibles, excepto el órgano masculino, que es un símbolo ceremonial de buena suerte; el resto se descartaba.

---

* N. de la T.: El jujube es un arbusto espinoso originario del Sur de Europa (Mediterráneo) y este de Asia, más conocido en Occidente como azufaifo.

** Con «patas» no se refiere a los muslos sino a los «pies», o sea, a las «garras» del pollo.

Las manos de cerdo son un producto muy popular y están al alcance de todo el mundo. Si quieres encontrar patas de pollo, debes preguntarle a un carnicero tradicional o quizás a la dependienta de la sección de carnes de un supermercado. Algunos proveedores *online* pueden enviar patas de pollo ecológicas. Guarda los huesos de pollo o de vaca que hayas asado en el congelador. No tienen la misma cantidad de colágeno que los huesos crudos pero, de cualquier modo, obtienes una buena cantidad. Es una excelente forma de obtener colágeno.

Siempre que sea posible, elige piezas de animales criados en libertad para preparar el caldo.

900-1400 g de huesos
1 pata de pollo, cordero o cerdo
2 cucharadas de vinagre de sidra de cultivo biológico
4 l de agua filtrada fría
1 rama de perejil, común o rizado (unos 10 tallos)

Ingredientes opcionales para obtener más gelatina

4-6 huesos de rabo de buey carnosos
2-3 patas de pollo adicionales
1 pata de cordero adicional
1 mano de cerdo adicional

Otras opciones

1-3 cebollas
2-3 zanahorias
2-3 dientes de ajo frescos, pelados y cortados en trozos
Sal marina (preferiblemente sal del Himalaya), recientemente molida

Coloca los huesos, el vinagre, el agua y los demás ingredientes que quieras utilizar (enteros o cortados en trozos) en una cazuela de acero inoxidable o de cocción lenta. Déjala reposar entre 30 minutos y 1 hora. Enciende el fuego y lleva a punto de ebullición. Retira la espuma que se forma en la superficie del agua. Baja el fuego, tapa la cazuela y deja cocer a fuego lento, el tiempo que te hemos indicado en «Acerca del caldo de huesos». Durante la última hora de cocción, añade el perejil. Luego sigue cociendo durante 1 hora más. Fíltralo mientras esté caliente para que la grasa no obstruya el colador y déjalo enfriar.

Si lo deseas, puedes retirar la grasa solidificada que sube a la superficie, pero debes hacerlo con el mayor cuidado a fin de conservar la médula, ya que contiene ácidos grasos omega 3, minerales, vitamina A y células madre, precursoras de los glóbulos blancos y rojos y de las plaquetas. Consumir médula de hueso animal ayuda a regenerar los huesos, especialmente después de un tratamiento de quimioterapia o de radioterapia. La médula también puede ayudar a combatir la anemia, que se caracteriza por la deficiencia de hierro. Si ves que los huesos la contienen, ráspala con un cuchillo fino y deposítala en el caldo.

El caldo frío es gelatinoso y debe tener un ligero brillo, igual que la sopa de pollo cuando se enfría. Si tiene una textura suave y te gustaría que fuera más consistente, la próxima vez aumenta la proporción de huesos y agua.

Puedes guardar el caldo en la nevera durante 7 días y congelar el que no tengas previsto utilizar en los próximos días.

Información nutricional por ración: calcio, magnesio, oligoelementos, silicio, hierro, fósforo y azufre.

SOPA DE PESCADO CON CALDO DE HUESOS

2 RACIONES

Esta es la sopa de pescado combinada de Helen. Se basa principalmente en caldo de huesos (huesos, un poco de vinagre al inicio y perejil en el último momento). Ese es el inicio de cualquier sopa como esta, rica en aceite de oliva y ajo y tentadora por las verduras *al dente* y el apetitoso pescado que contiene. Helen suele utilizar merluza y bacalao porque en la sopa resultan jugosos y deliciosos. Chris, el marido de Heleh, prefiere el rape. El fletán es otra buena opción.

85 g de merluza, bacalao, fletán o rape

2 tazas (480 ml) de caldo de huesos

3-4 cucharadas de aceite de oliva

2 dientes de ajo, cortados

1 cucharadita de hojuelas de pimiento rojo,

o 1 pimiento chile seco, machacado

1 zanahoria pequeña cortada en rodajas de 0,6 cm

6-8 pequeños dados de tofu natural de cultivo biológico

1-2 cebolletas cortadas en aros

3-4 hongos *shiitake* enteros de tamaño medio

1 tomate pequeño madurado en el tallo (opcional)

Lava el pescado y sécalo con papel de cocina. Si utilizas rape, córtalo en trozos pequeños. Resérvalo.

Coloca el caldo de huesos en una olla pequeña con tapa.

Añade de 1½ a 2 cucharadas de aceite de oliva y una rodaja de ajo en una sartén pequeña y cuece a fuego medio. Cuando el ajo comience a chisporrotear, reduce ligeramente el fuego y añade el resto del ajo, la zanahoria, el tofu, la cebolleta y los hongos cortados.

Cuece el caldo a fuego moderado y con la cazuela tapada para evitar la reducción.

Sofríe las verduras lentamente regulando el fuego según sea necesario hasta que el ajo se dore, los hongos estén tiernos y la zanahoria *al dente*. Coloca estos ingredientes en una sopera grande y tápala para mantener el calor.

Agrega el aceite de oliva restante a la sartén, a fuego medio, para saltear el pescado hasta que ya no esté traslúcido. Cocina alrededor de 7 minutos o hasta que la carne se desmenuce fácilmente cuando la pinches.

Vierte el caldo de hueso en la sopera cuando esté muy caliente y añade el pescado. Ahora puedes dedicarte a disfrutar de esta deliciosa sopa.

....

Información nutricional por ración: calcio, magnesio, oligoelementos, hierro, silicio, fósforo y azufre.

....

SOPA DE SALCHICHAS CON CALDO DE HUESOS

2 RACIONES

Esta es una sopa suculenta para las noches de invierno, o para cualquier momento en que necesites recuperar la energía. Una sugerencia: cuando hagas esta receta, prepara también algunos trozos más de tofu para tomar mientras cocinas, son irresistibles.

½-1 salchicha de pollo y ajo por ración

1 cucharada de aceite de oliva

1 cucharadita escasa de pasta de miso blanco

4 tazas (950 ml) de caldo de huesos de pollo o carne (ver «Caldo de huesos», en la página 194).

¼ de cebolla dulce

1 diente de ajo, picado muy fino

8-10 trozos de tofu, de 1,25 cm cada uno

¼ de calabacín de cualquier tamaño, cortado en pequeños trozos

2 tomates cortados por la mitad

2-4 cucharadas de aceite de sésamo tostado o sin tostar (optativo)

Unas pocas tiras de col rizada, cortadas en trozos muy pequeños (optativo)

Corta las salchichas a lo largo. Echa la cucharada de aceite de oliva en una sartén. Calienta hasta que el aceite se deslice por el recipiente y luego baja a fuego medio. Coloca las salchichas sobre la plancha o la parrilla y ásalas durante al menos 5 minutos por cada lado hasta que estén hechas a tu gusto.

Mezcla la pasta de miso en ¼ de taza (60 ml) de caldo de huesos frío, y resérvalo.

Saltea la cebolla y el ajo en la sartén hasta que desprendan aroma y la cebolla esté prácticamente transparente. A continuación añade el tofu y saltéalo hasta que los trozos se doren y estén ligeramente crujientes. Agrega el calabacín troceado y los tomates cortados por la mitad y mantén el recipiente en el fuego hasta que los dos ingredientes estén tiernos. Luego apaga el fuego. Puedes utilizarlos al instante o guardarlos en la nevera tapados, junto con las salchichas cocinadas, durante varias horas o incluso toda la noche.

Calienta el resto del caldo de huesos hasta que empiece a burbujear. Añade las salchichas y el resto de los ingredientes sofritos en la sartén (es posible que quieras incluir el aceite de sésamo para variar el sabor).

Agrega la mezcla de miso y remueve. Si vas a incluir también la col rizada, ahora es el momento de hacerlo.

Introduce el cucharón para remover la sopa y sírvela en cada plato. Al finalizar puedes agregar un poco más de caldo.

....

Información nutricional por ración: calcio, magnesio, oligoelementos, hierro, silicio, fósforo y azufre.

....

SOPA DE ALCACHOFAS DE JERUSALÉN CON TRUFAS

2 RACIONES

Esta es una sopa deliciosa para tomar en cualquier momento porque es nutritiva y suculenta y tiene sabores perfectamente equilibrados.

La alcachofa de Jerusalén es un vegetal que recibe muchos nombres, entre ellos raíz de sol, tupinambo o pataca, y es en realidad una variedad del girasol. Se cultiva de forma sencilla y también es fácil de guardar; contiene poco almidón y una alta proporción de inulina y es un gran prebiótico para las bacterias que habitan en tus intestinos. Las trufas negras suelen ser muy caras, por lo que puedes reemplazarlas por hongos porcini. Agradecemos a Reynolds por esta receta.

680 g de alcachofas de Jerusalén
½ limón
2 cucharadas de mantequilla sin sal
1 diente de ajo
2 tazas (480 ml) de caldo vegetal
¾ de taza de nata cruda
Sal y pimienta
30 g de trufas negras cortadas en rodajas finas con una mandolina
4 cucharaditas de aceite de trufa negra

Pela las alcachofas de Jerusalén, córtalas en dados y colócalas en agua junto con medio limón entero.

Coloca la mitad de la mantequilla en una olla mediana a fuego medio. Añade las alcachofas de Jerusalén y el diente de ajo cuando se haya derretido la mantequilla y cocina durante 5 minutos, cuidando de que no se dore demasiado. Añade el caldo vegetal y la nata cruda y cocina a fuego lento durante media hora.

Sazona al gusto y mezcla la sopa con el resto de la mantequilla en un procesador de alimentos; a continuación pásala por el chino o por un colador muy fino. Usa copas para servir y decora la sopa con un trozo de trufa negra con una pizca de aceite de trufa.

....

Información nutricional por ración: 75 mg de calcio, vitamina C, excelente prebiótico, gran fuente de oligoelementos y 4 mg de hierro (en torno al 30% de la cantidad mínima recomendada).

....

SOPA DE POLVO DE *NATTO* Y PURÉ DE CALABAZA

2-3 RACIONES

Ahora que la investigación ha confirmado los beneficios de la vitamina K_2 (el *natto* es una fábrica de esta vitamina) para los huesos y la salud en general, algunos fabricantes de alimentos de calidad han intentado desarrollar una forma de *natto* que sea apetecible para los consumidores occidentales, y lo han conseguido. Se trata de un polvo que nosotras solemos utilizar porque su consistencia y olor nos gustan más que las del *natto*.

Esta es una receta de sopa excelente que incluye polvo de *natto*. Una cucharada por cuenco suministra 450 g (100% de la CDR de MK7, la forma más duradera de la vitamina K_2).

1 calabaza de tamaño medio
2 cucharadas de *ghee*
1 cebolla amarilla, picada
Sal marina y pimienta negra molida para dar sabor
½ taza (120 ml) de caldo de huesos o agua tibios
2-3 cucharaditas de polvo de *natto*

Corta la calabaza por la mitad a lo largo. Retira las semillas y resérvalas para tostar. Corta la calabaza en trozos y ásala a 175 °C durante 20 minutos, o hasta que esté tierna. Enfría y retira la piel.

Calienta el *ghee* en una cazuela y añade la cebolla, la sal y la pimienta. Cocina hasta que la cebolla se ablande y a continuación agrega los trozos de calabaza. Mezcla bien. Retira del fuego y utiliza una batidora para preparar una sopa espesa. Añade el caldo de huesos tibio o el agua para alcanzar la consistencia deseada.

Sirve la sopa en cuencos individuales y añade 1 cucharada de polvo de *natto* en cada cuenco, pues le confiere un sabor agradable y ligeramente malteado.

....

Información nutricional por ración: 75 mg de calcio, 50 mg de magnesio, 450 mcg de vitamina K2, fitoestrógenos, 50 mg de vitamina C y 14.000 iu de vitamina A.

....

SOPA DE HABAS GERMINADAS

4 RACIONES

Los antiguos egipcios no se fiaban de las legumbres y siempre las ponían en remojo durante bastante tiempo antes de prepararlas. Hoy en día, la popular sopa de habas egipcia, llamada *bessara*, se sirve con tallos de rúcula fresca, encurtidos y pan. Las habas tienen un alto contenido en L-dopa, y se están estudiando por su capacidad para tratar los síntomas de párkinson.

Esta variación de la *bessara* es un desayuno popular en Marruecos. Pon las habas en remojo durante 3 o 4 días. Puedes utilizarlas en cuanto muestren la primera señal de que empiezan a germinar. Debes quitarles la piel antes de cocinarlas.

2 tazas (250 g) de habas germinadas sin piel (ver «Cómo germinar legumbres», en la página 84)
2 dientes de ajo grandes
4 tazas (960 ml) de agua filtrada
2 cucharadas de aceite de oliva virgen extra
1 cucharadita de comino molido
½ cucharadita de sal

Condimentos opcionales
Cilantro
Aceite de oliva
Paprika
Ajo picado
Pimientos chile troceados

Hojuelas de pimiento chile

Yogur

Coloca las habas germinadas, los dientes de ajo y el agua en una cazuela a fuego alto hasta que hierva y cocina entre 45 minutos y 1 hora, o hasta que sea posible hacer un puré con las habas. Retira el agua, coloca las habas y el ajo en un cuenco grande y mézclalos con el aceite de oliva, el comino y la sal. Haz un puré con una batidora de mano. Prueba la sopa y añade un poco más de agua si crees que la necesita. Sirve con diversos condimentos, que variarán cada vez que prepares esta sopa.

....

Información nutricional por ración: 60 mg de calcio, 50 mg de magnesio, 14 g de proteína, fitoestrógenos y oligoelementos, incluyendo el 100% de las necesidades diarias de cobre.

....

SOPA DE FRIJOLES MEXICANOS

2-4 RACIONES

Esta es una sopa mexicana y en ella se incluye una versión de una antigua mezcla de especias mayas llamada «recado», que suele utilizarse para marinar la carne. En este caso sirve de complemento para los exquisitos frijoles.

2 tazas (250 g) de frijoles, germinados y descascarillados

4 tazas (960 ml) de agua

1 tomate, o el equivalente en tomates *cherry*

1 diente de ajo, picado y triturado

1 cebolla amarilla pequeña, picada

½-1 cucharadita de sal

1 cucharadita de pimienta negra

1 cucharada de aceite de oliva

½-1 cucharadita de comino molido

2 cucharaditas de azafrán triturado

Condimentos opcionales

Hojas de cilantro, picadas finas

Azafrán

Aceite de oliva

Comino molido

Ajo crudo picado

Después de germinar los frijoles y quitarles la cáscara, cuécelos en agua hasta el punto de ebullición. Luego déjalos cocer a fuego lento y parcialmente tapados durante 45 minutos.

Mientras los frijoles se cuecen, prepara el *recado*. Mezcla el tomate, el ajo, la cebolla, la sal y la pimienta en una batidora. Calienta el aceite a fuego medio-alto en una cacerola grande. Dora el comino durante 2 minutos, removiendo constantemente; añade la mezcla del tomate y déjala 5 minutos más en el fuego sin para de remover.

Mezcla los frijoles y el azafrán en el *recado*, y cocina unos 10 minutos más.

Puedes servirlo así o batir un poco más usando una batidora de mano o un batidor. Adorna con cualquier tipo de guarnición que te apetezca.

....

Información nutricional por ración: 60 mg de calcio, 50 mg de magnesio, 14 g de proteínas, fitoestrógenos, oligoelementos y 800 mcg de cobre.

....

GAZPACHO DE SANDÍA CON ACEITE DE ALBAHACA

2-4 RACIONES

Ciertamente, los ingredientes de esta sopa parecen una combinación extraña. Sin embargo, según la teoría que afirma que cada acción tiene una *reacción igual y opuesta*, el sabor es sorprendente. Este gazpacho es ligero y refrescante, y si hay niños en casa, te sentirás muy satisfecho cuando te pidan un segundo plato, porque está lleno de beneficios.

1 tomate grande, o el equivalente en tomates *cherry*

2 tazas (300 g) de sandía con semillas

1 ½ cucharadita de vinagre de vino tinto

¼ de taza (60 ml) de aceite de oliva

1 cucharadita de aceite de coco virgen

2 cucharadas de cebolla roja picada

½ pepino, picado

2½ cucharadas de eneldo fresco picado

2 dientes de ajo pequeños

½-1 pimiento chile

1 taza (150 g) de queso feta crudo

Sal y pimienta

1 hoja de albahaca (para decorar)

Aceite de albahaca

1 taza de hojas de albahaca fresca

¼ de taza de aceite de oliva

¼ de cucharadita de sal

Coloca todos los ingredientes en una batidora. Haz un puré hasta que el color y la consistencia sean uniformes. Coloca la mezcla en un cuenco y decora con una hoja de albahaca fresca y un pequeño chorro de aceite de albahaca.

Aceite de albahaca: coloca los ingredientes para el aceite de albahaca en la batidora, hasta que obtengas una textura suave.

....

Información nutricional por ración: 200 mg de calcio, 30 mg de vitamina C y 1600 iu de vitamina A.

....

SOPA DE HONGOS

6 RACIONES

La mezcla básica de hongos, que consiste en hongos, ajo, cebolla y mantequilla, es un componente esencial de muchos platos deliciosos. Aquí la utilizamos para preparar una sopa de lujo.

Para obtener un sabor intenso, usa al menos cuatro variedades de hongos (algunas más, si es posible): *maitake*, *shiitake*, *cremini*, setas de ostra, *porcini*, setas de cardo, *portobello*, *enoki*, boletus, champiñones o cualquier otra que encuentres en la tienda de alimentación o en el mercado de productores locales.

6 tazas (1,5 l) de hongos picados de cuatro o más variedades

6 tazas (325 mg) de caldo de huesos (página 194)

¾ de taza (170 g) de mantequilla sin sal

2 cucharadas de aceite de oliva virgen extra

1 chalota grande o dos pequeñas, picadas

4 dientes de ajo, picados

2 cucharadas de harina blanca germinada sin blanquear

1½-2 tazas (360-380 ml) de nata espesa

1 cucharada de tomillo seco o fresco de cultivo biológico

Nuez moscada (opcional)

Sal marina y pimienta negra recién molida

Aceite de trufa

Cebollino picado (opcional)

Perejil picado (opcional)

Lava los hongos, escurre el agua con un colador grande y sécalos con papel de cocina. Retira los extremos inferiores de los tallos y corta el resto.

Calienta a fuego lento el caldo de huesos y luego apaga el fuego.

Derrite ½ taza de mantequilla (115 g) en una sartén grande y añade el aceite de oliva. Sofríe la chalota y el ajo durante 2 minutos, o hasta que sientas el aroma a ajo. Apaga el fuego, añade los hongos y la mezcla de aceite y mantequilla, tapa la cazuela, baja el fuego y cocina hasta que los hongos estén listos; deberían haber producido una buena cantidad de jugo.

Derrite el resto de la mantequilla en una sartén pequeña y añade la harina para preparar una salsa bechamel. Déjala durante 3 minutos a fuego bajo, con cuidado de que no se dore.

Añade ½ taza (120 ml) de caldo de huesos caliente, removiendo hasta que los ingredientes se mezclen. Agrega ½ taza de nata (120 ml). Remueve a fuego bajo hasta que la mezcla esté consistente y luego añádela al resto del caldo de huesos.

Ahora echa los hongos y el tomillo y, si te apetece, y también la nuez moscada. Condimenta con sal y pimienta. Remueve a fuego bajo hasta que la sopa esté caliente y se formen burbujas. Echa el resto de la nata. Mantén el fuego bajo y usa una batidora durante varios segundos para espesar la sopa, conservando al mismo tiempo la textura. Si quieres una sopa más consistente, puedes agregar más nata durante la cocción.

Añade unas pocas gotas de aceite de trufa a cada ración y decora con cebollino o perejil.

Información nutricional por ración: 100 mg de calcio, 800 iu de vitamina D, oligoelementos y colágeno.

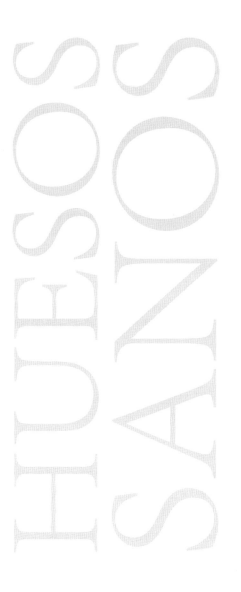

CAPÍTULO 14

Ensaladas

Los compuestos orgánicos que otorgan su rica paleta de color a las frutas y verduras son sustancias fitoquímicas –*fito* significa «planta»–. No son nutrientes esenciales para nuestra vida a corto plazo pero es evidente que son vitales para la salud, como antioxidantes y como moléculas señalizadoras (hormonas) de las células. Cada color representa un grupo propio de sustancias fitoquímicas y todas ellas se incluyen entre los flavonoides.

Los carotenoides otorgan el color naranja a la calabaza y a las zanahorias. Existen numerosas formas de carotenoides, que son los precursores de la vitamina A. Otro carotenoide, el licopeno, es el responsable del color rojo de los tomates y las sandías. El licopeno es un potente antioxidante y parece proteger del cáncer de próstata y de las enfermedades cardiovasculares.

Las antocianinas confieren el color púrpura a las uvas y bayas, que también son potentes antioxidantes. Los científicos han planteado la hipótesis de que las antocianinas de los arándanos serían una importante protección contra el alzhéimer.

ENSALADA DE ALGAS CON ALIÑO DE *YUZU*

2 RACIONES

Los chefs y los especialistas en cosmética suelen utilizar el *yuzu*, un cítrico chino de piel correosa muy apreciado por su alto contenido en vitamina C y su capacidad para rejuvenecer la piel. Se dice que un baño caliente con *yuzu* en el solsticio de invierno protege de los resfriados y la gripe. El *yuzu* fresco se puede comprar en algunos mercados cuando llega su temporada. Es preferible consumir zumo fresco de *yuzu* que zumo embotellado; es muy fácil conseguirlo en Internet.

El alga *wakame* está muy cerca de la parte superior de la lista de las fuentes vegetarianas de ácidos grasos omega 3. Últimamente, muchos occidentales utilizan esta alga de sabor dulce y sutil. Los compuestos presentes en ella ayudan a quemar tejidos grasos.

3 cucharadas de alga *wakame*
½ pepino, picado
1 lechuga Trocadero
1 cucharadita de semillas de sésamo tostadas

Aliño

1 cucharada de azúcar
1 cucharada de agua caliente
3 cucharadas de pasta de miso
1 cucharadita de sake
1 cucharadita de *mirin**
1 cucharada de zumo de *yuzu*

Pon a remojar el alga en agua fría durante 30 minutos. Escurre el agua y mézclala con el pepino y la lechuga en una ensaladera. Aliña la ensalada con los ingredientes indicados y por último añade unas semillas de sésamo.

Aliño: mezcla el azúcar con el agua caliente en un cuenco pequeño. Agrega los otros ingredientes del aliño y mezcla bien.

Información nutricional por ración: 150 mg de calcio, 100 mg de magnesio, 50 mg de vitamina C y fitoestrógenos.

* N. de la T.: El *mirin* es un condimento esencial en la comida japonesa con un sabor ligeramente dulce. Es una clase de vino de arroz similar al sake.

ENSALADA DEL 7-ELEVEN

1 RACIÓN

Cierta noche nos encontrábamos en el aeropuerto de Copenhague; era bastante tarde y Laura tenía hambre. El único lugar donde se podía comprar algo era un 7-Eleven, esos típicos locales donde se vende comida envasada, donuts y salchichas rebozadas en harina de maíz. Sobran las palabras, ¿verdad? Sin embargo, encontramos sándwiches de verduras frescas asadas y ensaladas crujientes muy apetecibles. ¿Acaso los daneses eluden las grasas procesadas, el azúcar y los hidratos de carbono?

Esta ensalada es un homenaje a las tiendas 7-Eleven de Dinamarca y un recordatorio de que las fuerzas del mercado también pueden ofrecernos una nutrición de alta calidad. El ácido fítico es un recuerdo lejano en este plato de legumbres y cereales.

½ taza (10 g) de rúcula cruda

1 taza (70 g) de col china cruda picada

¼ de taza (40 g) de garbanzos germinados, cocidos y fríos (ver «Cómo germinar legumbres», en la página 84)

¼ de taza (45 g) de alubias *azuki* crudas y germinadas

½-1 taza (90-185 g) de quinoa fermentada y cocida

½ lata (115 g) de salmón salvaje con espinas, o la misma cantidad de salmón fresco para *sashimi*

½ taza (145 g) de yogur griego entero con eneldo y ajo

Sal y pimienta

Se requieren varios días para germinar las legumbres, y para preparar la quinoa necesitarás medio día. Por lo tanto, debes planificar la preparación de este plato para obtener los mejores

---

CÓMO PREPARAR LA QUINOA

Para fermentar y preparar la quinoa, combina 2 tazas (370 g) de quinoa, 4 tazas (950 ml) de agua tibia y 2 cucharadas de fermento (o cultivo iniciador), que puede estar formado por yogur, kéfir, suero de leche, *kombucha* o vinagre de sidra de manzana crudo. Tapa y coloca en un lugar tibio durante 12 horas. Al cabo de ese periodo de tiempo, filtra la quinoa y aclara hasta que el agua salga transparente. Añade la quinoa a una cazuela con 2 tazas (480 ml) de agua y 1 cucharada de sal. Lleva hasta el punto de ebullición y luego tapa la cazuela, baja el fuego y deja cocer lentamente 12 minutos. Descarta el agua que no se haya absorbido. A continuación vuelve a colocar la quinoa en la cazuela y caliéntala 5 minutos antes de servir.

---

resultados para tus huesos. Una vez que hayas hecho las tareas preliminares, la ensalada es simple y fácil de preparar. Solo hay que mezclar los ingredientes en una ensaladera. Disfruta de esta ensalada y piensa en las alegrías y los placeres que te ofrece el viaje que has iniciado.

Información nutricional por ración: 200 mg de calcio, 140 mg de magnesio, 30 g de proteínas, fitoestrógenos y probióticos.

COLORIDA ENSALADA DE RÚCULA CON ALIÑO DE LIMÓN FRESCO

2 RACIONES

Las hortalizas de color amarillo son las que tienen mayor cantidad de antioxidantes. Esta es una ensalada simple a la que puedes añadir remolachas, o más verduras amarillas, como por ejemplo aguaymanto (también conocida como *physalis*), cuya piel parece de papel.

El color verde amarillento procede de la zeaxantina y la luteína, dos xantófilos de la familia

ACERCA DE LA RÚCULA

La rúcula, un miembro de la familia *Brassica*, que incluye el brócoli, la col china y la coliflor, es un alimento muy nutritivo y perfecto para tus huesos. Las hojas jóvenes, de color verde brillante, tienen un sabor sutil, y las más oscuras pueden ser algo picantes. Es el sueño de todo agricultor, pues es fácil de cultivar y de mantener, incluso en climas fríos; sus hojas se regeneran durante meses y toda la planta es comestible: flores, semillas y hojas.

En lo que se refiere a la salud de los huesos, nos encanta la rúcula porque tiene un contenido relativamente bajo de ácido oxálico y su amplio perfil nutricional, más alto que la media, incluye calcio, potasio y vitamina K.

A pesar del bajo contenido de ácido oxálico presente en la rúcula, puedes cocerla durante 3 minutos para liberar el calcio. Añade un poco de aceite de oliva y una menor cantidad de vinagre de sidra de cultivo biológico a esta hortaliza picante mientras la cueces a fuego bajo, y tendrás todas las probabilidades de absorber una buena ración de calcio.

de los carotenoides. Piensa en el aguacate o en el melón. En particular, estos dos compuestos se acumulan en la retina y tienen una función especialmente protectora contra las enfermedades oftalmológicas y el envejecimiento.

4 remolachas hervidas
2 tazas (40 g) de rúcula biológica fresca, lavada y sin tallos

2 tomates rojos o de la variedad de color púrpura, cortados en rodajas
Queso de cabra (opcional)
Un poco de aguaymanto cortado por la mitad, o arándanos enteros (opcional)

Aliño
½ taza (120 ml) de aceite de oliva o de pistacho (o una mezcla de ambos)
1 cucharada de vinagre de vino tinto
1 cucharadita de vinagre específico para los huesos
2 cucharadas de zumo de limón fresco
⅓ de taza (40 g) de cebolla dulce picada
Sal y pimienta

Pon las remolachas a hervir alrededor de 20 minutos sin quitarles la piel. Déjalas enfriar y luego pélalas y córtalas en rodajas. Mientras se enfrían, lava la rúcula en un bol con agua muy fría y sécala.

Mezcla todos los ingredientes en una ensaladera o sirve la rúcula en una fuente y distribuye el resto de una forma que te resulte atractiva.

Aliño: mezcla todos los ingredientes en un recipiente y bátelos con una batidora de mano. Agrega el aliño a la ensalada.

Información nutricional por ración: 150 mg de calcio, rica en un fitonutriente llamado betalaína y en oligoelementos.

Ensalada para desayunar

1 RACIÓN

¿Lechuga y vinagreta para empezar el día? Aunque en muchos países la ensalada se toma por la mañana, no es un desayuno típico en Occidente. Pero en este desayuno no hay hojas de lechuga ni vinagreta, sino frutas tropicales y un aliño cremoso y suave elaborado con aguacate y endulzado con el azúcar natural de las naranjas y con miel.

Es una ensalada fresca y ligera, llena de nutrientes para empezar el día; un plato ideal para tomar a la hora del desayuno o del almuerzo. Es una gran alternativa para un batido y también puedes usarla como complemento en un desayuno más sustancioso que incluya huevo o arroz.

1 taza (15 g) de col rizada picada
5 tomates *cherry*, cortados por la mitad
½ mango, en trozos
½ aguacate, en trozos
5 almendras tostadas germinadas
¼ de taza (25 g) de brotes de semilla de girasol
¼ de taza (25 g) de brotes de rábano (opcional)
¼ de taza (25 g) de brotes de soja (opcional, en caso de que necesites fitoestrógenos)
2 rebanadas de beicon sin conservantes, en trozos (no agregar si eres vegetariano)
½ cucharadita de semillas de amapola
2 cucharaditas de semillas de calabaza tostadas con especias (ver la página 309)
Una pizca de sal
Una pizca de pimienta de cayena

Aliño
½ aguacate
Zumo de ¼ de lima
Zumo de ½ naranja pequeña
1 diente de ajo entero
Una pizca de sal
2 cucharadas de aceite de oliva
Una pizca de pimienta negra
1 cucharadita de miel

Prepara la col rizada, los tomates y el mango. Corta un aguacate por la mitad, deja el hueso en una de las dos mitades y resérvala para más tarde. Corta la otra mitad y mezcla las verduras y las frutas con el resto de los ingredientes en la ensaladera y alíñala. Los brotes de rábano opcionales añaden un sabor picante intenso y los brotes de soja aportan fitoestrógenos.

Aliño: coloca todos los ingredientes en una batidora para hacer un puré y viértelo sobre la ensalada.

Variación: reemplaza el zumo de naranja y la miel por ¼ taza (70 g) de yogur griego con ajo y eneldo. Y disfruta del beicon si no eres vegetariano.

Información nutricional por ración: 110 mg de calcio, 150 mg de magnesio, 13 g de proteínas, fitoestrógenos y probióticos.

ENSALADA CÉSAR

2 RACIONES

César Cardini fue el primero en preparar esta ensalada histórica en su restaurante de Tijuana durante los días de la prohibición para que la gente pudiera comer y beber. Al menos, eso es lo que nos cuenta la historia. Esta es una ensalada deliciosa y rápida de elaborar. Solo necesitas una ensaladera, una batidora y unos pocos ingredientes. A tus huesos también les encantará. La yema de huevo es rica en vitamina K_2, las anchoas tienen espinas y las vitaminas K y A ocupan el lugar más alto de la lista de nutrientes de la lechuga romana. Lava las cáscaras de huevos antes de romperlas porque la bacteria salmonela vive en ellas y no en el interior del huevo. Esta preocupación se reduce considerablemente cuando los huevos son ecológicos.

1 diente de ajo grande

2 yemas de huevos ecológicos

1 lechuga romana fresca de cultivo biológico, o 2 cogollos

4-6 anchoas en aceite de oliva

½ taza (120 ml) de aceite de oliva

Una buena cantidad de zumo de limón recién exprimido

Un poco de salsa Worcestershire

Un toque de mostaza de Dijon

Queso parmesano, en trozos

Un poco de pimienta negra molida

Machaca el ajo 15 minutos antes de preparar la ensalada y déjalo aparte.

Lava las cáscaras de los dos huevos que vas a utilizar en agua fría. Lava también las lechugas y

---

CÓMO DESCORAZONAR UNA LECHUGA

Puedes descorazonar una lechuga iceberg de la misma forma que lo haces con una lechuga romana. Luego introduce un poco de papel de cocina húmedo en el espacio donde estaba el corazón y guarda la lechuga en una bolsa de plástico que no contenga BPA-BPS. Incluso las lechugas biológicas que no han recibido ningún tipo de tratamiento se mantienen frescas y crujientes en la nevera durante días.

---

sécalas concienzudamente con papel de cocina. Separa las claras de las yemas. Si estás pensando en utilizar las claras, puedes ponerlas en la nevera hasta 4 días, o congelarlas hasta un máximo de 6 meses en un cajón del congelador.

Coloca las yemas en un cuenco profundo y pequeño. Añade el ajo triturado y las anchoas y remueve hasta que se deshagan en trozos muy pequeños. Vierte el aceite lenta y uniformemente para que se mezcle bien mientras remueves todo el tiempo hasta obtener una vinagreta César maravillosamente cremosa. Añade el limón, la salsa Worcestershire y la mostaza; por último, el parmesano y la pimienta negra. Agrega las hojas de lechuga enteras o cortadas, y aliña la ensalada.

Nota: observa que los ingredientes de la lista no incluyen sal debido a que las anchoas ya la proporcionan. Se usan anchoas en aceite de oliva porque son más fáciles de machacar. Y, por favor, no agregues picatostes, a menos que los prepares con tu propio pan de masa madre.

Información nutricional por ración: 375 mg de calcio, 60 mg de magnesio, 50 iu de vitamina D, 40 mcg de vitamina K2 y 18 g de proteína.

Ensalada francesa

2 raciones

Los canónigos son una hortaliza para ensalada. Sus hojas suaves y tiernas tienen un sabor exquisito cuando se aliñan con una vinagreta muy ligera. Los canónigos son una de las fuentes vegetales más ricas en vitamina A y tienen mayor contenido de vitamina C que ninguna otra verdura. Si no puedes encontrarlos para preparar esta ensalada, utiliza berros con un aliño un poco más intenso que incluya aceite de oliva de sabor fuerte o lechuga romana, que es más rica en minerales que otras lechugas, y vinagre balsámico. Según la tradición, los soldados romanos consumían grandes cantidades de esta lechuga para potenciar su fuerza y su vigor para las batallas —de ahí procede su nombre, o al menos eso es lo que dice la historia.

2 tomates medianos maduros, lavados y secados

2 remolachas de tamaño medio, hervidas y peladas

1 cebolla roja pequeña, pelada

2 tazas (70 g) de canónigos, lavados y secados suavemente con papel de cocina

Corta los tomates en trozos gruesos para que se vean carnosos y sustanciosos. Corta las remolachas en rodajas de tamaño medio. Corta la cebolla fina y separa los aros. Luego coloca la cebolla, los tomates y las remolachas en una fuente plana para marinarla en una vinagreta ligera (ver la página 221) durante 15 minutos, o hasta 1 hora como máximo.

Distribuye los canónigos en la fuente. Nosotras solemos utilizar un recipiente plano para pasta. Aliña con la vinagreta y distribuye las hortalizas sobre la lechuga. Remueve y sirve.

Nota: las remolachas asadas son deliciosas, aunque es preciso mencionar que solo al cocerlas se reduce la cantidad de los antinutrientes que contienen. Si tienes tiempo y buena disposición, pela los tomates antes de cortarlos.

Información nutricional por ración: 40 mg de calcio, 50 mg de magnesio, oligoelementos y 0,8 mcg de boro.

ENSALADA ITALIANA

2 RACIONES

Esta ensalada también incluye canónigos (o lechuga romana) y se agregan los deliciosos y nutritivos sabores del queso de cabra y de los cítricos.

2 tazas (70 g) de canónigos
55-115 g de queso de cabra semicurado
1 naranja cortada en rodajas finas, cada rodaja pelada y cortada en cuatro trozos
1 cucharada de arándanos rojos secos
2-3 cucharadas de semillas de calabaza germinadas

Lava los canónigos con agua fría y sécalos con papel de cocina. Corta el queso de cabra en trozos pequeños. Añade los trozos de naranja y de queso de cabra a la ensalada y remueve. Agrega los arándanos rojos secos y las semillas de calabaza germinadas.

Variación: reemplaza la naranja por remolacha asada.

Información nutricional por ración: cuando se usan canónigos: 80 mg de calcio, 38 mg de vitamina C, 330 mcg de vitamina A y 53 mg de fósforo.
Cuando se usa lechuga romana: 90 mg de magnesio, 1,2 g de proteína, 210 mcg de vitamina A y 24 mg de fósforo.

ENSALADA DE NECTARINAS, GUISANTES, HABAS Y ESPELTA

4 RACIONES

Esta receta, que ha compartido con nosotras la empresa Reynolds, da como resultado una ensalada dulce, tierna y sorprendentemente sustanciosa. Es un exquisito plato de primavera y tiene una apariencia muy atractiva. Los guisantes, en realidad, son un fruto que existe desde los albores de la agricultura. Es aconsejable servir esta ensalada a temperatura ambiente.

500 g de guisantes frescos con cáscara
500 g de habas frescas con cáscara
100 ml de aceite de oliva ahumado
Zumo y cáscara de 2 limones
2 nectarinas maduras deshuesadas y cortadas

500 g de espelta cocida
½ taza (20 g) de perejil picado
¼ de taza (10 g) de hojas de menta
Semillas de ½ granada
1 manojo de cebolletas picadas
Sal y pimienta
½ taza (50 g) de almendras laminadas tostadas
2 cucharadas (20 g) de semillas de calabaza

Pela, blanquea y enfría los guisantes frescos y también las habas, que además debes pelar. Mézclalos con el aceite de oliva ahumado, el zumo y la cáscara de limón y sazona bien. Mezcla todos los ingredientes (excepto las almendras y las semillas de calabaza) con el aliño. Deja reposar durante 1 hora para que se potencien los sabores. Por último, añade las almendras y las semillas de calabaza.

....

Información nutricional por ración: 300 mg de magnesio, 30 g de proteínas, prebióticos y 50% de los requisitos diarios de hierro.

....

Ensalada de menta fresca

2-3 raciones

Esta ensalada picante con su ligero aliño de limón es un complemento perfecto para platos más sustanciosos como el *falafel* de cerdo y habas (ver página 248).

La cantidad de perejil que se utiliza en esta receta ofrece el 250% de los requisitos diarios de vitamina K_1 y el 25% de vitamina C. También contiene luteolina, un potente antioxidante. La menta puede aliviar el dolor estomacal.

Za'atar, una mezcla de hierbas que procede de los tiempos bíblicos, hoy en día se refiere simplemente a una combinación de los sabores de Oriente Medio y es la favorita de los chefs que se especializan en la cocina de esta región porque cada uno puede preparar su plato insignia. Con este *za'atar* te ofrecemos nuestro propio plato estrella.

2 dientes de ajo

1 lechuga romana, cortada en trozos

2 tomates cortados en trozos

½ pepino de tamaño medio, cortado en trozos

¼ de taza (15 g) de perejil (normal o rizado) fresco, picado

¼ de taza (25 g) de menta fresca picada

El zumo de un limón

1 cucharadita de aceite de oliva

2 cucharadas de *za'atar*

Za'atar

1 cucharada de orégano molido, fresco o seco

1 cucharada de zumaque* (opcional, es difícil de encontrar en los supermercados)

1 cucharada de tomillo

1 cucharada de comino

1 cucharadita de sal

1 cucharadita de pimienta negra molida

1 cucharadita de cúrcuma

1 cucharada de semillas de sésamo

Machaca los dientes de ajo con su piel; nosotras solemos utilizar el lado plano de un martillo para ablandarlos. Los chefs famosos se inclinan por emplear la parte plana de un cuchillo, pero nosotras preferimos evitar esa técnica. También puedes aplastarlos con la parte inferior de un vaso. Retira la piel, que se despega fácilmente. Utiliza un cuchillo de pelar para cortar uno de los extremos y pica el resto. Mezcla todos los ingredientes en un bol de tamaño medio y remueve bien.

Za'atar: muele el orégano con el zumaque (si has conseguido encontrarlo), el tomillo y el

---

* N. de la T.: Rhus, sumac' o zumaque es un género con aproximadamente 250 especies de plantas fanerógamas perteneciente a la familia *Anacardiaceae*, llamadas comúnmente zumaque.

comino en un mortero. Añade la sal, la pimienta y la cúrcuma molida y remueve bien. Luego coloca la mezcla en un recipiente limpio, agrega las semillas de sésamo y agita para mezclar. Se conservará bien en un estante de tu despensa.

Nota: el zumaque venenoso y el zumaque al que no referimos aquí son especies diferentes.

....

Información nutricional por ración: 135 mg de calcio, 70 mg de magnesio, 7 g de proteínas y fitoestrógenos.

....

Ensalada roja de verano con jícama

2-3 RACIONES

He aquí otra ensalada refrescante. La col lombarda contiene una gran cantidad de calcio, vitaminas C y A y el 50% de los requisitos diarios de vitamina B_6. En el Estudio de Cohorte sobre la Dieta y el Cáncer de Holanda se halló que consumir col una vez a la semana reduce el riesgo de padecer cáncer de colon en más del 60%. Además, las antocianinas presentes en esta hortaliza estimulan la digestión.

La jícama es un potente prebiótico, pero debes pelarla antes de consumirla. Utiliza germinados hechos en casa (ver las instrucciones en la página 84) o compra productos de cultivo biológico.

1 raíz de jícama, pelada
1 zanahoria grande
½ col lombarda
¼ taza (25 g) de brotes de semillas de girasol
¼ de taza (25 g) de brotes de rábano
¼ de taza (25 g) de brotes de soja
½ taza (120 ml) de aliño rojo de verano

Aliño

1 lima fresca
1 cucharadita de pimiento chile picado o de hojuelas de chile
1 cucharada de chalota picada
1 cucharada de vinagre de manzana
1 ½ cucharadita de vinagre de jerez
Una pizca de azúcar
Una pizca de sal
⅓ de taza (80 ml) de aceite de oliva

Corta la zanahoria y la jícama en juliana. Ralla la col. Coloca las hortalizas en una ensaladera con el resto de los ingredientes y mezcla bien.

Variación: añade ½ taza (95 g) de garbanzos germinados cocidos y fríos o alubias pintas (las alubias en lata no se pueden germinar, de manera que debes comprarlas ya germinadas o utilizar alubias secas —consulta la sección «Cómo germinar legumbres», en la página 84—), ½ taza (45 g) de quinoa germinada cocida y ½ aguacate para que esta ensalada sirva como una comida completa. Mezcla todos los ingredientes en un cuenco grande y adereza con el aliño rojo de verano.

Aliño: corta la lima en cuartos y exprímela en un recipiente pequeño. Machaca un pimiento chile seco entero con la parte posterior de una cuchara y luego añádelo al recipiente junto con los demás ingredientes. Agita hasta que el aceite y los condimentos se mezclen bien.

Información nutricional por ración: 200 mg de calcio, 125 mg de magnesio, 13 mg de proteínas, fitoestrógenos y prebióticos.

ENSALADA LARGA VIDA

4 RACIONES

Laura preparó esta ensalada un verano tan caluroso que resultaba prácticamente imposible tomar ningún alimento. Es una ensalada muy deliciosa y nutritiva que terminó por convertirse en un plato tradicional del verano.

Requiere un poco de planificación, pero es tan sustanciosa que estarás de acuerdo en que merece la pena el esfuerzo, especialmente porque podemos afirmar con total seguridad que si la añades a tu dieta, mejoras las probabilidades de tener una vida más larga. Sí, sabemos que suena a «remedio milagroso», pero no es más que pura ciencia nutricional.

1 taza (150 g) de judías verdes picadas
3 tallos de apio picados
1 ½ taza (380 g) de tofu *teriyaki* casero, cortado en trozos pequeños (ver la sección «Cómo preparar tofu», en la página 331 y la «Marinada maravillosa», en la página 224)
½ taza (50 g) de alubias mungo frescas, crudas y germinadas
1 aguacate cortado en trozos pequeños
½ taza (120 g) de garbanzos cocidos, germinados y enfriados
¼ de taza (25 g) de brotes de rábano o de alfalfa

¼ de taza (45 g) de alubias *azuki* frescas, crudas y germinadas
2 zanahorias crudas picadas
4 hongos *shiitake* marinados y picados
½ taza (17 g) de berros picados

Aliño
(Para ½ taza) (120 ml)
Una pizca de sal y de pimienta negra molida, o a gusto
3 cucharadas de vinagre de sidra
3 cucharadas de aceite de oliva
1 cucharada de aceite de coco (si está solidificado, puedes verter un poco de agua caliente sobre el recipiente para licuarlo)

Prepara un bol de agua helada. Pon las judías en una cacerola con agua hirviendo y déjalas hervir durante 3 minutos. Cuélalas y sumérgelas en el agua helada.

Si el apio no está crujiente y fresco, colócalo en otro recipiente con agua helada y déjalo allí hasta que se enfríe. Luego descarta el agua y sécalo cuidadosamente con papel de cocina antes de picarlo.

Mezcla todos los ingredientes en una ensaladera grande y adereza con el aliño «larga vida».

Aliño: coloca los ingredientes en un recipiente y mezcla bien o utiliza una jarra con tapa y agita para mezclar.

Información nutricional por ración: 185 mg de calcio, 350 mg de magnesio, 800 iu de vitamina D, 20 g de proteínas, fitoestrógenos, prebióticos y probióticos.

ENSALADA DE GRANADA, JÍCAMA Y PERSIMÓN

4-6 RACIONES

Esta maravillosa ensalada creada por Molly Watson, *Local Food Experts, About.com*, es una de las más beneficiosas para los huesos de todas las que conozco. Prepárala para tomar un almuerzo delicioso o para acompañar otro plato.

No tengas reparos en utilizar persimones (caquis). La variedad fuyu es dulce y no tiene semillas ni taninos, por lo que son muy agradables de tomar. Las modificaciones de esta variedad de caqui se produjeron de manera segura mediante hibridación. Los persimones combinados con la lechuga romana, la jícama y la granada de este delicioso plato son pura nutrición.

1 lechuga romana
1-2 persimones fuyu
½ jícama pequeña
1 granada
½ taza (65 g) de semillas de calabaza tostadas (también se pueden confitar)

Aliño

1 diente de ajo pequeño (opcional)
3 cucharadas de aceite de oliva o de aceite de coco virgen
1 cucharada de zumo de lima
½ cucharadita de jarabe de agave o miel cruda
½ cucharadita de sal marina
¼ de cucharadita de pimienta negra recién molida
¼-⅛ de cucharadita de comino molido

Corta la lechuga romana en trozos pequeños, lávala, sécala y guárdala en la nevera o colócala en una bolsa de plástico (que no contenga BPA/BPS) con agua muy fría.

Pela los persimones con un cuchillo lo suficientemente afilado como para cortar uno de los extremos y tirar de la piel con todo lo que esté adherido a ella. Córtalos por la mitad, coloca las mitades boca abajo y corta pequeñas rodajas en forma de media luna. Pela la jícama y córtala en rodajas finas o en tiras del tamaño de cerillas.

Un método para retirar las semillas de granada es hacerla rodar presionando sobre una superficie plana; luego córtala en cuartos, sumérgelos en un bol con agua fría y apriétalos ligeramente para que se aflojen las semillas. La piel flotará en la superficie y las semillas se hundirán. Retira la piel, vierte el agua a través de un colador y reserva las semillas de granada.

Coloca la lechuga en la ensaladera y remueve suave y exhaustivamente para que el aliño se distribuya de manera uniforme sobre las hojas. Coloca las rodajas de persimón y los trozos de jícama por encima. Añade las dos cucharadas de aliño reservadas y las semillas de granada y de calabaza (al gusto). Sirve el plato inmediatamente.

Aliño: pon todos los ingredientes en una ensaladera grande y mezcla vigorosamente para que se unan con el aceite. Retira dos cucharadas del aliño y resérvalas en una taza o un cuenco pequeño.

Información nutricional por ración: 100 mg de calcio, 140 mg de magnesio, 100 mg de vitamina C, 2.000 iu de vitamina A, fitoestrógenos y prebióticos.

ENSALADA DE COL CHINA (NAPA)

4-6 RACIONES

La col china, o napa, pertenece a la familia *Brassica* y es prima de las coles de Bruselas y de la col rizada. Como tal, es mucho más nutritiva de lo que podría esperarse de una hortaliza de hojas claras. Además de los nutrientes antioxidantes, te aportará la mitad de la dosis diaria de vitaminas C y K_1, junto con una gran dosis de folato y prácticamente ninguna caloría. Añade el *edamame*, las semillas y el alga, y tendrás una maravillosa fuente de nutrientes en una ensalada sabrosa y ligera.

1 col china (napa), lavada y cortada en tiras
1 taza (240 g) de *edamame* no manipulado genéticamente, sin cáscara, remojado y hervido durante 5 minutos
¼ de taza (10 g) de alga arame remojada durante 20 minutos y filtrada, o una lámina de alga nori picada
1/3 de taza (42 g) de semillas de girasol, tostadas y germinadas
2 cucharadas de semillas de sésamo negro, germinadas

Aliño
1/3 de taza (80 ml) de aceite de oliva
¼ de taza (60 ml) de sirope de malta de arroz integral
¼ de taza (60 ml) de vinagre de arroz integral
1 cucharada de *tamari*
1 cucharada de aceite de sésamo
1 cebolla media o pequeña, rallada
1-2 dientes de ajo crudo, picados

Coloca la col en una ensaladera grande junto con el *edamame* y el alga. Agrega las semillas y mezcla bien. Utiliza un cuenco pequeño para mezclar todos los ingredientes para el aliño. A continuación, viértelo sobre la ensalada y remueve bien para que se distribuya de manera uniforme.

Información nutricional por ración: 180 mg de calcio, 150 mg de magnesio, 8 g de proteínas, fitoestrógenos y alto contenido en oligoelementos.

Ensalada de lentejas germinadas con aliño de almendras y miel

4-6 RACIONES

Cualquier dieta vegetariana requiere consumir alimentos vegetales ricos en proteínas. Las legumbres son una forma excelente de cubrir esa necesidad. Helen ha decidido recientemente añadir mayor cantidad de lentejas a su dieta porque son deliciosas, fáciles de preparar y guardar, y una fuente muy económica de proteínas vegetales.

Las lentejas se han consumido durante generaciones en todo el mundo como segundo plato, pero también como plato principal y en sopas. Sin embargo, contienen antinutrientes (como el ácido fítico) e inhibidores de enzimas que pueden dificultar la digestión. Pero todo esto se puede evitar fácilmente porque es posible neutralizar esas propiedades naturales germinando las semillas y convirtiéndola así en un componente seguro de tu dieta.

¼ de taza (60 ml) de aceite de oliva
4 cucharadas de almendras tostadas, partidas
2-4 cucharadas de vinagre de manzana
1 cucharada de miel cruda o un endulzante vegano

1 cucharadita de mostaza de cultivo biológico
Sal y pimienta
Un manojo de col lombarda biológica, lavada y picada
2 tazas (150 g) de lentejas germinadas
1 pequeño manojo de cebolletas, lavadas y picadas

Mezcla el aceite de oliva, 3 cucharadas de almendras tostadas, el vinagre de manzana, el endulzante, la mostaza, la sal y la pimienta en una batidora hasta obtener un aliño con una textura suave. Mezcla la col y las lentejas germinadas en un bol y añade el aliño. Remueve, añade la cebolleta picada y espolvorea el resto de las almendras machacadas antes de servir.

Puedes guardar en la nevera lo que sobre; la col se conservará perfectamente y podrás usarla para preparar otra comida deliciosa.

....

Información nutricional por ración: 240 mg de calcio, 130 mg de magnesio, 24 g de proteínas, fitoestrógenos y prébióticos.

....

Ensalada Niçoise

4 RACIONES

Alice Waters, fundadora de *Chez Panisse Restaurant and Café*, en Berkeley (California), creó esta ensalada para servirla como una entrada simple y deliciosa. La receta procede de su libro *The Art of Simple Food*[1] y estamos encantadas de que nos haya autorizado a incluirla aquí.

Esta ensalada de varios ingredientes se basa en una receta de la Provenza francesa. Las hortalizas de verano se combinan con anchoas y huevos duros.

Ensalada

3 anchoas en sal

340 g de tomates maduros

115 g de judías verdes cortadas

1 pimiento rojo dulce, cortado por la mitad, sin tallo, semillas ni nervaduras

2 pepinos medianos o uno grande

2 huevos

Vinagreta

1 ½ cucharada de vinagre de vino tinto

Sal

Pimienta negra recién molida

1 diente de ajo, pelado y machacado

4 cucharadas de aceite de oliva virgen extra

5 hojas de albahaca picadas

Remoja las anchoas durante 15 minutos. Córtalas a lo largo para hacer filetes y úntalos con un poco de aceite de oliva. Lava los tomates y quítales la parte central. Córtalos en pequeñas rodajas y sazona con sal. Blanquea las judías verdes en agua hirviendo con sal hasta que estén tiernas. Fíltralas y déjalas enfriar. Corta el pimiento rojo por la mitad y retira el tallo, las semillas y las nervaduras; luego córtalo en tiras finas.

Para la vinagreta: mezcla el vinagre de vino tinto, la sal, la pimienta negra y el ajo en un tazón pequeño. Agitar para disolver la sal y dejar reposar unos minutos para que macere. Añade el aceite de oliva y la albahaca y remueve. Ajusta la sal según sea necesario.

Para la ensalada: corta los huevos cocidos en cuartos. Sazona los pepinos, los pimientos y las judías verdes con sal y con ¾ partes de la vinagreta. En un plato coloca los tomates y en torno a ellos las verduras. Decora la ensalada con los huevos y las tiras de filetes de anchoa.

Variaciones: para una ensalada más sustancial, prepara a la parrilla o en una sartén 340 g de atún fresco, dejándolo poco hecho. Corta el atún en trozos, añádele la vinagreta y colócalo en el plato con las verduras.

Sirve la ensalada sobre una cama de lechuga o rúcula.

Asa los pimientos y a continuación quítales la piel y la semillas y córtalos en tiras.

Información nutricional por ración de atún barrilete: 300 UI de vitamina D, 18 g de proteína, prebióticos, alto contenido de selenio y oligoelementos.

CAPÍTULO 15

Salsas, aliños y marinadas

Durante años Helen no preparó sus propias salsas, marinadas ni aliños para ensalada porque consideraba que había algunos trucos culinarios que desconocía. Afortunadamente esa reticencia ya es solo un recuerdo lejano. Preparar un aliño es tan simple como mezclar aceite y vinagre (o una alternativa al vinagre) y sazonarlo. ¿Y qué podría ser más sencillo que recurrir a un vinagre dulce para liberar los minerales de una comida nutritiva? Tu aliño casero se conservará perfectamente en la nevera durante semanas, si es que no lo consumes antes. Lo mismo puede decirse de las marinadas. Las salsas suelen ser un poco más complicadas, pero siempre resulta gratificante prepararlas.

En casa no usamos salsas, aliños ni marinadas compradas porque no nos gustan las prácticas de elaboración utilizadas ni los aditivos que contienen. Este capítulo incluye varias de nuestras salsas favoritas. Al final presentamos otras recetas de aliños y salsas que hemos mencionado en el libro, junto con los números de página en los que aparecen, para que sirvan de referencia rápida.

GLASEADO BALSÁMICO DE HIGOS

1 TAZA (240 ML)

Este glaseado es exquisito sobre vieiras (ver «Vieiras asadas al carbón con brotes de rúcula y huevas salteadas», en la página 180), pollo, carne roja e incluso fruta a la parrilla o a la plancha. La receta requiere un poco de azúcar, pero te recomendamos que seas muy cauto al añadirla. Prueba a medida que lo añades, porque el vinagre balsámico ya es ligeramente dulce. Quizás descubras que prefieres el glaseado con muy poco azúcar añadido.

2 cucharadas de *ghee* o aceite de coco
2 cucharadas de chalota picada
¼ de taza (60 ml) de vinagre balsámico
¼ de taza (60 ml) de agua

8 higos maduros frescos, mezclados hasta formar una pasta
1-2 cucharaditas de coco o azúcar turbinado
Una pizca de sal

Calienta el *ghee* o el aceite en una sartén. Añade la chalota y cocina durante 2 minutos. Agrega el vinagre y el agua y deja cocer otro minuto. Incorpora la pasta de higos, el azúcar y la sal. Reduce durante 10 minutos. La salsa debe tener la consistencia de un glaseado.

Información nutricional por ración: 180 mg de calcio, 30 mg de magnesio y 4 g de proteínas.

ALIÑO DE SHOYU Y SÉSAMO

1 TAZA GENEROSA (240 ML)

La salsa de soja se elabora a partir de habas de soja fermentadas. Si la eliges de cultivo biológico, puedes estar relativamente seguro de que no se ha elaborado con habas de soja modificadas genéticamente. La salsa de soja *shoyu* es una fermentación de habas de soja y trigo partido. Puedes preparar *shoyu* añadiendo *Aspergillus oryzae*, un hongo probiótico, y salmuera a una mezcla de habas de soja y trigo partido. La mezcla se deja reposar durante aproximadamente un año.

Mirin es un vino dulce japonés elaborado a partir de arroz dulce fermentado, un cultivo de arroz denominado *koyi* y *shochu*, un vino dulce cuyo contenido en alcohol puede ser de entre un 1 y un 35%. El mismo *mirin* contiene normalmente un 14% de alcohol.

2 dos dientes de ajo
¼ de taza de *mirin*
1 cucharada de vinagre de arroz
4 cucharaditas de *shoyu* (salsa de soja para todo uso)
¼ de taza de semillas de sésamo blanco, tostadas
¼ de taza de aceite de oliva o de aguacate
¼ de taza de aceite de cacahuete
2 cucharaditas de aceite de sésamo tostado

Mezcla todos los ingredientes en un bol pequeño. Tápalo y deja reposar la mezcla en la nevera durante varias horas, o toda la noche, o hasta que quieras utilizarla. Se conservará fresca durante 3 días.

Antes de servir el aliño debes retirar el ajo.

Información nutricional por ración: 200 mg de calcio, 70 mg de magnesio, 5 g de proteínas, fitoestrógenos y probióticos.

SALSA DE *SHOYU* CON HONGOS

1 TAZA GENEROSA (240 ML)

3 cucharadas de mantequilla sin sal
2 cucharadas de chalotas picadas
1 taza (7 g) de hongos *shiitake* expuestos al sol y cortados
1 diente de ajo, machacado
Un chorro de *mirin*
3 cucharadas de *shoyu*

Mezcla todos los ingredientes en una cazuela, tápala y deja cocer a fuego lento durante 10 minutos. Retira el diente de ajo. Esta salsa es deliciosa para acompañar carne de ternera *wagyu* (ver la receta «*Wagyu* con salsa *shoyu* con hongos», en la página 183) o cualquier otra carne.

Información nutricional por ración: 100 mg de calcio, 50 mg de magnesio, 400 iu de vitamina D y 28 g de proteínas.

ALIÑO DE VINAGRETA MUY LIGERO

1 TAZA ESCASA (240 ML)

Nos encanta la textura ligera y el sabor refrescante de este aliño. Si quieres que sea más nutritivo, puedes añadir una anchoa.

1/3-1/2 taza (80-120 ml) de aceite de aguacate, dependiendo del sabor
1 cucharada de vinagre de sidra
1 cucharada de vinagre de vino tinto
1 cucharadita de mostaza molida a la piedra
1 diente de ajo pequeño, finamente picado
1 chalota, picada fina
Una pizca de sal y de pimienta
1 anchoa (opcional)

Mezcla todos los ingredientes en un cuenco pequeño o en una jarra pequeña con tapa que te permita agitar el contenido. Si incluyes una anchoa, aplástala con un tenedor, añádela a la mezcla y remueve hasta que se desmenuce.

Información nutricional por ración: fitoestrógenos, probióticos y omegas.

SALSA DE OSTRAS

2 TAZAS (480 ML)

Esta salsa se utiliza tradicionalmente en los platos vegetales asiáticos. La mayoría de las salsas de ostras comerciales que hemos probado no son beneficiosas para la salud ósea, ni para ninguna otra cosa. No obstante, este condimento es auténtico. Comienza utilizando ostras frescas; son excelentes para los huesos porque contienen calcio, proteínas y una carga importante de omega 3, eso sin mencionar su contenido en cinc y vitamina C.

1 taza (240 ml) de agua

450 g de ostras frescas

¼ de taza de mantequilla

½ cebolla pequeña, picada

1 diente de ajo, triturado

1 cucharada de jengibre fresco troceado

1 cucharadita de tomillo

1 cucharadita de orégano

1 cucharadita de albahaca fresca

2 cucharadas de harina

½ taza (120 ml) de caldo de huesos de pollo

½ taza (120 ml) de nata

¼ de taza (60 ml) de salsa de soja oscura

Almidón de maíz (opcional)

Pimienta negra (opcional)

Calienta el agua en una olla, agrega las ostras, tapa y cuece al vapor hasta que las ostras se abran. Reserva el agua de cocción en un cuenco. Pica finamente las ostras.

Derrite la mantequilla y sofríe la cebolla, el ajo y el jengibre a fuego medio hasta que la cebolla se ablande. Añade las ostras, el tomillo, el orégano y la albahaca. Incorpora la harina mezclando constantemente hasta que se cocine. Agrega 1 taza de caldo de ostras y el caldo de pollo, la nata y la salsa de soja.

Pasa la salsa a través de un colador para retirar cualquier partícula sólida. Vierte el líquido restante en la cazuela. Cocina la salsa a fuego medio, mezclando constantemente hasta que se espese. Si no adquiere una textura consistente, puedes añadir una pequeña cantidad de almidón de maíz y agua y cocinar hasta que sea la adecuada. Añade pimienta negra al gusto.

Información nutricional por ración: 80 mg de calcio, 15 g de proteínas y 50 mg de cinc.

SALSA DE CEREZAS FRESCAS

2 TAZAS GENEROSAS (480 ML)

A Laura le gusta preparar esta receta con cerezas agrias. Si la elaboras de la misma forma, comprobarás que es perfecta para postres, pero también para carnes y quesos.

3 tazas (415 g) de cerezas sin hueso (dulces o agrias, según prefieras)
¼ de cucharadita de canela molida
¾ (150 g) de azúcar biológico
2 cucharadas de agua
1 cucharadita de almidón de maíz de cultivo biológico

Coloca las cerezas, la canela, el azúcar y 1 cucharada de agua en una olla y cocina a fuego medio durante 10 minutos. Mezcla el almidón de maíz y la otra cucharada de agua en un cuenco pequeño hasta obtener una pasta homogénea. Añádela a las cerezas y deja la olla al fuego 4 minutos más, hasta que la salsa empiece a espesar.

Información nutricional por ración: 20 mg de vitamina C.

BATIDO DE ESPECIAS

3 TAZAS (720 ML)

Este es un aliño batido muy versátil que hace aflorar lo mejor de las verduras, las legumbres, los cereales, el tofu o las ensaladas... y es excelente para los huesos. En Japón se conoce como *furikake*. Es probable que lo encuentres en las estanterías de las tiendas de productos asiáticos o en la sección de dichos productos de un supermercado. A nosotras nos gusta la marca *Eden*, aunque preferimos prepararlo en casa. Es muy sencillo.

Los ingredientes opcionales te permiten elaborar tu propia versión, que puede ser más picante o más dulce que la mezcla básica según tus preferencias.

2 tazas (290 g) de semillas de sésamo blanco tostadas
2 tazas (290 g) de semillas de sésamo negro tostadas

1 taza (110 g) de alga nori tostada y molida
¼ de taza (12 g) de polvo de hojas de *shiso**

Ingredientes opcionales
1-2 cucharadas de hojuelas de pimiento chile
1 cucharadita de jengibre en polvo
1 cucharadita de ralladura de naranja molida
1 cucharadita de ralladura de limón molida
1 cucharada de bonito o de gambas salteadas
½ cucharadita de azúcar turbinado

Coloca todos los ingredientes en un recipiente limpio (si has comenzado por las láminas de nori tostadas, puedes deshacerlas a mano y

---

* N. de la T.: *Shiso* es el nombre japonés de la *Perilla frutescens*, planta actualmente muy apreciada por su uso culinario. Esta planta anual es muy popular en la cocina japonesa y china; de ella se utilizan las hojas, las flores y las semillas.

pulverizar los trocitos en un molinillo). Voltea el recipiente varias veces para mezclar bien los ingredientes y luego ciérralo herméticamente.

Guárdalo en el estante de las especias. Se conservará durante 6 meses.

Nota: el polvo de hojas de *shiso* se puede comprar en tiendas de alimentación; es salado, por lo que no tienes que añadir sal. *Eden* comercializa polvo de hoja de *shiso* en bolsas pequeñas.

Las gambas salteadas y el bonito se pueden adquirir secos en tiendas *online*. El bonito se presenta como copos de atún seco. La vida útil del *furikake* será de 2 meses si usas bonito o gambas salteadas.

....

Información nutricional por ración: 100 mg de calcio, 40 mg de magnesio, 2 g de proteínas y fitoestrógenos.

....

Marinadas deliciosas

Las dos siguientes marinadas se encuentran entre nuestras recetas favoritas. La primera es una exquisita receta para el salmón, el atún, los hongos *shiitake* o la raíz de loto. La segunda es perfecta para acompañar las setas.

MARINADA MARAVILLOSA

1 TAZA (240 ML)

3 cucharadas de jengibre fresco sin piel, finamente rallado
¼ de taza (60 ml) de salsa de soja

1 cucharada de vinagre de arroz
1-2 cucharaditas de azúcar, o al gusto
1 cucharada de *mirin* (vino de arroz japonés)
1 cucharada de aceite de coco
1 cucharada de aceite de cacahuete
1 cucharadita de aceite de sésamo

ACERCA DE LAS HIERBAS AROMÁTICAS

Utiliza hojas de albahaca frescas o secas de cultivo biológico. Corta o pica las hojas frescas antes de añadirlas al recipiente para que liberen sus aceites.

Seca el orégano en casa. El orégano fresco se seca aproximadamente en 4 días sobre el alféizar de una ventana, aunque también puedes colgar los tallos usando una cuerda y pinzas para la ropa en cualquier sitio aireado y fresco.

Cuando añadas las hierbas secas, frótalas entre las palmas de las manos sobre el recipiente a fin de liberar los aceites de la planta y potenciar el sabor.

Mezcla todos los ingredientes de la marinada en un bol y añade lo que desees marinar. Coloca el bol en la nevera y déjalo durante un mínimo de 4 horas y un máximo de 12. Tienes que remover los ingredientes de vez en cuando.

....

Información nutricional por ración: 200 mg de calcio, 70 mg de magnesio, 5 g de proteínas, fitoestrógenos y probióticos.

....

MARINADA PARA HONGOS

¼ DE TAZA (60 ML)

2 cucharadas de vinagre balsámico

1 cucharada de aceite de oliva

½ cucharadita de albahaca seca

½ cucharadita de orégano seco

2 dientes de ajo machacados o picados

Una pizca de sal y de pimienta

Mezcla todos los ingredientes de la marinada con un batidor de metal en un cuenco de tamaño medio. Añade los hongos y deja marinar entre 2 y 8 horas en la nevera. Remueve ocasionalmente.

Información nutricional por ración: 200 mg de calcio, 70 mg de magnesio, 5 g de proteínas, fitoestrógenos y probióticos.

SALSA CASERA PARA ESPAGUETIS DE LA ABUELA DORIS

4-6 RACIONES

La suegra de Helen, Doris Kelly, era famosa en la familia por su salsa para los espaguetis. Solía utilizar salchicha polaca cortada en rodajas y un poco de hongos *cremini* y *portobello*. Por ningún motivo nos hubiera dicho qué cantidad utilizaba de cada ingrediente, incluidos los hongos, de modo que hemos preparado su receta con el método de ensayo y error (y solo después de obtener la autorización de sus hijas). Helen utiliza hongos *portobello* porque al sofreírlos producen un jugo que es el ingrediente esencial de esta salsa (pero también amplía el repertorio con otros hongos, como el *shiitake*, *maitake* o *enoki*) y salchichas de carne, descartando las que contienen otros ingredientes o colorante añadido.

Si no tomas carne, olvídate de las salchichas. Esta salsa es deliciosa de cualquier manera y se conserva perfectamente varios meses en el congelador.

1 cebolla amarilla grande

12 dientes de ajo, picados finos

6 cucharadas de aceite de oliva (más otro poco para echarle a la salsa cuando ya está lista)

6 tazas (325 g) de hongos picados, incluyendo al menos 2 tazas (110 g) de sombreros de *portobello* picados

2 latas grandes de puré de tomates de pera de cultivo biológico, alrededor de 6 tazas (1,4 kg)

½-1 cucharada de albahaca seca o 2-4 hojas de albahaca fresca

3 cucharadas de orégano seco, o las hojas de seis ramas de orégano fresco

Sal y pimienta

½ cucharadita de pimiento chile seco

4 salchichas de carne

Corta la cebolla y pica el ajo; déjalos reposar durante 10 minutos.

225

ACERCA DE LOS TOMATES

Los tomates pueden potenciar o arruinar tu salsa. Independientemente de que se hayan envasado enteros o como puré, o que sean frescos, siempre debes usar tomates de pera de cultivo biológico. Los tomates envasados saborizados con ajo o albahaca son aceptables. No utilices los enlatados en su jugo porque la salsa resultará demasiado acuosa. Sin embargo, es aconsejable tener siempre una lata a mano por si se da el caso de no conseguir pimiento chile.

Los tomates frescos cambian sustancialmente una receta de salsa. Utiliza alrededor de 15 tomates de pera, o una lata grande, junto con media lata de *concasse* de tomate para preparar el puré. *Concasse* es una palabra francesa que significa «pasta de puré de tomate, sin aceite ni sal». Los puristas aconsejan pelar los tomates, pero nosotras creemos que puedes usarlos como quieras. No nos molesta la piel.

Los tomates y el pimiento chile son una combinación perfecta. Para controlar el calor, omite el chile seco y añade a la salsa trozos de pimiento chile fresco antes de comenzar la cocción. Retíralos con una espumadera cuando la salsa ya esté lo suficientemente picante para tu gusto; pero si la encuentras demasiado picante, añade entre 6 y 8 tomates frescos o algunos tomates en conserva.

En una olla grande, calienta el aceite de oliva, échale un trocito de ajo y cuando comience a burbujear, añade el resto del ajo y la cebolla y sofríe a fuego bajo hasta que la cebolla esté transparente y el ajo tenga los bordes dorados. Sube un poco el fuego, agrega los hongos y remueve.

Cuando los hongos estén blandos, tapa la cazuela y continúa con la cocción, comprobando y mezclando hasta que produzcan jugo. Luego retira la tapa.

Añade los tomates de pera y el puré. Corta un poco los tomates para obtener jugo y sigue cocinándolos durante 15 minutos. Luego, utiliza un pasapuré para deshacerlos hasta que estén bien integrados en la salsa pero dejando algunos pequeños trozos.

Añade las hierbas aromáticas, la sal, la pimienta y el pimiento chile. Baja el fuego y cuece durante 2 horas. Comprueba la salsa para asegurarte de que no se pegue.

Por último, incorpora las salchichas enteras o en trozos (opcional). Puedes reemplazar las salchichas por trozos de berenjena y calabacín salteados para dar un sabor adicional y mejorar la textura.

....

Información nutricional por ración: 25 mg de calcio, 400 iu de vitamina D, 18 mg de proteínas, 200 mg de vitamina C, 1200 iu de vitamina A y prebióticos.

....

Más salsas, aliños y marinadas
Salsas

- Alioli (página 186).
- Mole (página 263).
- Salsa de ciruelas (página 259).
- Salsa de tomate (página 241).

Aliños

- Aliño de aguacate para aderezar una ensalada para desayunar (página 207).
- Aliño para la ensalada de col china (página 215).
- Aliño de almendras y miel para la ensalada de lentejas germinadas (página 216).
- Aliño de ciruelas para la ensalada de ciruelas de la cena (página 259).

- Dos formas de preparar el aliño de las alubias negras (página 245).
- Aliño *yuzu* para la ensalada de algas (página 204).
- Aliño energético de yogur con huevas de pescado (página 279).

CAPÍTULO 16

Platos pequeños

Al parecer los platos pequeños siempre esconden algún ingrediente exótico y delicado, maravillosamente preparado. Cuando el camarero pone el plato frente a ti, te relajas, disfrutas de su aspecto y te tomas el tiempo necesario para coger el tenedor y paladear el primer bocado. Esta es la forma francesa de cenar en tu propia casa, en casa de amigos, en una fiesta o en un restaurante. No importa cuáles hayan sido las tensiones del día, a la hora de comer la mente descansa, el cuerpo se calma y los cinco sentidos se abren para disfrutar de la experiencia. Somos conscientes del efecto dañino que tiene el estrés en nuestros huesos y por ello invertimos todos nuestros esfuerzos en recrear y transmitir la experiencia de los platos pequeños que preparamos en casa, y esperamos de todo corazón que tú también descubras este placer.

Los platos pequeños pueden incluir *amuse-bouches*,[*] entrantes que estimulan el apetito seguidos de ensaladas perfectamente aliñadas, paté, queso brie de leche cruda asado, un pescado pequeño, algunas gambas o calamares cocidos en su punto y aderezados con mantequilla de ajo derretida o servidos picantes con ajo picado, pimiento chile rojo fresco y picado y unas hojas de rúcula o unos berros por encima.

Para asar el queso brie, envuelve una pieza entera, o una cuña, con una masa casera o comprada. Coloca el queso en una cacerola

---

[*] N. de la T.: En francés en el original, significa entremeses.

pequeña con tapa y hornéalo a 180 °C hasta que la corteza se dore y se torne crocante, lo que tarda alrededor de 20 minutos. Deja enfriar 10 minutos antes de servirlo. Si prefieres no utilizar la masa, ásalo y sírvelo sobre pequeños círculos de masa madre o *crudités*[*] crocantes.

_____

[*] N. de la T.: Las *crudités* son una gama de primeros platos (*hors d'oeuvre* en francés) tradicionales de la gastronomía francesa.

LAS TORTAS DE PESCADO *THAI* DE CHRIS

12-15 TORTAS DE PESCADO (3-4 RACIONES)

Hace algunos años, Helen y Chris fueron de vacaciones a Koh Samui, en Tailandia. Allí descubrieron que lo que había sido un enclave maravilloso, remoto y tranquilo se había convertido en una ciudad turística, así que decidieron ir en busca de la auténtica cocina tailandesa en las callejuelas donde los residentes locales solían ir a comer después del trabajo. Allí encontraron el restaurante Rainbow, ubicado en un antiguo garaje y administrado por una joven y talentosa empresaria, donde cenaron varias noches en compañía de la familia de la propietaria; allí fue donde se hizo realidad su sueño de paladear la comida local. Chris recuerda especialmente las tortas de pescado. La propietaria del Rainbow las preparaba con un fresquísimo pescado local cuyo sabor les recordó al salmón. Por eso Chris ha recreado esta receta usando salmón.

1 filete de salmón de 450 g, sin espinas ni piel

2 cucharadas de pasta de curry rojo thai

½-1 cucharadita de hojuelas de pimiento chile rojo

2 cucharadas de cilantro picado

5 cebolletas pequeñas, picadas muy finas

1 cucharada de azúcar moreno

1 cucharadita de *nam pla* (salsa de pescado)

1 cucharada de zumo de lima recién exprimido

60 g de judías verdes tiernas, finamente picadas

1 cucharada de aceite de coco

Corta el filete de salmón en trozos de 2,5 cm y colócalos en el procesador de alimentos. Añade los demás ingredientes, excepto las judías verdes y el aceite de coco. Los incorporarás más tarde. Procesa las especias, las hierbas y el pescado hasta que la mezcla esté homogénea. No deseas obtener una pasta de pescado, así que ten cuidado de no procesarla demasiado.

Echa la mezcla en un cuenco mediano, agrega las judías verdes y remuévelas bien. Divide la mezcla y aplástala como si quisieras hacer hamburguesas. La cantidad será suficiente como para obtener entre 12 y 15 unidades. Tapa el cuenco con film transparente y colócalo en la nevera 1 hora para que repose. Si quieres que las tortas queden uniformes, pásalas por harina antes de freírlas.

Calienta el aceite en la sartén y fríe las tortas de pescado unos 2 minutos por cada lado hasta que se doren. Sírvelas con espárragos asados, brócoli tierno y tu salsa favorita.

....

Información nutricional por ración: 50 mg de magnesio, 28 g de proteínas, 1000 iu de vitamina D y prebióticos.

....

PATÉ DE *FOIE DE POULET*
(paté tradicional de hígado de pollo)

2 RACIONES (4 SI SON ENTREMESES)

Nos complace presentar esta receta de Paleo Leap. Su concepto de la cocina y sus recetas son una bendición para las personas que sufren epilepsia y deben llevar una dieta baja en hidratos de carbono y rica en proteínas, y también para quienes desean cuidar sus huesos.

Paleo Leap nos dice que en algunas culturas los cazadores alimentaban a los perros con la carne y reservaban los órganos para su propio consumo. Esto no constituye ninguna sorpresa, teniendo en cuenta su alto valor nutricional. Es cierto que algunas personas se abstienen de tomarlos, pero no es más que una mera cuestión de costumbre. La gran Julia Child desafió ese prejuicio cuando presentó su pavo deshuesado con salsa de mollejas picadas.

Disfruta de un delicioso aperitivo untando tallos de apio, hojas de lechuga o rodajas de pepino con este paté. O saboréalo sobre triángulos de pan tostado, como los franceses, aunque te aconsejamos añadir un poco de mermelada de higos o unos brotes de rúcula.

225 g de higadillos de pollo
3 rebanadas finas de beicon, picadas
1 cebolla grande cortada en trozos
1 diente de ajo picado
170 g de mantequilla
¼ de taza de perejil picado
3 cucharadas de jerez (puedes reemplazarlo por 1 cucharada de sidra)
Sal y pimienta
Nuez moscada fresca

Prepara los higadillos de pollo, separando la parte blanca y fibrosa.

Calienta una olla grande a fuego medio/alto y cocina el beicon durante unos 3 minutos. Añade la cebolla, el ajo y ¼ de taza (55 g) de mantequilla y deja cocer durante 3 o 4 minutos hasta que se ablande. Añade los higadillos y cocina entre 7 y 10 minutos con un poco más de mantequilla. En cuanto estén listos, agrega el perejil, el jerez y luego la sal, la pimienta y la nuez moscada para dar sabor. Retira del fuego y vierte la mezcla en una batidora o en un procesador de alimentos hasta que tenga una textura suave. A continuación, viértela en una fuente.

Derrite el resto de la mantequilla y distribúyela sobre el paté de manera uniforme. Tápalo y guárdalo en la nevera para que se enfríe hasta que la grasa se endurezca.

Información nutricional por ración: 30 mg de vitamina C, 53000 IU de vitamina A y vitaminas del grupo B.

MISTO FRITO

4-6 RACIONES

Esta es una receta simple, y también simplemente deliciosa. Puede resultar difícil que las legumbres lleguen a la mesa, porque nada más retirarlas de la olla prácticamente te las habrás comido todas. Las alubias blancas son una buena alternativa a los garbanzos. Si nunca te ha gustado el hinojo, creemos que esta receta te sorprenderá agradablemente. Corta el hinojo en juliana. Las legumbres son una rica fuente de nutrientes para la salud ósea y la fibra de algunas variedades es muy valiosa para la salud intestinal.

6 dientes de ajo picados gruesos

¼ de taza (60 ml) de aceite de oliva

1 lata de garbanzos germinados (400-450 g), aclarados cuidadosamente y secados con papel de cocina

2 bulbos de hinojo, sin tallos ni hojas

¼ de cucharadita de sal del Himalaya

½ cucharadita de cardamomo en polvo (opcional)

Fríe el ajo en aceite de oliva a fuego medio hasta que se dore. Agrega los garbanzos de inmediato. Remuévelos ocasionalmente hasta que estén bien dorados. Pásalos a una fuente plana con una espumadera. Sécalos con papel de cocina.

Fríe y seca las rodajas de hinojo. Espolvorea sal sobre ellas y sírvelas en un plato (también puedes espolvorearles cardamomo por encima). Consúmelo de inmediato; ¡no podrás parar!

BENEFICIOS DEL HINOJO PARA LA SALUD

El hinojo tiene fitonutrientes únicos que son antioxidantes muy potentes. Entre ellos hay uno que es fascinante: el anetol. En estudios con animales el anetol ha reducido reiteradamente la inflamación y ha ayudado a prevenir el cáncer. Se cree que esto se logra mediante el bloqueo de un sistema de señalización intercelular. El anetol impide la activación de una molécula que pone en marcha la inflamación y que tiene potencial para alterar los genes de manera significativa.

El hinojo es rico en vitamina C y contiene un poco de folato, calcio, magnesio, vitamina B y fósforo.

Como alternativa, puedes dejar el hinojo crudo porque combinado con las legumbres fritas resulta exquisito; contiene todas las enzimas de los vegetales crudos que colaboran en los procesos de digestión y absorción, y menos calorías.

Nota: puedes reemplazar los garbanzos en conserva por 1¾ taza (350 g) de garbanzos secos. Debes ponerlos en remojo durante toda la noche y luego secarlos con papel de cocina.

Información nutricional por ración: 200 mg de calcio, 230 de magnesio, 39 g de proteínas y prebióticos.

Carpaccio de calabacín
(plato vegetariano crudo)

4 RACIONES

Cuando comenzamos a reunir recetas para este libro, Helen recordó dos deliciosos platos a base de queso de cabra que había probado en La Forcola, su restaurante italiano favorito en Valencia (España). El chef Andrea Chiaramonte nos presentó este delicioso plato con las rodajas de calabacín crudo más finas que puedas imaginar, y una receta llamada «Torre de berenjenas», que incluimos a continuación. Hemos preparado estas recetas muchas veces y estamos seguras de te encantará poner queso curado en estos platos.

2 calabacines de tamaño medio
Queso de cabra curado
Sal
Pimienta
Zumo de limón recién exprimido
Perejil picado
Tomates *cherry* dulces (opcional)

Utiliza un cortador de verduras afilado para hacer rodajas muy finas de calabacín.

Sazona el queso de cabra con sal y pimienta y un chorro de zumo de limón. Remueve hasta que el aderezo se mezcle. Coloca una cucharada colmada de la mezcla de queso en uno de los lados de cada rodaja de calabacín. Enróllala y colócala sobre en una fuente para pasta. Repite el mismo procedimiento con el resto del calabacín y añádelo a la fuente. Cuando hayas terminado, ralla una abundante cantidad de queso de cabra y échalo por encima. Por último, añade el perejil.

Si tienes tomates *cherry*, colócalos en los bordes de la fuente. Sirve con panecillos de levadura madre recién horneados.

Información nutricional por ración: 60 mg de calcio, 5 g de proteínas y 35 mg de vitamina C.

Torre de berenjenas

4 RACIONES

Esta es una torre de berenjenas que se sirve con confitura de pimiento amarillo y tomates secados al sol. Andrea nos comentó con orgullo que había expuesto los tomates al sol esa misma semana; nos sentimos muy agradecidas de que así fuera, porque el sabor era fascinante. En esta receta utilizamos *brandy* para desglasar la cacerola, lo que otorga sabor a la mezcla.

85 g de queso de cabra fresco
Sal
Pimienta
Cilantro fresco, picado muy fino

6 champiñones
Aceite de oliva virgen extra
1 diente de ajo grande, picado
½ taza (120 ml) de *brandy*
2 berenjenas
4 cabezas de hongos portobello expuestas al sol

Confitura de pimiento amarillo

450 g de pimientos amarillos de cultivo biológico
½ taza (100 g) de azúcar de caña de cultivo biológico
Ralladura y zumo de 1 limón de cultivo biológico

Aplasta el queso de cabra con la sal, la pimienta y una pizca de cilantro hasta que su consistencia te permita amontonar la mezcla (puedes hacer este paso por anticipado y poner luego el queso en la nevera hasta que lo utilices).

Para preparar la salsa debes lavar los champiñones y cortarlos en rodajas.

Coloca 1 cucharada de aceite de oliva en una cazuela y sofríe ligeramente el ajo (no dejes que se dore); déjalo en la cazuela, pero apártalo hacia un lado. Sazona los hongos con una pizca de sal y pimienta y sofríe hasta que se ablanden. Retira los hongos y el ajo y colócalos en un cuenco de tamaño medio. Desglasa la cazuela con el *brandy* a fuego medio y vuelve a incorporar los hongos. Remueve los ingredientes hasta que se hayan impregnado con el glaseado. Devuelve los hongos al cuenco y utiliza una batidora de inmersión para obtener una salsa de consistencia espesa. Añade 1 o 2 cucharadas de queso de cabra para que la mezcla se torne todavía más espesa. Resérvalo o guárdalo en la nevera si vas a montar el plato un poco más tarde.

Lava y corta las berenjenas en rodajas de 2,5 cm. Échales sal y coloca algo pesado encima durante al menos una hora. Acláralas y sécalas cuidadosamente con papel de cocina.

Corta los hongos *portobello* en rodajas, en sentido horizontal, de modo que obtengas alrededor de 8 piezas.

Precalienta el horno a 175 °C. Engrasa ligeramente una fuente usando unas gotas de aceite de oliva que distribuirás con ayuda de un papel encerado o simplemente con el dedo. Fríe los hongos hasta que estén tiernos. Colócalos en una olla pequeña, tápala y métela en el horno a unos 66 °C para mantenerla caliente.

Añade más aceite de oliva. Fríe las rodajas de berenjenas a fuego medio o bajo, volteándolas frecuentemente hasta que cada una de ellas esté blanda por dentro pero firme por fuera. Retira el exceso de aceite con papel de cocina.

Para hacer una torre con tres rodajas de berenjenas, hongos y queso de cabra, coloca la primera rodaja de berenjena en un plato, luego agrega una rodaja de hongos y una cucharada de queso de cabra sazonado. Coloca la segunda rodaja de berenjenas, los hongos y el queso, y repite el procedimiento. A continuación, coloca la tercera rodaja y presiona suavemente la parte superior para afirmar la torre. Pon 1 cucharada de aceite de oliva en un molde para hornear con una capacidad aproximada de 2 l, unta el fondo del molde con movimientos circulares y coloca la primera torre. Prepara más torres y añádelas al molde.

Coloca el molde en el horno a 180 °C hasta que la parte superior se dore ligeramente y las torres estén bien hechas.

Prepara estratégicamente dos cucharadas de salsa de hongos en una fuente plana y una torre de berenjenas encima de cada una de ellas.

Presenta el plato con una cucharada de confitura de pimiento amarillo y decora con tomates secados al sol, arándanos o pimientos pequeños. Por último, espolvorea cada plato con cilantro picado.

Confitura de pimiento amarillo: corta los pimientos por la mitad. Retira las nervaduras y las semillas. Corta las dos mitades en rodajas finas y colócalas en un bol con el resto de los ingredientes. Tapa y deja reposar durante 1 hora.

Luego echa los pimientos y el líquido en una olla pequeña y calienta a fuego bajo hasta que la mezcla comience a tomar consistencia. Sube ligeramente el fuego sin dejar de remover y deja que se espese hasta que la confitura tenga la consistencia que deseas.

Información nutricional por ración: 100 g de calcio, 24000 iu de vitamina D y 100 g de fósforo.

Napoleón de hongos y alcachofas

4 RACIONES

Si hablamos de platos que se organizan por capas, por lo general de texturas que contrastan y al mismo tiempo se complementan, debemos mencionar el *napoleón* que procede de Nápoles.

En muchas culturas es muy frecuente disponer los alimentos en capas *à la napoléon*, y las versiones dulces son muy comunes. El milhojas es un popular pastel francés, elaborado con una masa de hojaldre rellena de crema pastelera o nata. El *baklava* griego es un postre similar que lleva miel y está relleno de frutos secos picados.

Los hongos se utilizan en muchos platos salados preparados *à la napoléon* que son francamente deliciosos. Los nuestros incluyen patatas Yukon Gold, que tienen el doble de vitamina C que la mayoría de las demás variedades de patatas. La vitamina C es un antioxidante y también contribuye a la producción de colágeno, la sustancia que forma la mayor parte de la matriz ósea.

6 corazones de alcachofas frescas, o corazones de alcachofa envasados que no estén marinados

6 cabezas grandes de hongos portobello secados al sol

450 g de patatas Yukon Gold

3 cucharadas de queso gouda rallado

El zumo de ½ limón fresco

200 g de queso de cabra suave fresco (o queso burratta*)

4 dientes de ajo de tamaño medio, picados

½ cucharadita de tomillo fresco

½ cucharadita de salvia fresca

Sal y pimienta

Mantequilla

3 cucharadas de queso parmesano de leche cruda, recién rallado

¼ de taza de aceite de oliva virgen extra

* N. de la T.: El *burratta* es un queso cremoso y fresco, originario del sur de Italia que se come en ensaladas o solo con aceite de oliva y pimienta negra recién molida.

1 taza de caldo de pollo, caldo de huesos de pollo o caldo vegetal (ver las recetas en el capítulo 13)

Corta los corazones de las alcachofas en rodajas de 1,25 cm. Retira los tallos de los hongos y córtalos finamente de la siguiente manera: corta el hongo por la mitad en sentido vertical y a continuación en rodajas cada una de las mitades. Finalmente, corta la parte inferior del tallo en rodajas. Pela y corta las patatas muy finas (si lo haces por anticipado, échales un poco de aceite de oliva por encima o ponlas en un bol de agua con 1 cucharada aproximada de zumo de limón).

Precalienta el horno a 218 °C. Unta con mantequilla una fuente de horno de 20 x 25 cm o seis cazuelas de horno individuales. Coloca primero las rodajas de patatas y encima los corazones de alcachofa con las rodajas de hongos. Exprime un poco de zumo de limón sobre los ingredientes. Añade la mitad del queso gouda y del queso de cabra. Condimenta con la mitad del ajo, el tomillo, la salvia, la sal y la pimienta; por último echa 1 cucharada de parmesano. Rocíale una cucharada de aceite. Repite el mismo procedimiento para hacer una segunda capa. A continuación vierte el caldo sobre la mezcla y luego agrega el resto de las patatas y de los quesos de cabra y gouda. Tapa la fuente (o las cazuelas) con papel de horno o de aluminio y déjalo hornear alrededor de 30 minutos.

Baja la temperatura a 200 °C. Destapa la cazuela y echa la cucharada restante de queso parmesano por encima de los ingredientes. Déjala destapada en el horno hasta que las patatas estén tiernas y la parte superior esté dorada, lo que tarda alrededor de 15 minutos.

....

Información nutricional por ración: 300 mg de calcio, 800 mg de magnesio, 800 iu de vitamina D, 40 mcg de vitamina K2 y prebióticos.

....

BROCHETA DE HONGOS

4 RACIONES

Chobani nos proporcionó esta receta que incluye algunos ingredientes estrella para los huesos: hongos, yogur, queso de cabra y masa madre. El yogur y el queso no se cuecen ni se calientan, de modo que los probióticos y las enzimas de la leche permanecen intactos.

2 cucharadas de aceite de oliva virgen de primera presión en frío

225 g de hongos (*shiitake, maitake, porcini, cremini, chanterelle*) expuestos al sol y laminados
1 diente de ajo, picado fino
1 cucharada de tomillo fresco, picado fino
Sal y pimienta
18 rebanadas (1,25 cm) de una *baguette* elaborada con masa madre
115 g de queso de leche de cabra fresca, crudo y sin pasteurizar
½ taza (120 ml) de yogur griego entero

Para servir frío

Vierte el aceite en una sartén de tamaño medio. Añade los hongos y saltéalos a fuego medio hasta que se doren, alrededor de 6 minutos. Baja el fuego. Añade el ajo, el tomillo, la sal y la pimienta. Cocina durante 1 minuto, sin dejar que el ajo se dore. Remueve los ingredientes en un bol y resérvalos hasta que estén fríos. Tuesta ligeramente las rebanadas de pan por ambos lados.

Mezcla el queso de cabra y el yogur hasta obtener una textura cremosa y suave. Una batidora eléctrica facilita las cosas, pero también puedes hacerlo a mano con un batidor de alambre fuerte. Unta la tostada con la mezcla de queso y yogur y echa por encima la mezcla de hongos.

Para servir caliente

Prepara la mezcla de yogur y queso antes de cocinar los hongos. Tuesta el pan mientras los hongos están en el fuego. Unta la salsa en el pan y agrega la mezcla caliente de hongos.

Información nutricional por ración: 300 mg de calcio, 22 mg de magnesio, 15 g de proteínas y probióticos.

LA RECETA DE BERZA Y COL RIZADA DE NICK

4 RACIONES

Esta es una receta básica para muchas hortalizas, incluidas las acelgas, cualquier tipo de col u otras variedades de hojas oscuras que te gusten. A Laura le gusta añadir hojas de ortiga.

«Es un producto fundamental en casa —afirma Nick, el marido de Laura—, cuando las noches del sur de California empiezan a ser frías». Puedes preparar las verduras por separado o juntas, dependiendo de lo que tengas a mano y también de lo que más te apetezca.

2 manojos de berza, col rizada o una mezcla de ambas

½ taza (120 ml) de salsa *shoyu*

2 cucharadas de *ghee*

1 taza (240 ml) de agua

Corta la berza y colócala en un recipiente con tapa. Hierve el agua y cocina entre 15 y 20 minutos. Cuando pasen 10 minutos, comprueba que el agua no se haya evaporado y añade más si es necesario.

Sirve sobre un lecho de arroz o quinoa previamente preparada (ver la página 205). Para tener una dosis triple de magnesio, puedes servirlo con alubias preparadas adecuadamente (ver «Cómo germinar legumbres», en la página 84), con pescado cocido al vapor (ver «Pescado entero al vapor», en la página 265) o con un filete de ternera *wagyu* chamuscado (ver la receta «Chamuscado de *sagyu* con salsa de *shoyu* con hongos», en la página 183).

Información nutricional por ración: 300 mg el de calcio, 200 mg de magnesio y 8 g de proteínas.

PANNA COTTA DE PARMESANO

4-6 RACIONES

1 taza (200 ml) de nata doble*
1 taza (200 ml) de leche
250 g de queso parmesano
3 yemas de huevos ecológicos
4 hojas de gelatina, remojadas en agua fría

Pon a hervir la leche y la nata en una cazuela. Retira del fuego y añade el parmesano rallado, removiendo bien hasta que se haya derretido por completo. Deja enfriar ligeramente.

Bate las yemas en un bol y vierte la mezcla de nata tibia. Elimina el exceso de agua de las hojas de gelatina y añádelas. Remueve bien hasta que la gelatina se disuelva totalmente y luego pasa la mezcla por un colador de malla fina.

Coloca el contenido en moldes engrasados y guárdalos en la nevera para que se asiente.

....

Información nutricional por ración; 300 mg de calcio; 50 mcg de vitamina K2.

....

COMIENZA EL DÍA CON COL RIZADA

Una mañana, mientras Helen estaba preparando café, su sobrino de ocho años entró en la cocina. Sus ojos se clavaron en la encimera, pero como Helen aún no estaba preparada para acometer la tarea de preparar los crepes, le ofreció un zumo de naranja. «Eso puedo hacerlo solo, tía Helen, pero no es lo que quiero. ¿Dónde está tu licuadora? ¿Puedes hacerme un zumo de col rizada?», respondió él.

Obviamente sus padres ya sabían lo que Helen aún tenía que aprender: los compuestos de la col rizada cultivada de manera natural tienen un valor nutricional que enriquece todo tu organismo, incluso a nivel celular, y pueden influir positivamente en la expresión génica. La col rizada reduce la inflamación, el riesgo de padecer cinco tipos diferentes de cáncer y también los niveles altos de colesterol LDL. Contiene casi cuatro docenas de flavonoides, pigmentos que recogen los radicales libres.

Y siguiendo la máxima que afirma que la vida no es perfecta pero es lo mejor que tenemos, el calcio que contiene la col es más biodisponible que el de la leche pasteurizada gracias a sus niveles relativamente bajos de antinutrientes. Lo mismo puede decirse del magnesio presente en esta hortaliza.

La *panna cota* se parece a una natilla; se llama así porque se elabora con leche y nata (en algunas ocasiones también con suero de leche pero rara vez con yema de huevo, por eso es tan clara). Una de las razones por las cuales nos encanta esta receta es que es perfecta y, por otra parte, contiene yemas de huevos ecológicos que proporcionan vitamina K_2.

----

* N. de la T.: Se conoce como nata doble a la crema de la leche que tiene un 48% de materia grasa o incluso más.

CRUJIENTES DE PARMESANO Y ALBAHACA

2-6 RACIONES

Intenta servir los crujientes junto con la *Panna cota* de parmesano y decora el plato con pequeñas hojas de albahaca roja. Esta es otra sabrosa receta de Reynolds.

100 g de queso parmesano, rallado fino
Hojas de albahaca fresca
Hojas pequeñas de albahaca roja

Precalienta el horno a 200 °C y la freidora a 190 °C.

Cubre una fuente de horno con una hoja de papel para hornear y reparte el parmesano rallado por toda la superficie. Coloca la fuente en el horno durante 10 minutos o hasta que el queso se derrita y se dore.

Mientras el queso está todavía tibio, colócalo sobre una tabla y córtalo de la forma que más te guste para decorar el plato (debes hacerlo con prontitud porque el queso se torna quebradizo rápidamente).

Elige varias hojas de albahaca y colócalas en la freidora hasta que estén crujientes, pero antes de que pierdan su color verde. Trasládalas a una bandeja sobre la que previamente habrás colocado papel de cocina para eliminar el exceso de aceite. Echa por encima las hojas frescas de albahaca roja.

Información nutricional por ración: 250 mg de calcio y 8 g de proteínas.

LASAÑA CRUDA (VEGANA)

4-6 RACIONES

Es un verdadero placer tomar una comida cruda de vez en cuando; resulta ligera para el aparato digestivo y está llena de nutrientes frescos y biodisponibles, además de enzimas vivas. Esta receta de lasaña de Carlota Cassou se parece a un *napoleón* vegetal crudo y es una excelente guarnición, o incluso un plato principal. El relleno lo hemos sustituido por nuestra propia salsa de queso.

Las recetas de Carlota reflejan nuestra idea de que los alimentos son el primer recurso para la prevención y el tratamiento, y también para

envejecer con buena salud, y que el hecho de combinar sus propiedades tiene un efecto beneficioso sobre la salud y los humanos podemos ser proactivos y utilizarlas en provecho propio y por el bien de nuestro planeta.

Hay que destacar que es necesario marinar los boniatos la noche anterior.

Boniatos marinados
1 cucharada de aceite de oliva
2 cucharaditas de aceite de sésamo
1 cucharada de vinagre de arroz

1 cucharada de salsa de soja
1 cucharadita de hierbas de Provenza
1 boniato cortado en rodajas finas

Relleno
½ taza (65 g) de nueces de macadamia
½ taza (70 g) de anacardos
1 cucharada de levadura nutricional*
1 cucharada de aceite de oliva
½ cucharada de agua
Una pizca de sal

Pesto
1 cucharada de relleno
½ aguacate
1 taza (30 g) de hojas de espinaca
Un puñado grande de hojas de albahaca fresca
2 cucharadas de aceite de oliva
Una pizca de sal

Salsa de tomate
4 tomates secos
2 tomates pequeños
1 cucharadita de hojuelas de pimiento chile
1 dátil Medjool
1 cucharada de aceite de oliva
Una pizca de sal
1 cucharadita de hierbas de Provenza u orégano

Otros ingredientes
1 calabacín cortado a lo largo y luego en tiras
Perejil para decorar

Mezcla todos los ingredientes para marinar el boniato en un cuenco o un recipiente de vidrio grande. Añade las rodajas de boniato, remueve, tapa el recipiente y colócalo en la nevera para marinarlo durante toda la noche.

Al día siguiente, cuando estés listo para cocinar, prepara el relleno colocando las nueces de macadamia, los anacardos y la levadura nutricional en una batidora. Cuando la mezcla esté a punto, retira unas 2 cucharadas para utilizarla como si fuera «parmesano». A continuación, agrega el aceite, el agua y la sal, y mezcla hasta que adquiera una textura de salsa.

Para preparar el pesto, coloca todos los ingredientes en una batidora y bátelos. Después, lava la batidora.

A continuación prepara la salsa de tomate mezclando todos los ingredientes en la batidora.

Para elaborar la lasaña utiliza una fuente cuadrada de 20 x 20 cm, o una rectangular de 20 x 25 o 30 cm, que sea bastante profunda. Coloca 3 o 4 tiras de calabacín en la base, luego una capa fina de salsa de tomate, otra capa de calabacín, una capa fina de relleno, una capa de los boniatos marinados, una capa de pesto y, por último, una capa fina de calabacín. Espolvorea con el «parmesano» que había reservado.

Para servir, corta la lasaña en porciones grandes con un cuchillo afilado y retíralas de la fuente con una espátula grande; también puedes servirla en recipientes individuales.

Información nutricional por ración: 100 g de calcio, 200 gramos de magnesio y 1000 iu de vitamina A.

* N. de la T.: La levadura nutricional es una levadura desactivada, proveniente de la cepa de *Saccharomyces cerevisiae*, que se vende como un producto alimenticio en forma de copos o como un polvo de color amarillo.

BOCADILLO O ENSALADA DE ATÚN

1 RACIÓN

Los bocadillos de pescado son muy apetecibles y hay innumerables variaciones, pero aquí presentamos una receta especialmente deliciosa que no contiene mayonesa y que nos ofrece una nueva oportunidad para incluir vitamina K_2 y calcio en nuestra dieta. Un atún fresco y salvaje guisado hasta que esté en su punto puede convertirse en el bocadillo más jugoso que puedas imaginar. Si utilizas atún envasado, elige el que viene en recipientes de cristal, o elimina completamente el aceite de los que vienen en lata. El bonito es la mejor fuente de calcio.

85 g de atún

1 huevo ecológico, hervido durante cinco minutos

1-2 cucharadas de cebolleta, chalota, cebollino o cebolla dulce finamente cortados

Una pizca de eneldo, o algo más para dar sabor (opcional)

Pimienta negra o blanca molida

1 cucharada colmada de humus

Rúcula, lavada y centrifugada o secada con papel de cocina

Un tomate cortado en rodajas y sin pulpa (resérvala si vas a preparar ensalada)

Sal (opcional)

Dos piezas de pan de centeno o elaborado con masa madre (ver la página 322)

Aplasta el atún y el huevo con un tenedor (nosotras preferimos que queden algunos pequeños trozos). Agrega la cebolla, el eneldo y la sal (opcionales) y la pimienta molida. Luego añade el humus y mezcla bien hasta que se incorpore perfectamente al resto de los ingredientes.

Para ensalada: corta la rúcula, distribúyela sobre un plato y echa por encima un poco de atún o de la pulpa que has retirado del tomate. Puedes servir con zanahoria cortada en juliana y aceitunas negras.

Para bocadillo: calienta el pan en la tostadora y pon el atún dentro del pan con la rúcula por encima; si te apetece, puedes añadir rodajas muy finas de tomate.

....

Información nutricional por ración: 175 mg de calcio, 115 mg de magnesio, 50-75 mg de vitamina K2, 40 g de proteínas, fitoestrógenos y prebióticos.

....

CAPÍTULO 17

Escenario principal

En algunos países las familias se reúnen en las primeras horas de la tarde para compartir la comida principal. Luego llega el momento de la siesta. Después, todo se ve más claro y se inician las actividades vespertinas. Nos encanta esta costumbre porque las familias comparten la mesa y disfrutan pausadamente de la comida, una situación ideal para que la digestión se realice tal como les gusta a los intestinos, es decir, lenta y relajadamente. Estamos de acuerdo en que no es el estilo americano, y que hay muy poca gente que trabaje en sitios donde echarse la siesta después de comer sea la norma. Pero recomendamos muy especialmente que los fines de semana prepares la comida principal después del mediodía o en las primeras horas de la tarde. En este capítulo presentamos un estofado de cerdo, un plato de pollo con lavanda e higos salmón salvaje con coles de Bruselas y lentejas, y muchas recetas más: platos principales para todas las estaciones. Disfrútalos.

ESTOFADO DE CERDO DE OTOÑO

2 RACIONES

Este es un plato dulce (aunque eso no significa que esté azucarado sino que sus ingredientes le otorgan un sabor exquisito) que prácticamente nos pide que agreguemos trozos de manzana fríos y crujientes. ¿Y qué mejor momento para preparar esta receta que los días en que el aire se torna deliciosamente fresco y comienzan a abundar los cultivos de manzanas locales? Nos gustan las *Fuji* de cultivo biológico, pero también son deliciosas las variedades Gala y Pink Lady. Tú puedes utilizar las que se cultiven en la región donde vives.

El cerdo es una de las fuentes de proteína animal del subtipo MK4 de la vitamina K_2 (ver «Vitamina K_2: la superestrella, en la página 37).

Las semillas de sésamo necesitan un fuego bajo. Fíjate en que en esta receta hemos rehogado el ajo y la cebolla en lugar de freírlos.

2 cucharadas de aceite de sésamo

2 cucharadas de aceite de oliva

10 dientes de ajo picados gruesos, en reposo durante 10 minutos

6 chalotas preparadas como el ajo

1 filete de paleta de cerdo de 450 g

1/3 de taza (80 ml) de *sake*

Una pizca de sal marina

Una pizca de pimienta negra

½-1 cesta pequeña de tomates *cherry* de cultivo biológico

Hojas de perejil finamente picadas

2 manzanas Fuji de cultivo biológico

Calienta los aceites en una olla de hierro (o cualquier otro recipiente pesado) de 2 l de capacidad. Coloca un trozo de ajo o de chalota en el aceite y cuando comience a burbujear, añade el resto del ajo y la chalota y rehógalos. Coloca el filete encima. Vierte el *sake* y sazona con sal y pimienta negra. Tapa la olla y cuece a fuego muy lento durante 6 horas. Añade los tomates, tapa y deja cocer lentamente durante otros 30 o 40 minutos, hasta que los tomates se deshagan. Utiliza un tenedor para aplastarlos. Sírvelo en cuencos y usa un poco de perejil para decorar.

Corta las manzanas en trozos y tómalas con cada bocado del estofado, o bien esparce los trozos de manzana por encima del plato.

....

Información nutricional por ración: 60 mg de calcio, 50 mg de magnesio, 20 mcg de vitamina K2, 25 g de proteínas y prebióticos.

....

DOS FORMAS DE PREPARAR LAS ALUBIAS NEGRAS (O FRIJOLES)

2-4 RACIONES

Carlota Cassou describe esta receta como un plato principal para una comida versátil o una cena ligera. Estamos plenamente de acuerdo con ella. Este plato es igualmente delicioso cuando se prepara con lechuga o con una saludable tortita de maíz. Y cuando decimos *saludable*, nos referimos a que no contenga grasas hidrogenadas ni trans.

Otra vez hablamos de los persimones (caquis). Elígelos muy maduros; de lo contrario, déjalos madurar antes de consumirlos. Utiliza un persimón de la variedad hachiya, que es suave y al mismo tiempo suculenta, y dos de la variedad fuyu que estén muy maduros.

El apio es bueno para bajar la tensión sanguínea y las hojas de cilantro son un buen complemento para el calcio que contienen las alubias.

1 ½ taza (265 g) de alubias negras (la cantidad se mide después de haberlas germinado y cocido)

1 mazorca de maíz

2 persimones fuyu

4 hojas de col rizada lacinato*

1 zanahoria

2-3 tallos de apio, sin hojas

2 tomates

1 aguacate

Hojas de cilantro fresco (para decorar)

2 hojas de lechuga Trocadero o 1-2 tortitas de maíz para cada ración

Hojas de cilantro fresco molidas

Aliño

1 persimón hachiya (o medio mango maduro)

Zumo de un limón

3 cucharadas de aceite de oliva

¼ de taza de agua

1 cucharadita de jengibre fresco pelado y rallado

½ cucharadita de sal marina

Germina y cuece las alubias negras por anticipado. Mezcla los ingredientes para el aliño.

Hierve el maíz durante 3 minutos y déjalo enfriar lo suficiente como para poder sujetarlo fácilmente para retirar los granos. Deshuesa y pela los persimones, descartando las semillas. Elimina los tallos de la col rizada y pica las hojas. Pica también la zanahoria, el apio, los tomates y los persimones y mézclalos en un bol con las alubias negras. Corta el aguacate y añádelo a los ingredientes. Luego vierte el aliño sobre las verduras.

Para servir con una base de lechuga, coloca dos hojas sobre cada plato y pon una cucharada de la mezcla sobre cada hoja. Se puede tomar tal como está, como si fuera una ensalada, o bien envolver el relleno con las hojas. Aderaza con cilantro fresco.

Si quieres servirlo con tortitas de maíz, caliéntalas en el horno a 177 °C. Coloca la mezcla encima y envuélvelas.

Si quieres una ensalada fría, mantenla en la nevera 20 minutos antes de aliñarla.

* N. de la T.: Esta variedad de hojas azul oscuro verdosas ofrece un sabor más delicado y ligeramente más dulce que la col rizada.

Información nutricional por ración: 210 mg de calcio, 180 mg de magnesio, 18 g de proteínas.

Pollo relleno de lavanda e higos

2 RACIONES

Los antiguos griegos y romanos servían azúcar batido y lavanda como condimento para la carne, y la reina Isabel I bebía infusión de lavanda para tratar sus migrañas. En el condado de Adams (Pensilvania), la maestra jardinera Madeline Wajda nos dice que las mejores variedades de lavanda son Munstead y Hidcote, porque las demás tienen un intenso aroma a alcanfor. Es aconsejable comprar lavanda de uso culinario.

Las plantas frescas y secas son perfectas para cocinar. Las flores secas saben a hierba, mientras que las frescas son más dulces y su sabor es más intenso. Si vas a emplear flores frescas en lugar de secas, utiliza la mitad de la cantidad indicada y prepara una infusión dejándolas menos tiempo en agua caliente.

Apreciamos esta receta por su contenido en MK4 y calcio.

4 muslos de pollo ecológico, con huesos y piel

4 higos frescos cortados en trozos pequeños

115 g de queso de cabra

3-4 flores enteras de lavanda, desmenuzadas

2 lonchas de beicon (que no contenga conservantes) cortadas por la mitad

Coloca los muslos de pollo sobre una superficie. Sujetando cada pieza con una mano, córtalas de lado a lado hasta el hueso utilizando un cuchillo afilado. Retira el hueso, pero no cortes completamente el muslo por la mitad. Déjalo sobre una tabla con la parte de la piel hacia abajo.

Retira los tallos de los higos. Mezcla el queso de cabra y las flores de lavanda en un cuenco pequeño. Agrega los higos y mezcla otra vez.

Rellena los muslos de pollo con esta mezcla y ciérralos utilizando mondadientes. Coloca una loncha de beicon por encima. Disponlos en una cacerola pesada y pequeña para que estén muy juntos. Pon la olla al fuego sin tapar a unos 177 °C entre 45 minutos y, como máximo, 1 hora 15 minutos, dependiendo del tamaño. Retira las lonchas de beicon durante los últimos 10 minutos para que la piel se dore. Vuelve a colocar el beicon antes de servir. Puedes añadir el glaseado balsámico de higos (que presentamos en la página 220) para que el plato sea aún más delicioso.

Nota: es posible que encuentres queso de cabra mezclado con lavanda en mercados de productores locales o tiendas de alimentación sana; también te servirá para esta receta.

Variación: las personas que prefieren los sabores salados pueden preparar el relleno con ½ taza (75 g) de queso feta crudo y 1 portobello marinado o 3 *shiitake*, en lugar de los higos y el queso de cabra. Para marinar los hongos, córtalos en rodajas y colócalos en la salsa para marinar hongos (ver la página 225). Luego déjalo en la nevera durante un máximo de cuatro horas. Media taza de queso feta contiene unos 350 g de calcio.

Información nutricional por ración: 80 mg de calcio, 35 mg de magnesio, 20 mcg de vitamina K_2, 22 g de proteínas, fitoestrógenos y probióticos.

Salmón salvaje del Pacífico con lentejas y coles de Bruselas

1 RACIÓN

ACERCA DE LAS LENTEJAS

Nos encantan las lentejas porque son muy buenas para los huesos. Nos ofrecen abundante vitamina B_9 y folato, grandes cantidades de manganeso y molibdeno y una generosa provisión de magnesio, fósforo y potasio. Sin embargo, por el hecho de ser semillas tienen un alto contenido en fitatos, por lo que es aconsejable ponerlas en remojo, germinarlas o comprarlas ya germinadas. Las lentejas verdes de Puy requieren más tiempo de cocción que cualquier otra variedad pero también conservan mejor su forma, de modo que puedes cocinarlas 20 minutos, o incluso más.

Los tres salmones salvajes del Pacífico son delicados, deliciosos y ricos en vitamina D, ácidos grasos omega 3 y vitamina B_{12}. El salmón rojo salvaje de Alaska tiene el sabor más intenso de los tres, y es preciso estar muy atento porque es muy fácil cocinarlo de más. Sin embargo, tiene un contenido más alto de vitamina D que cualquier otro pescado y es un alimento muy apreciado. El salmón rey del Pacífico es el más robusto y el más aterciopelado. Nosotras no dudamos en comprarlo siempre que lo encontramos en el mercado. El salmón plateado salvaje de Alaska es el que tiene el sabor más suave; en términos de nutrientes, se encuentra entre los dos anteriores. Elige un corte grueso de pescado y cocínalo hasta que esté a punto.

¼ de taza (50 g) de lentejas verdes de Puy
Sal marina molida

2 cebolletas de cultivo biológico
2 dientes de ajo
115 g de coles de Bruselas jóvenes, o maduras y cocidas, cortadas en cuartos
1 cucharada de mantequilla cruda fresca de cultivo biológico
1 cucharada de aceite de oliva virgen prensado en frío, y un poco más para rociar
1 rebanada de beicon delgado, sin grasa y sin conservantes, cortada en trozos diminutos, aproximadamente del tamaño de las cebollas, y salteado con cebolla y ajo (opcional)
115-170 g de salmón salvaje
Queso parmesano de leche cruda recién rallado, para decorar (opcional)
4 tallos de perejil fresco
2 tazas (480 ml) de agua, si es posible filtrada
Pimienta negra recién molida

Lava las lentejas, retira las impurezas y escurre el agua. Pon a hervir 2 tazas (480 ml) de agua. Añade las lentejas y una pizca de sal marina molida. Cocina a fuego lento sin tapar la olla entre 20 y 30 minutos. Las lentejas están listas cuando no crujen al morderlas. Retira toda el agua y tapa el recipiente.

Mientras las lentejas se cocinan, corta la cebolleta en rodajas de 0,6 cm de espesor para que conserven la forma cuando las saltees. Pica el ajo; no utilices un prensaajos porque no queremos que se funda en la cocción.

Añade las coles de Bruselas jóvenes al agua hirviendo y cocínalas durante 2 minutos (si usas coles maduras, serán 4 minutos). Elimina el agua y pícalas si estás utilizando coles maduras.

Pon la mantequilla y el aceite de oliva en una sartén antiadherente de paredes altas. Agrega la cebolleta, el ajo y el beicon. Saltea durante 2 minutos o hasta que el ajo se dore y la cebolleta esté tierna. Añade las lentejas y tapa la olla durante 5 minutos hasta que estén bien calientes. Remueve hasta que las hortalizas queden bien mezcladas. Coloca el salmón por encima de la mezcla de lentejas y agrega una pizca de sal y de pimienta negra, unas pocas gotas de agua y un chorro de aceite de oliva. Tapa el recipiente y cocina a fuego bajo para que el salmón se haga al vapor pero conserve su textura aterciopelada, lo que tardará alrededor de 7 minutos. Sirve con unas pocas ramas de perejil y, como alternativa, con parmesano recién rallado o molido.

Información nutricional por ración: 400 mg de calcio, 300 mg de magnesio, 1.800 iu de vitamina D, 45 g de proteínas, oligoelementos, selenio y 1.000 mg de fósforo.

FALAFEL DE CERDO Y HABAS

2-3 RACIONES

Una taza de habas contiene aproximadamente la mitad de la CDR de folato. Además, son ricas en hierro, magnesio y manganeso, y las especias que utilizamos en esta receta son una rica fuente de isoflavonoides y fitoestrógenos vegetales. La cúrcuma es un valioso antiinflamatorio. El cerdo contiene grandes cantidades de proteínas completas y vitamina B_6, que contribuye a garantizar que el calcio no se asentará en los tejidos blandos, así como el subtipo MK4 de la vitamina K_2, otro elemento esencial para mantener el calcio en tus huesos. Si eres vegano, sustituye el cerdo por guisantes, que también se incluyen en la versión preparada con pescado. Ambas recetas son igualmente deliciosas.

Si estás embarazada, utiliza la hierba de limón con precaución o consulta con tu médico.

225 g de carne de cerdo picada
1 raíz de cúrcuma, picada fina
1 cucharadita de polvo de cúrcuma
2 cucharadas de hierba de limón picada
2 cucharadas de ajo cortado y machacado
½ taza (80 g) de chalotas picadas
2 cucharadas de jengibre picado
1 cucharadita de sal
2 tazas (250 g) de habas germinadas cocidas, sin cáscara
¼ (23 g) de harina de garbanzos
½ cucharadita de pimienta de Cayena o chile en polvo
¼ de taza (60 g) de tomates picados
1 cucharada de aceite de cacahuete
Hojas de cilantro enteras para decorar
Limón (para decorar)
Pimienta recién molida

Mezcla la carne de cerdo, la raíz de cúrcuma y la cúrcuma en polvo en un bol, tapa con una toalla y déjalo a un lado. Añade la hierba de limón, el ajo, las chalotas, el jengibre y la sal en un mortero grande, o en un procesador de alimentos, y tritura hasta que se convierta en una pasta de textura gruesa. En un cuenco pequeño, aplasta las habas ya cocidas.

Mezcla la pasta, las habas, la harina de garbanzos, el pimiento chile y el tomate con la carne y prepara hamburguesas de entre 2,5 y 5 cm.

Calienta el aceite de cacahuete a fuego medio-alto. Cocina las hamburguesas 3 minutos por cada lado o hasta que estén bien doradas. Echa por encima las hojas de cilantro y un chorro generoso de zumo de lima con pimienta negra.

Nota: este plato combina formidablemente bien con la ensalada de menta fresca (ver la página 211).

Variación: falafel con pescado

>   225 g de pescado blanco y escamoso (como la tilapia* o la lubina), cortado en trozos
>   2 tazas (330 g) de guisantes germinados y cocidos
>   1½ cucharada de harina de guisantes germinados

Prepara este plato igual que el falafel de cerdo y habas, sustituyendo el cerdo por el pescado y los guisantes, y las habas por la harina de guisantes.

....

Información nutricional por ración: 145 mg de calcio, 160 mg de magnesio, 10 mcg de vitamina K2, 35 g de proteínas y fitoestrógenos.

....

JUEGO DE CUENCOS JAPONESES

La cocina japonesa es muy atractiva y está diseñada para ofrecer una nutrición de calidad con pocas calorías. Este juego de cuencos japoneses ofrece una nutrición específica para la salud de los huesos. A pesar de no contener productos lácteos, es rico en calcio, vitamina K_2, vitamina D, folato, proteínas, potasio, isoflavonas, y otras vitaminas y minerales. Un huevo procedente de aves criadas en libertad contiene más de la mitad de los requisitos diarios de vitamina K_2. Las semillas de sésamo también son muy ricas en calcio.

ACERCA DEL MISO

La pasta de miso contiene bacterias beneficiosas que tienen un rico sabor y, conforme al Instituto Nacional del Cáncer, su consumo diario puede reducir el cáncer de pecho hasta en un 50%. Los isoflavonoides que contiene el miso son muy valiosos para fortalecer los huesos. Ver la página 118 para tener una información clara sobre el debate sobre la soja.

---

* N. de la T.: Tilapia es el nombre genérico con el que se denomina a un grupo de peces de origen africano, que consta de varias especies.

Este plato tiene un alto contenido de yodo, un elemento esencial para la salud de la tiroides. (Una tiroides sana asegura una correcta producción hormonal, que a su vez ayuda a mantener la salud general y, por supuesto, también la salud ósea).

El cuenco principal contiene pescado; está acompañado de un cuenco de sopa de miso vegetal y otro cuenco pequeño de encurtidos.

Sopa de miso vegetal
1-2 RACIONES

2 tazas (480 ml) de agua
3 tiras de algas kombu
3-4 cucharadas de pasta de miso blanco
1 taza (104 g) de alubias mungo germinadas

Coloca el agua y las algas en un recipiente y deja reposar durante un mínimo de 30 minutos (lo ideal es que esté toda la noche).

Coloca el recipiente al fuego y retira las algas antes de que el agua empiece a hervir (si prefieres un sabor más intenso, puedes dejarlas un poco más; nosotras preferimos una sopa de miso vegetal con un sabor más sutil). Apaga el fuego y agrega la pasta de miso blanco para darle sabor a la sopa. No dejes que el miso alcance el punto de ebullición porque se eliminarían las bacterias beneficiosas. Por último, añade las alubias mungo germinadas.

....

Información nutricional por ración: 150 mg de calcio, 150 mg de magnesio, fitoestrógenos y oligoelementos.

....

Cuenco de pescado
1 RACIÓN

1 huevo ecológico hervido durante 5 minutos, pelado y remojado en ¼ de taza (60 ml) de *tamari** durante 20 minutos
½ taza (125 g) de amaranto cocido o arroz blanco
1 taza (150 g) de sardinas en aceite de oliva; retirar y reservar el aceite
2 cucharadas de *furikake* (ver «Batido de especias», en la página 223), divididas
½ cucharadita de vinagre específico para los huesos (página 312).

Coloca el arroz cocido en un bol y añade las sardinas.

En otro bol, mezcla 1 cucharada del aceite de las sardinas, 1 cucharada de *furikake* y el vinagre. Corta el huevo duro y colócalo en el bol. Vierte la mezcla de aceite sobre el contenido del recipiente y añade el *furikake* restante.

Nota: el amaranto es un cereal sin gluten, una proteína completa y una gran fuente de hierro. Es el más rico en calcio de todos los cereales: ½ taza (120 g) tiene un contenido aproximado de 60 mg.

....

Información nutricional por ración: 380 g de calcio, 225 g de magnesio, 175 iu de vitamina D y 50 mcg de vitamina K2.

....

---

* N. de la T.: La salsa *tamari* es de origen japonés y procede de la fermentación de la soja; es parecida en sabor y en uso a la salsa de soja, aunque más refinado.

POLLO CON HONGOS Y ORUJO

4 RACIONES

Comienza esta comida con la tradicional cata italiana de brochetas, o con tomate, albahaca y *mozzarella* de búfala sobre rúcula, servido con panecillos elaborados con masa madre. Añade un poco de aceite de oliva para mojar y un pequeño plato de aceitunas rellenas de pimiento Chile, ajo o anchoas. Sirve el plato principal con una hortaliza que sea de tu gusto. Si le añades nata y *brandy*, tendrás una cena maravillosa.

La mezcla de hongos es exquisita como salsa para un *London Broil*,* un filete de falda o cualquier tipo de carne estofada.

4 hongos portobello grandes enteros, cortados en rodajas finas en sentido diagonal

225 g de hongos *shiitake* de cultivo biológico con los tallos

12 muslos de pollo ecológico, deshuesados pero con las patas

¼ de taza de aceite de oliva

6 dientes de ajo, machacados

1 cebolla amarilla grande, cortada en aros finos

1 cucharada colmada de orégano fresco y secado en casa, si es posible

Sal marina y pimienta negra recién molida

2½ cucharadas de mantequilla

3 cucharadas de harina

1 taza (240 ml) de nata natural

2 cucharadas de coñac

Descarta el extremo de los tallos de todos los hongos. Lávalos, fíltralos en un colador de alambre y sécalos bien con papel de cocina. Lava los muslos de pollo y sécalos.

Calienta el aceite de oliva en una sartén grande y profunda. Dora el pollo a fuego alto y retíralo con una espumadera, dejando que escurra el aceite. Saltea los ajos y la cebolla hasta que los primeros desprendan su aroma. Añade los hongos. Tapa el recipiente y cocina hasta que los hongos produzcan jugo y estén tiernos. Devuelve el pollo a la sartén, espolvorea el orégano, la sal y la pimienta y cocina otros 15 o 20 minutos, dependiendo del tamaño de los muslos de pollo.

Cuando el pollo y los hongos estén a punto, prepara una bechamel con la mantequilla y la harina: derrite la mantequilla hasta que empiece a formar espuma y agrega la harina poco a poco hasta que esté totalmente incorporada a la mantequilla. Añade la nata, removiendo todo el tiempo hasta que se mezcle bien con los otros ingredientes.

Cuando el pollo esté prácticamente hecho, vierte la mezcla de nata; tapa la sartén y remueve de forma ocasional para asegurarte de que no se pega al fondo del recipiente. Por último, añade el coñac y deja reposar.

Nota: si quieres un plato que no tenga alcohol, añade el coñac en la sartén con las rodajas de hongos inmediatamente después de saltear los ajos y la cebolla.

....

Información nutricional por ración: 100 mg de calcio, 500 IU de vitamina D, 10 mcg de vitamina K2 y 28 g de proteínas.

....

---

* N. de la T.: «London broil» es carne asada a la parrilla.

LENTEJAS, MOLLEJAS E HÍGADO DE PATO O POLLO CON *PENNE RIGATE**

4 RACIONES

En Lombardía y otras regiones del norte de Italia, la caza del pato es muy popular y los platos de pasta rústica son muy comunes. Esta receta se puede hacer también con hígados y mollejas de pollo, que son más fáciles de conseguir. En verano solemos preparar platos con pato (es muy típico para las barbacoas) y en invierno, con una pequeña ayuda del supermercado local y el congelador, tenemos suficientes hígados de pato como para conseguir el sabor de este delicado plato de invierno que parece derretirse en la boca.

Esta receta es una adaptación de otra que apareció en un libro de cocina al que se le concedió un premio: *A Mediterranean Feast,* de Clifford Wright. Lo más importante en ella, según dice Wright, es cocinar por separado las mollejas y el hígado, y no guisar los hígados más de 2 minutos.

El tiempo de preparación es de 40 minutos.

3 cucharadas de aceite de oliva virgen extra, divididas

¼ taza (20 g) de lentejas marrones

1 diente de ajo pequeño, finamente picado

1 calabacín de tamaño medio, cortado

4 mollejas de pato, cortados en rodajas finas mientras aún están parcialmente congelados

4 hígados de pato, cortados en rodajas finas mientras aún están parcialmente congelados

Sal y pimienta negra recién molida

340 g de *penne rigate* integrales

2 cucharadas de albahaca fresca picada

Agua, según sea necesario

Llena un recipiente con unos 5,5 l de agua y una cucharada de aceite de oliva y ponlo al fuego.

Coloca las lentejas en una cazuela y cúbrelas con agua. Sube el fuego y cocina hasta que estén tiernas, es decir, entre 20 y 25 minutos. Retira el agua de cocción y reserva las lentejas.

Por una sartén a fuego medio-alto. Añade el aceite de oliva restante y el ajo y calienta hasta que comience a burbujear. A continuación añade los calabacines y las mollejas, sazona con sal y pimienta y cocina 8 minutos sin dejar de remover hasta que el calabacín esté blando y las mollejas tiernas.

Cuando la mezcla esté burbujeando, lleva el agua con sal hasta el punto de ebullición. Añade la pasta y cocina a fuego alto, removiendo ocasionalmente para que no se pegue y hasta que esté *al dente*. Elimina totalmente el agua, pero no aclares la pasta.

Agrega los hígados y la albahaca y cocina entre 1 y 2 minutos, hasta que el hígado pierda su color rosado. Desglasa la sartén con 3 cucharadas de agua, sin dejar de remover.

Añade la pasta a la mezcla que contiene el hígado y sirve de inmediato. Ralla por encima parmesano o queso romano convencional (opcional).

Sirve con ensalada de berros, rúcula o canónigos.

Nuestra adaptación: si quieres una dosis extra de calcio, corta queso *mozzarella* bajo en

---

* N. de la T.: Pasta seca con forma cilíndrica, que puede tener estrías en su exterior.

grasas en dados pequeños y añádelos a la pasta y a la preparación del hígado de pato.

....

Información nutricional por ración: 100 mg de calcio: 5.000 iu de vitamina D, 10 mcg de vitamina K2, 25 g de proteínas y oligoelementos.

....

LASAÑA DE LA MAMMA

4 RACIONES

El requesón que se elabora a mano con leche de vacas que pastan en prados es muy diferente al que se comercializa a gran escala; lo mismo sucede con los granos de café recién molidos y el café instantáneo en polvo. Sin embargo, el requesón casero tiene una desventaja para la lasaña: se puede formar líquido en el fondo del recipiente. Para evitarlo, puedes añadirle media taza de parmesano (por lo general contiene un agente antiaglomerante que espesará el requesón) o un huevo. Nosotras sencillamente retiramos el líquido antes de guisar y lo guardamos para preparar una sopa de tomate. Y un detalle más: debes asegurarte de que las láminas de lasaña están completamente secas antes de colocarlas en la fuente de hornear.

Puedes preparar este plato para personas que consuman carne o vegetarianas, e incluso para veganas si prescindes del queso, el huevo y la carne.

225 g de *mozzarella* o queso scamorza*
1 berenjena grande
2 hongos portobello con tallos
6-8 dientes de ajo grandes, pelados
1 cebolla amarilla pelada (opcional)

285-455 g de requesón (lo ideal es que sea de leche cruda procedente de ganado que pastorea)
1 huevo ecológico
Sal marina molida
2 cucharadas de hojas de orégano seco recién molidas
Pimienta recién molida
Aceite de oliva
5 láminas de lasaña casera o una cantidad equivalente de láminas para lasaña compradas
1 envase de salsa para espaguetis, o salsa casera para espaguetis (ver la receta Salsa casera para espaguetis de la abuela Doris, página 225)
Un filete ecológico
4 salchichas cocidas

Precalienta el horno a unos 180 °C. Cubre una fuente de hornear con papel de aluminio.

Separa la *mozzarella* en trozos pequeños o en tiras. Retira el tallo de las berenjenas. Lávalas y sécalas cuidadosamente con papel de cocina. Retira la parte inferior del tallo de los hongos y separa los sombreros de los tallos. Corta los dientes de ajo, la berenjena (con su piel) y los hongos (también la cebolla, si decides incluirla en la receta) en trozos finos y en sentido longitudinal. Para las berenjenas, significa desde el tallo hasta la parte inferior, y no en rodajas. Mezcla el requesón con el huevo, el orégano, la sal y la

---

* N. de la T.: La *scamorza* es un queso fresco típico de la cocina italiana elaborado con leche de vaca.

pimienta. Utiliza un pincel para untar los trozos de berenjena con aceite de oliva por ambos lados y luego echa un poco de sal en uno de ellos. Elimina el exceso de aceite del papel de aluminio. Si lo prefieres, rocía los trozos de berenjena con aceite o envuélvelos en papel de aluminio aceitado. Distribúyelos formando una capa.

Asa las berenjenas durante 15 minutos y luego cúbrelas con papel de aluminio para que se terminen de hacer al vapor. Calienta aceite de oliva en una sartén a fuego medio. Baja el fuego, añade el ajo y los hongos y cocina hasta que estén tiernos. No dejes que se dore el ajo. Utiliza la espumadera para retirarlos y colocarlos en un cuenco pequeño.

Pon un recipiente grande de agua a hervir. Añade una cucharada de sal y otra de aceite de oliva. Incorpora las láminas de lasaña, remueve suavemente y deja hervir durante 2 o 3 minutos, hasta que se hayan ablandado, pero sin dejar que se cocinen demasiado.

Inclina el recipiente para poner las láminas de la lasaña en un colador y acláralas con agua fría; coloca cada una de ellas sobre papel de cocina. Debes manipularlas con cuidado para que no se rompan.

Nota: puedes preparar y cocinar las verduras un día antes, pero no puedes hacer lo mismo con las láminas de lasaña.

La *scamorza* se parece a la *mozzarella* y es más fácil de desmenuzar pero más difícil de encontrar. Los maestros queseros atan y secan la *scamorza,* y en ocasiones también la preparan ahumada antes de comercializarla.

Opción vegetariana

Echa 2 o 3 cucharadas de salsa en el fondo de una fuente de horno. Coloca una capa de láminas de lasaña encima de la salsa. A continuación pon una capa de 0,6 cm de la mezcla que contiene requesón. Añade una capa de queso y otra de rodajas de berenjena por encima. Cúbrelo todo con una capa fina de salsa.

Coloca otra capa de láminas de lasaña sobre la salsa y luego una capa de queso, pero esta vez cubre el queso con los trozos de hongos y el ajo. No escatimes. Añade otra capa de salsa y una última capa de láminas de lasaña y otra capa fina de salsa. Agrega la berenjena y los hongos que restan, echa un poco más de salsa y distribuye el queso por encima.

Hornea durante 45 minutos a 180 °C. Retira el recipiente del horno y tapa cuidadosamente con papel de aluminio. Deja reposar entre 7 y 10 minutos antes de cortar la lasaña en porciones.

Sirve con queso parmesano de leche cruda recién rallado, o con el queso más fresco que puedas encontrar.

Opción para las personas que toman carne

Corta el filete y la salchicha en trozos y colócalos entre las distintas capas.

....

Información nutricional por ración: 283 mg de calcio, 43 mg de magnesio, 400 iu de vitamina D, 7 mg de vitamina K2 y 18 g de proteínas.

....

CARNE CON AGUATURMA

4-6 RACIONES

Las aguaturmas, también llamadas tupinambos o patacas, son unos tubérculos deliciosos y crujientes muy nutritivos crudos o cocidos, que reciben muchas denominaciones Se conocieron durante mucho tiempo en América como alcachofas de Jerusalén, aunque no tiene ningún vínculo con esa ciudad ni tampoco una relación botánica con las alcachofas.

Pensamos que la aguaturma tiene tantos nombres porque hay muchas personas que la reclaman como propia debido a sus innumerables beneficios, muchos de ellos para la salud de los huesos. Contiene un 50% de inulina, y por este motivo es un producto estrella para todos los que apreciamos los prebióticos, porque sabemos que nos ayudan a absorber el calcio.

Nos encanta esta receta porque está rebosante de prebióticos y es muy fácil de preparar.

700-900 g de carne (preferiblemente de animales en libertad y que no hayan recibido tratamientos de hormonas) asada al horno o a la parrilla: chuleta de cerdo o costillas sin hueso, chuleta o paletilla de cordero, filete de buey o de costilla.

Marinada

2 ajos medianos, picados
1 cucharada de romero seco (preferiblemente secado en casa; en caso de comprarlo, que sea de cultivo biológico)
¼ de taza (60 ml) de aceite de oliva
4 gotas de zumo de limón recién exprimido o de vinagre balsámico, al gusto

Salteado de aguaturma

2 dientes de ajo grandes, picados
1 taza (55 g) de hongos cortados (por ejemplo, portobello pequeños, *maitake* o *shiitake*, lavados y secados)
450 g de aguaturma, pelada (como alternativa se puede dejar la piel) y cortada en trozos de 0,60 cm de espesor.
2 cucharadas de aceite de oliva
½ taza (45 g) de puerros enteros (parte verde y blanca), cortados
2 cucharaditas de harina o almidón de maíz
1 cucharadita de romero seco de cultivo biológico
Sal y pimienta
Perejil picado para decorar

Prepara los dientes de ajo y déjalos reposar durante 10 minutos. Frota el romero encima de un cuenco pequeño para liberar los aceites. Añade los ingredientes restantes de la marinada y remueve ligeramente para que se mezclen. Echa sobre la carne. Con la ayuda de un tenedor, asegúrate de que cada trozo esté bien cubierto. Deja marinar a temperatura ambiente durante una hora.

Salteado de aguaturma: prepara los dientes de ajo y déjalos reposar durante 10 minutos. Si estás usando hongos *shiitake*, retira los tallos y córtalos por la mitad. Si estás utilizando *portobello* pequeños, córtalos en rodajas de 0,60 cm. Puedes cortar los demás como prefieras.

Pon a hervir en una olla una cantidad suficiente de agua como para cubrir los trozos de aguaturma y que aún quede espacio para poder removerlos. Agrega los trozos de aguaturma y deja hervir durante 2 minutos. Retira el agua y sécalos con papel de cocina.

Cuece el puerro al vapor en una vaporera o en una fuente con tapa en el microondas usando el programa para verduras frescas.

Echa aceite de oliva en una sartén. Saltea los hongos y el ajo hasta que los primeros estén tiernos y produzcan un poco de jugo. Apaga el fuego.

Asa la carne marinada al horno o a la parrilla.

Mezcla la harina o el almidón de maíz con ¼ de taza de agua fría. Cuando llegue el momento de voltear la carne, añade los puerros a la cazuela donde están los hongos, tapa y deja cocer. Quizá sea necesario que agregues agua hirviendo para producir un poco de salsa. Mezcla la mitad del agente espesante (el agua con harina o el almidón de maíz), remueve y deja espesar. Si prefieres una salsa más consistente, agrega un poco más del agua que has mezclado con la harina o el almidón de maíz. Deja cocer pero no permitas que llegue al punto de ebullición, ni que se queme.

Cuando la carne esté lista, cúbrela con las verduras y sírvela acompañada de espárragos asados o cocidos al vapor (ver página 278).

....

Información nutricional por ración: 45 mg de calcio, 50 mg de magnesio, 400 iu de vitamina D, 28 g de proteínas y prebióticos.

....

Albóndigas y cintas de col

2 RACIONES

De acuerdo con el principio que indica que combinar carbohidratos y proteínas no es bueno para la salud de nuestros huesos, presentamos aquí un plato tan delicioso que no echarás de menos los espaguetis.

Cintas de col

Un manojo grande de hojas de col de cultivo biológico, frescas y crujientes (6 a 8 hojas)

Albóndigas de carne

225 g de carne magra ecológica (85%), picada

5 dientes de ajo grandes, picados

¼ de taza (40 g) de cebolla picada muy fina

3 cucharadas de aceite de oliva

2 cucharaditas de orégano mexicano de cultivo orgánico, o al gusto

1 cucharada de perejil seco

5 hojas de albahaca, cortadas con la mano o con una tijera

1 huevo

Una pizca de hojuelas de pimiento rojo

Una pizca de pimienta negra recién molida

4 tomates enteros pelados

2 tazas (470 ml) de la «Salsa casera para espaguetis de la abuela Doris» (ver la página 225)

¼ de taza (25 g) de queso parmesano de leche cruda rallado, o mitad de parmesano y mitad de queso romano, por ración

Cintas de col: retira con mucho cuidado la mitad de cada hoja de su tallo. Amontona la mitad de las hojas cortadas por la mitad, una encima de la otra. Enróllalas firmemente como si fuera un brazo de gitano de mermelada. Córtalas a lo largo para hacer varias cintas finas usando un cuchillo muy afilado. Repite el procedimiento con el resto de las hojas cortadas por la mitad. Coloca las cintas en un colador para lavarlas concienzudamente y eliminar los microorganismos que puedan estar ocultos entre las hojas. Si es posible, es mejor lavarlas con agua filtrada. Coloca las cintas en una cacerola y añade agua hasta que estén bien cubiertas. Tapa y cocina al vapor durante 4 minutos justo antes de servirlas.

Albóndigas de carne: mezcla la carne picada, el orégano, el perejil, la albahaca, el huevo, las hojuelas de pimiento rojo y la pimienta negra. Prepara ocho bolas de carne. Saltea el ajo y

---

HIERBAS PARA LA CARNE ASADA

Existe una cierta preocupación relacionada con el hecho de que la carne sometida a temperaturas muy altas con cualquier método de cocción produce aminas heterocíclicas e hidrocarbonos aromáticos policíclicos, dos compuestos asociados a algunos tipos de cáncer. Al parecer, cuando la carne se prepara con romero, y probablemente también con orégano, se inhibe la producción de dichos compuestos y, como resultado, se reduce el potencial de inflamación que puede inducir la carne asada a altas temperaturas.[1]

El orégano mediterráneo y el orégano mexicano son dos plantas diferentes. La hoja del orégano mexicano tiene un contenido superior de polifenoles y potentes antioxidantes que la variedad mediterránea, aunque ambas poseen la capacidad de prevenir y curar algunas afecciones.

---

la cebolla picada en aceite de oliva hasta que la cebolla comience a ablandarse y el ajo se dore. Apaga el fuego inmediatamente y retíralos del aceite con una espumadera. Coloca las albóndigas en una fuente pequeña.

Vuelve a calentar el aceite a fuego medio. Coloca las albóndigas de modo que haya espacio suficiente entre ellas y puedas voltearlas suavemente para que se doren por todos lados.

Si vas a congelarlas para volver a calentarlas más tarde, cocínalas solo hasta que estén poco hechas, ligeramente rosadas en el interior. También puedes echar en la salsa las albóndigas que acabas de preparar, y congelarlo todo junto.

Si las vas a usar de inmediato, cocínalas hasta que estén en el punto que te gusta. Retira el exceso de aceite y colócalas en un bol.

Calienta la salsa sin que llegue a hervir, añade las albóndigas y déjalas 4 o 5 minutos, hasta que estén calientes.

Para servir, coloca las coles (deben estar bien calientes) formando un pequeño montón en cada plato, cúbrelas con la salsa y las albóndigas y añade el queso rallado, pero también echa algunos trozos pequeños.

Variación: corta una *mozzarella* de búfala fresca en trozos pequeños. Mézclala con las coles antes de añadir la salsa y las albóndigas; también puedes colocarla encima de la salsa y las albóndigas y mezclar inmediatamente; la *mozzarella* se derrite y le otorga una textura cremosa al plato.

....

Información nutricional por ración: 300 mg de calcio, 110 mg de magnesio, 20 mcg de vitamina K2 y prebióticos.

....

PROVENZAL DE RAPE

4 RACIONES

El rape vive muy cerca del fondo de los océanos. Se oculta en la arena esperando su presa y puede devorarla entera. La carne de su cola es firme y sabrosa y retiene su textura y su forma durante la cocción. A menudo se lo compara con la langosta. Aunque no es tan conocido en Estados Unidos como en Europa, suele ser relativamente económico en comparación con la langosta y el mero. Es rico en proteínas y minerales, y puedes utilizarlo para preparar una cena rápida y deliciosa.

¼ de taza (60 ml) de aceite de oliva
900 g de filete de rape cortado en trozos de 5 cm de largo
2 cucharadas de alcaparras conservadas en sal
5 anchoas en aceite de oliva
½ taza (120 ml) de vino blanco seco o jerez para cocinar
2 dientes de ajo pequeños, machacados
¼ de taza (55 g) de nata fresca
1 cucharada de orégano seco molido
Cáscara rallada de limón, preferiblemente de cultivo biológico

Calienta el aceite de oliva en una olla con tapa. Lava y seca los trozos de rape y colócalos en la olla para cocinarlos durante 5 minutos.

Lava las alcaparras para eliminar la sal. Aplasta las anchoas en un cuenco pequeño hasta formar una pasta. Añade el vino y las alcaparras. Mezcla bien y colócalo todo en la cazuela junto con el ajo machacado. Tapa y cocina durante 20 minutos.

Mezcla la nata fresca con una cantidad abundante de orégano seco.

La salsa de este plato no será espesa, de modo que puedes servirla en tazones pequeños o en cuencos de madera de cedro. La esencia del cedro acompaña maravillosamente bien a los sabores.

Para terminar, añade la nata fresca y ralla un poco de corteza de limón encima del plato.

Nota: el rape tiene un sabor estupendo y nos gusta prepararlo con un vino de cocina intenso. Hay quien prefiere un complemento más ligero; en ese caso puedes emplear un vino blanco de cocina más seco.

Información nutricional por ración: 18 g de proteínas, 40 mcg de selenio y 218 g de fósforo.

ENSALADA DE CIRUELAS CON SOLOMILLO DE CERDO ASADO Y SALSA DE CIRUELAS

2 RACIONES

La salsa de ciruelas que se comercializa es demasiado dulce y, por lo general, incluye sirope de maíz con un alto contenido en fructosa. La que utilizamos en esta versión convierten esta receta en un plato exquisito. Cuando el clima es frío, puedes servir el cerdo caliente con boniatos hervidos y la ensalada; cuando hace calor, puedes servirlo frío y cortado, acompañado de la ensalada y una mazorca de maíz.

Ensalada

2 puñados grandes de brotes de rúcula de cultivo biológico

1 col china joven, rallada o cortada

1/3 de pepino de cultivo biológico, cortado en juliana

½ taza (75 g) de uvas negras o moradas, cortadas por la mitad y sin semillas

Aliño para la ensalada

½ taza (120 ml) de aceite de pistacho

¼ de taza (60 ml) de vinagre balsámico añejo italiano

2 cucharadas de miel de tomillo silvestre

½ cucharadita de hojuelas de pimiento rojo finamente molidas

Sal marina y pimienta negra recién molida

Solomillo de cerdo asado

1 solomillo de cerdo biológico

1 cucharada de aceite (el de pistacho combina muy bien con la carne de cerdo)

1/8 de cucharadita de ajo en polvo

4 dientes de ajo, picados y machacados

2 cucharadas de romero fresco picado

1 diente de ajo cortado en rodajas (opcional)

Salsa de ciruelas

4 ciruelas rojas, deshuesadas y cortadas en dados pequeños

1 cucharada de miel, preferiblemente de tomillo o salvia silvestre

2 cucharaditas de azúcar turbinado natural

3 cucharadas de vinagre balsámico o 1 cucharada de vinagre específico para los huesos

1 diente de ajo grande, picado fino

Ensalada: prepara los ingredientes y mézclalos. Sirve la ensalada y lleva el aliño a la mesa para que cada comensal se sirva en su plato. Este aliño combina muy bien con la carne caliente o fría, pero es especialmente deliciosa si has marinado y sirves la carne fría.

Aliño: en un cuenco pequeño, mezcla el aceite, el vinagre y la miel hasta que se forme una salsa espesa. Añade el pimiento, la sal y la pimienta.

Solomillo de cerdo asado: lava la carne y sécala con papel de cocina. Úntala con aceite y echa por encima el ajo en polvo. Haz pequeños cortes en la carne cada 12 o 15 cm e introduce rodajas de ajo en cada corte. Frota el romero entre las palmas de las manos para liberar los aceites y échalo sobre la carne. Deja reposar durante 1 hora. Otra posibilidad es poner la carne en un recipiente tapado en la nevera durante toda la noche.

Cuando estés preparado para cocinar, saca la carne de la nevera para utilizarla cuando esté a temperatura ambiente. Luego colócala en una cazuela con la parte grasa hacia abajo. Utiliza un termómetro para carnes.

259

Precalienta el horno a 180 °C y asa la carne a esa temperatura durante 25 minutos por cada 500 g (si la carne es muy tierna, debes calcular el tiempo de cocción); sin embargo, las temperaturas de los hornos varían y como lo que nos interesa es la temperatura interna, el termómetro debería indicar al menos entre 63 y 66 °C. Voltea la carne después de la primera media hora para que la parte grasa quede hacia arriba. Apaga el horno y deja reposar la carne hasta que la temperatura interna alcance los 71 °C. Sirve inmediatamente. La parte central del solomillo debe ser de color rosado y los jugos de un color claro.

Salsa de ciruelas: coloca los ingredientes en una cazuela y llévalos hasta el punto de ebullición. A continuación cuece a fuego bajo durante unos 20 minutos. Mezcla con una batidora o aplasta los ingredientes hasta conseguir una salsa homogénea.

Información nutricional por ración: 80 mg de calcio, 40 mg de magnesio, 25 g de proteínas, probióticos y oligoelementos.

SARDINAS FRESCAS EN PLATO O EN BOCADILLO

1 RACIÓN

Napoleón fue el primero en hacer pescado en conserva, y el pescado que eligió para alimentar a masas de personas hambrientas fue la sardina. La raspa de las sardinas es rica en calcio. Cada una de ellas es un comprimido de vitaminas, minerales, nutrientes y grasas saludables. Además, como se sitúan en la parte inferior de la cadena alimentaria, tienen un bajo contenido en mercurio. Si no te gustan las sardinas en lata, como es el caso de Helen, estamos convencidas de que el sabor de las sardinas frescas te sorprenderá gratamente. Prepara estas sabrosas joyas con aceite de oliva de primera presión en frío, hierbas frescas, sal marina y pimienta molida. A diferencia de la caballa, cuyo olor invade toda la casa, no te enterarás de que has cocinado sardinas.

3 sardinas frescas
¼ de taza (60 ml) de aceite de oliva de presión en frío o aceite de coco
1-2 rodajas de limón
Sal gruesa y pimienta negra
2 aros de cebolla dulce (si la sustituyes por cebolla roja, no debes saltearla)
1 cucharada de ajo picado grueso
1 cucharada de eneldo cortado
Un poco de tomillo seco para espolvorear
Un puñado de alcaparras
Limón adicional para decorar
1 cucharadita de perejil picado

Lava el pescado en agua fría. Frota ligeramente la parte exterior y deja correr agua por el interior de cada una de las sardinas hasta que salga transparente, para asegurarte de que están bien limpias. Colócalas sobre papel de cocina y sécalas por ambos lados. Seca cuidadosamente la parte interior y échales un poco de aceite de oliva. Coloca media rodaja de limón dentro de cada uno de los pescados. Distribúyelos sobre una fuente de horno cuadrada o en un recipiente que no sea muy profundo. Unta ambos lados de las sardinas con la mitad del aceite de oliva. Echa un poco de pimienta negra, tanto en el interior como en el exterior, y un poco de sal gruesa. Deja marinar en la nevera durante 10 minutos o hasta 1 hora.

Cuando estés preparado para cocinar y servir el plato, coloca la mitad restante del aceite de oliva en una sartén pequeña. Echa un trozo de cebolla. Cuando empiece a chisporrotear, añade el resto de la cebolla y el ajo. Regula el calor para que los ajos no lleguen a dorarse. Cuando la cebolla esté transparente pero aún firme y crujiente, y los bordes del ajo empiecen a doblarse, apaga el fuego y espolvorea el eneldo y el tomillo sobre ellos. Tapa el recipiente y déjalo reposar mientras asas el pescado.

Coloca el pescado en una parrilla caliente. Ásalo entre 4 y 6 minutos por cada lado, dependiendo del tamaño. Si lo vas a tomar en bocadillo, calienta el pan en la parrilla. Coloca la cebolla y el ajo sobre uno de los lados del pan. Si te gusta con más aceite (como es nuestro caso), moja la segunda rebanada de pan en el aceite que queda en la sartén.

Coloca las rodajas de pan a cada lado de los tres pescados y decora con alcaparras, un poco más de limón y una ensalada de rúcula y tomates *cherry* de cultivo biológico.

Invita a los comensales a cortar las sardinas, colocarlas sobre el pan y espolvorearles perejil por encima. Se puede tomar como un bocadillo, o comer cada rebanada de pan por separado.

Nota: las sardinas son muy delicadas. Se mantienen frescas durante varias horas en la nevera, pero si las dejas más tiempo, deben estar a una temperatura de entre -2 y 0 °C. De manera que puedes cubrir las sardinas frescas con cubitos de hielo en un bol, o conservarlas en bolsas de plástico que no contengan BPA/BPS. Puedes asarlas en una parrilla, en una cazuela de hierro o incluso en una sartén.

Información nutricional por ración: 180 mg de calcio, 40 mg de magnesio, 94 IU de vitamina D, 18 g de proteínas y prebióticos.

SALTEADO SUPERBÁSICO

2 RACIONES

Esta receta excelente para los huesos es fácil y rápida de preparar, y puedes adaptarla de diversas maneras de acuerdo con tus preferencias. Aunque está concebida para dos personas, acaso desees tomarla solo. Para preparar un plato vegano, solo tienes que eliminar las gambas.

1 cucharada de *ghee* o de aceite de coco

3 dientes de ajo machacados

¼ de taza (30 g) de gambas desmenuzadas y salteadas

2 zanahorias peladas y cortadas en trozos pequeños

1 cebolla blanca o amarilla cortada en rodajas finas

2 tazas (175 g) de brócoli chino o normal (el primero tiene mayor contenido en calcio)

¼ de taza (60 ml) de *shozu*

¼ de taza (60 ml) de *mirin*

Un poco de vinagre de ciruelas

2 tazas (500 g) de tofu casero (ver «Cómo preparar tofu», en la página 331).

1 taza (70 g) de col china (napa) rallada

1 taza (70 g) de col lombarda rallada

2 tazas (250 g) de brotes de alubias mungo frescas

½ taza (100 g) de brotes de alubias *azuki*

Semillas de girasol o de sésamo tostadas, preferiblemente germinadas, o *furikake* casero (ver «Batido de especias», en la página 223)

Alga nori tostada y rallada

Noodles soba* de ñame o ramen**

Calienta el *ghee* en una sartén grande o un wok. Añade el ajo triturado y las gambas y rehoga durante 2 minutos, removiendo para que no se quemen. Añade las zanahorias, la cebolla, el brócoli, el *mirin*, la salsa *Shoyu*, el vinagre de ciruelas y el tofu y cocina durante otros 4 minutos. Agrega la col china, la col lombarda y los brotes de alubias mungo y *azuki*. Cocina 3 minutos. Espolvorea las semillas de girasol o sésamo y el alga nori. También puedes utilizar el batido de especias preparado por ti.

Sirve sobre los *noodles*.

Nota: en las tiendas de alimentación y supermercados podemos encontrar diversos tipos de brotes que normalmente proceden de plantas modificadas genéticamente; intenta conseguirlos de cultivo biológico. Para aumentar el contenido de fitoestrógenos, puedes sustituirlas por ½ taza (35 g) de brotes de soja biológicos.

Creemos que los mejores *noodles soba* son los de la marca Eden Organics. Puedes adquirirlos a través de internet; también hay otras marcas.

Información nutricional por ración: 280 mg de calcio, 150 mg de magnesio, 26 g de proteínas, fitoestrógenos, prebióticos, probióticos, silicio y boro.

---

* N. de la T.: *Soba* es la palabra japonesa para el trigo sarraceno, sin embargo, se utiliza más comúnmente para referirse a los fideos finos (*noodles*) empleados en la cocina japonesa elaborados con harina de alforfón.

** N. de la T.: El *ramen* es la versión japonesa de la sopa de fideos chinos.

BONIATOS ENCHILADOS CON SALSA DE MOLE

6-12 RACIONES

La expresión *la salsa de la vida* no es un mero cliché. Las hierbas y las especias tienen algunos de los nutrientes más condensados y beneficiosos de todo el reino vegetal. Añade a tus platos hierbas ricas en calcio por el bien de tus huesos, y el resto de tu cuerpo también se beneficiará. Hay una enorme cantidad de recetas de mole, una sustanciosa y compleja salsa mexicana rica en hierbas y especias que varían según la región y el cocinero. En un mole puede haber más de treinta ingredientes, y su preparación puede ser muy complicada y requerir mucho tiempo. Jennifer Bryman, cofundadora y presidenta de la empresa culinaria creativa HEART (dedicada al *marketing* alimentario y a la creación de recetas), establecida en Portland, ha compartido con nosotras su versión simplificada pero igualmente deliciosa de mole, que se sirve con boniatos enchilados. Como observarás, esta receta se prepara con chocolate negro, una bendición para los huesos.

Las especias como el comino, el cilantro, el chipotle (un tipo de pimiento chile) en polvo, el clavo, la canela, el anís, la pimienta de Jamaica y las semillas de achiote* se utilizan generosamente en la cocina mexicana. Otros ingredientes típicos de la gastronomía de México son el ajo, la cebolla blanca y amarilla, las cebolletas, las chalotas, las limas, el queso fresco y el queso cotija.**

Mole

70 g de pimiento chile ancho,*** cocido al vapor y sin semillas

2 cucharadas de manteca o de aceite de coco

½ taza (60 g) de cebolla blanca picada

1 cucharadita de sal marina fina

¼ de taza (35 g) de almendras cortadas y blanqueadas

2 cucharadas de semillas de sésamo

2 cucharadas de uvas pasas

½ cucharadita de canela (preferiblemente de Sri Lanka)

½ cucharadita de semillas de anís

¼ de cucharadita de orégano mexicano seco o tomillo

1 tortilla de maíz cortada en 8-10 trozos pequeños

70 g de chocolate mexicano o chocolate amargo, en trozos gruesos

3-3½ tazas (720 a 840 ml) de caldo de pollo

Enchiladas

900 g de boniatos (aproximadamente dos de tamaño grande)

1 cucharada de aceite de coco

¾ de taza (85 g) de cebolla amarilla o blanca, cortada

2 dientes de ajo, picados

1 cucharadita de comino molido

1 cucharadita de sal marina fina

2 tazas de mole (400 g)

12 tortitas de maíz pequeñas

1 taza (120 g) de queso fresco desmenuzado, por ejemplo queso cotija (opcional)

---

* N. de la T.: El achiote es una especie botánica arborescente de las regiones intertropicales de América, cultivado específicamente en Costa Rica, México, Panamá, Colombia, Ecuador, Venezuela y los Andes peruanos desde la época precolombina.

** N. de la T.: El queso cotija o queso añejo, es un queso mexicano similar en textura al feta griego, aunque se elabora con leche de vaca y no con leche de cabra.

*** N. de la T.: Chile ancho, es uno de los chiles secos más utilizados en México.

ACERCA DE LAS HIERBAS CULINARIAS MEJICANAS

La herencia mejicana materna de Jennifer Bryman la convierte en una experta en esta cocina. Las hierbas mejicanas más utilizadas incluyen el cilantro (coriandro), el orégano mejicano (con un sabor más picante que el orégano común), el tomillo, el perejil, la menta, la mejorana y el epazote. Este último es una hierba fuerte y picante con sabor cítrico, excelente para la salud ósea. Es rica en calcio y ofrece ingentes cantidades de magnesio; 100 gramos proporcionan el 50% de los requisitos diarios de folato y más de los requisitos diarios de manganeso. Jen afirma que el aroma y el sabor no son comparables a ninguna hierba tradicional europea ni americana; crece silvestre en los Estados Unidos y en Méjico.

Nota: puedes encontrarla en muchos guisos de legumbres debido a sus propiedades carminativas (antiflatulencias) pero también se utiliza como hortaliza o hierba, y en infusiones.

Mole: retira el tallo y las semillas del pimiento chile y córtalo en trozos gruesos. Calienta la manteca o el aceite de coco en una cazuela de hierro o en un horno holandés* a fuego medio. Agrega los pimientos, la cebolla y la sal. Rehoga durante 3 minutos, removiendo sin cesar para que no se queme.

Añade las almendras, las semillas de sésamo, las uvas pasas y las especias (canela, semillas de anís y orégano). Rehoga durante otros 3 minutos, sin dejar de remover hasta que sientas el aroma. Incorpora los trozos de tortita y cocina 1 minuto más.

A continuación, agrega el chocolate y 3 tazas (720 ml) de caldo de pollo. Mezcla y deja cocer a fuego lento 15 minutos. Añade un poco más de caldo hasta conseguir la consistencia deseada. Utilízalo de inmediato o guárdalo en un recipiente hermético en la nevera hasta 2 semanas, o en el congelador hasta 6 meses.

Enchiladas: pela y corta los boniatos en dados de aproximadamente 1,25 cm.

Precalienta el horno a 180 °C.

Coloca los boniatos en un recipiente grande y añade agua suficiente para cubrirlos. Lleva hasta el punto de ebullición y cuécelos entre 15 y 20 minutos, o hasta que estén tiernos. Retira el agua y resérvalos.

Calienta el aceite en una sartén grande a fuego medio-bajo. Saltea la cebolla, el ajo y el comino durante unos 5 minutos hasta que la cebolla esté blanda y traslúcida. Mézclalo todo con los boniatos, añade sal y aplástalos suavemente con la parte posterior de una cuchara de madera.

Engrasa una fuente de horno de unos 20 x 30 cm. Distribuye de manera uniforme ¾ de taza (180 g) del mole en el fondo de la fuente.

Coloca las tortillas sobre un papel de hornear y ásalas durante 4 minutos. Rellénalas de inmediato con ⅓ de taza (85 g) de la mezcla del puré de boniatos. Enróllalas firmemente y colócalas en la fuente de horno previamente preparada, con el lado de la unión hacia abajo. Distribuye el mole restante de manera homogénea sobre las enchiladas, asegurándote de cubrirlas por completo. Tapa con papel de aluminio y hornea durante 15 minutos. Retira el recipiente del horno y deja reposar 5 minutos sin retirar el papel de aluminio. Si te apetece, puedes echar por encima queso fresco desmenuzado.

---

* N. de la T.: Los hornos holandeses son unas ollas cilíndricas de hierro o cerámica con o sin esmalte y con una tapa hermética, que tienen la particularidad de proporcionar y repartir de manera constante y uniforme el calor a los alimentos.

Nota: el queso cotija de montaña es originario de Cotija, en el estado mexicano de Michoacán. Se elabora en pequeños lotes durante la estación húmeda del verano, cuando las vacas pacen en los prados y producen una leche muy sustanciosa. Se trata de un queso de vaca blando y salado que añade textura y sabor a los platos. A veces se puede comprar rallado.

Información nutricional por ración: 60 mg de calcio, 100 mg de magnesio, 12 g de proteínas, 8000 iu de vitamina A y prebióticos.

Pescado entero al vapor

2 RACIONES

Esta es la forma más simple y más limpia de cocinar el pescado. Y además es muy sabroso. Es el modo tradicional tailandés de preparar el pescado y constituye una maravillosa cena ligera para dos.

4 dientes de ajo grandes, triturados
2 cucharadas de tallos de cilantro picados (las hojas se usan para decorar)
1 cucharada de pimientos chile verdes picados
2 cucharadas de zumo de lima fresca
2 cucharadas de salsa de pescado (*nam pla*)
1 cucharada de azúcar
Una pizca de pimienta recién molida
1 trucha arco iris o 1 lubina, entera (680-900 g), lavada y sin escamas, cortada hasta la espina central cada 2,5 cm de ambos lados
1 lima cortada en rodajas finas

Muele el ajo, los tallos de cilantro y el pimiento chile en un mortero hasta formar una pasta. A menos que el mortero sea de madera, deja en él la pasta; de lo contrario, pásala a un cuenco pequeño o a un miniprocesador de alimentos. Echa 1 cucharada de zumo de lima, la salsa de pescado, el azúcar y la pimienta; mezcla hasta formar una pasta ligera y resérvala.

Coloca el pescado en un recipiente que puedas meter dentro de la vaporera y échale la pasta por encima. En una cazuela amplia, vierte agua hasta una altura de 2,5 cm, lleva al punto de ebullición y coloca la vaporera encima del recipiente. Cuece el pescado al vapor hasta que esté tierno, es decir, entre 12 y 15 minutos.

Pasa el pescado a un fuente ayudándote de dos espátulas grandes. Echa por encima unas cucharadas del jugo que ha quedado en la fuente y el resto del zumo de lima. Decora con las rodajas de lima y las hojas de cilantro y sirve con arroz cocido al vapor.

Información nutricional por ración: 125 mg de calcio, 50 mg de magnesio, 32 g de proteínas y oligoelementos.

CAPÍTULO 18

Guarniciones

L as guarniciones pueden ser ensaladas que podemos tomar para comenzar el día o servir como plato principal (ya verás adónde queremos llegar), de manera que la mayor parte de las recetas que siguen son trampolines para tu creatividad y para la planificación de tus comidas. El objetivo principal de este capítulo es la preparación de las hortalizas.

Pasta de ortigas casera

8 RACIONES

La ortiga es una de las hierbas comunes (algunas pican y otras no) que proliferan en los jardines; ocasionalmente puedes encontrarlas en mercados de productores locales. La ortiga tiene más nutrientes que las algas de color azul verdoso; contiene calcio, boro, proteínas, vitamina A y vitaminas del grupo B, que ayudan a que el organismo aproveche mejor el calcio.

Puedes servir la pasta de ortigas simplemente con ajo y aceite aromatizado con pimiento chile o añadirle hortalizas cocidas. Prueba la ortiga acompañada de calabacines o berenjenas salteados, o con flores de coliflor o brócoli ligeramente cocidas al vapor.

140 g de ortiga fresca (no seca)

2 huevos, a temperatura ambiente

6½-7 tazas (900-950 g) de harina común (no leudante)

Pon a hervir en una cazuela aproximadamente 2 l de agua para blanquear las ortigas. Prepara un bol de agua helada que utilizarás para enfriarlas rápidamente una vez blanqueadas. Mezcla los huevos con un tenedor, solo lo suficiente como para romper las yemas.

Cúbrete las manos con guantes para evitar la picazón y añade las ortigas al agua hirviendo. Blanquéalas durante 30 segundos y luego sumérgelas de inmediato en agua helada.

Con los dientes de un tenedor, y sin quitarte los guantes, remueve las ortigas en el agua helada, sécalas y haz un puré.

Espolvorea de ½ a 1 taza (70 a 135 g) de harina sobre una superficie de trabajo limpia. Echa 615 g de harina en un cuenco grande y haz un agujero en el centro para incorporar los huevos y las ortigas. Mezcla suavemente los ingredientes. Añade un poco más de harina, hasta 1½ taza (200 g) o todo lo que sea necesario. Trabaja con pequeñas cantidades y asegúrate de que están bien mezcladas antes de añadir el siguiente.

Cuando la masa esté a punto y puedas formar una bola, colócala sobre la superficie de trabajo. Amasa entre 8 y 10 minutos hasta que la textura sea suave. Normalmente al hervir las ortigas se evita que provoquen picazón, pero nosotras preferimos no darles ninguna oportunidad, así que seguimos trabajando con guantes. Espolvorea un poco más de harina y envuelve la masa en papel encerado, papel especial para congelar o film transparente que no contenga BPA/BPS. Deja reposar durante media hora.

Coloca la masa sobre una superficie limpia en la que hayas espolvoreado un poco de harina, estírala (puedes utilizar un rodillo de amasar) y luego córtala de la forma que más te guste o utiliza una máquina para hacer pasta.

Coloca una gran cantidad de agua a fuego fuerte y hierve la masa durante 30 minutos.

Nota: para hacer aceite con pimiento chile, coloca ¾ de taza (180 ml) de aceite de oliva en una cacerola a fuego bajo con una vaina de pimienta de Cayena seca, o un pimiento chile rojo seco, y entre 6 y 8 dientes de ajo (previamente cortados y después de haber reposado durante 10 minutos). Cocinar durante 2 minutos o hasta que sientas el aroma a ajo.

....

Información nutricional por ración: 50 mcg de vitamina K2, proteínas, vitamina A, fitoestrógenos, oligoelementos, vitaminas del grupo B y trazas de boro.

....

GALETTE DE VITAMINA A

8 RACIONES

Esta es nuestra versión beneficiosa para los huesos del tradicional crepe de patatas francés. Los brotes de rábano contienen 2,4 veces el calcio, 4,9 veces el magnesio, 6,3 veces las proteínas y 39 veces la vitamina A presentes en el rábano. Sí, aunque parezca increíble, el valor que hemos dado para la vitamina A es correcto. Un boniato japonés tiene la piel de color púrpura o roja y el interior es amarillo pálido o blanco; su sabor es parecido al ñame aunque un poco más dulce.

900 g de boniatos japoneses, o boniatos de cultivo biológico

3 cucharadas de *ghee* (página 326)

¼ de cucharadita de sal

½ cucharadita de pimienta negra

1 cucharada de aceite de coco virgen de cultivo biológico

1 cebolla amarilla o dulce (Vidalia), en rodajas

2 lonchas de beicon natural, sin nitrato ni nitritos, cortadas en trozos de 5 cm

3 tomates Beefsteak* o 4 compari (en rama)

340 g de brotes de alubias mungo frescas, ligeramente picados

¼ de taza (10 g) de brotes de rábanos

Yogur griego o nata fresca (opcional)

Precalienta el horno a 200 ºC.

Hierve los boniatos hasta que estén tiernos. Pélalos mientras están aún calientes sujetándolos con un tenedor y separando la piel con el cuchillo de pelar. Córtalos en dados de 5 cm y prepara un puré con dos cucharadas de *ghee*, la sal y la pimienta.

Calienta el aceite de coco a fuego medio-alto en una sartén de hierro forjado. Fríe la cebolla y tras 1 minuto agrega el beicon y sofríe hasta que la cebolla empiece a dorarse. Añade los tomates y los brotes de alubias y cocina 2 minutos más. Añade la tercera cucharada de *ghee* y los boniatos. Mezcla todos los ingredientes en la sartén y cocina durante otros 5 minutos, hasta que la mezcla comience a dorarse.

A continuación, hornea durante 15 minutos.

Corta trozos iguales en forma de cuña. Decora cada uno de ellos con los brotes de rábano y echa por encima un poco de yogur o nata fresca, al gusto.

....

Información nutricional por ración: 60 mg de calcio, 100 mg de magnesio, 10.000 iu de vitamina A, prebióticos y oligoelementos.

....

---

* N. de la T.: *Beefsteak* es cualquiera de las variedades más grandes de tomates cultivados, algunos pesando 450 gramos o más. La mayoría son de color rosa o rojo con numerosos compartimentos de semillas pequeños.

*T*ZIMMES RUSOS

4 RACIONES

Aquí presentamos una versión sin carne y menos dulce que el *tzimmes* tradicional, que combina boniatos, zanahorias y frutos secos. La leyenda dice que la receta, que se denomina русский цимес, tuvo su origen en la antigüedad, y todavía honra algunas mesas en muchas festividades.

Los dátiles Medjool y las ciruelas pasas ocupan el número 2 en la lista de los diez frutos más ricos en calcio. Si te gusta el sabor de la naranja amarga, puedes probar también con un par de kumquats,* que se sitúan en el número 4 de la lista. El beta caroteno es soluble en grasas, de modo que no te olvides de la mantequilla.

Hemos adaptado esta receta del *Purnell's Complete Cookery*, del *Homemakers Research Institute*.

180 g de ciruelas pasas

6 ciruelas pasas grandes con hueso

55 g de dátiles Medjool o 55 g de orejones (optativo)

2 boniatos medianos de cultivo biológico, o 4 pequeños

2 zanahorias

¼ de cucharadita de sal

½ cucharadita de nuez moscada

¼ de taza de mantequilla (55 g)

1 cucharada de miel natural (opcional)

Hierve suficiente agua como para cubrir las ciruelas y los dátiles (y los orejones si decides incluirlos en el plato). Corta todos los ingredientes en trozos, menos las 6 ciruelas con hueso y conserva el jugo que se produce al picarlas. Añade las ciruelas, los dátiles y, si es el caso, los orejones cortados y hierve hasta que la fruta se ablande.

Lava los boniatos. Raspa las zanahorias y corta la parte superior e inferior; hiérvelas junto a los boniatos hasta que se ablanden. Las zanahorias se harán más rápido que los boniatos, de manera que puedes retirarlas cuando ya estén tiernas. Utiliza un palillo de brocheta para comprobar el estado de los boniatos y retíralos del fuego cuando estén en su punto; déjalos enfriar ligeramente.

Retírales la piel y colócalos en un recipiente de tamaño medio junto con las zanahorias, la sal, la nuez moscada y la mantequilla. Corta los vegetales con un tenedor . Añade las ciruelas pasas, los dátiles y los orejones troceados a la mezcla de zanahorias y batatas junto con el líquido que hayas obtenido al picarlos y mézclalo todo suavemente. Coloca la mezcla en una fuente de horno y distribúyela de manera homogénea. Corta las 6 ciruelas restantes por la mitad e incorpóralas a la fuente. Si quieres que el plato sea más dulce, puedes echar un poco de miel por encima.

Vuelve a calentar antes de servir. Será suficiente con mantenerlo en el horno a 180 °C durante 15 minutos, a menos que hayas duplicado los ingredientes de la receta.

Información nutricional por ración: 18.000 iu de vitamina A.

---

* N. de la T.: El naranjo enano, naranjo chino o kumquat, que suele confundirse con la variedad de naranja llamada quinoto, es un género de árboles y arbustos frutales de la familia de las rutáceas estrechamente emparentados con los cítricos.

Bimi* crudo picado

1 RACIÓN

Este es el almuerzo rápido de Helen y forma parte de su régimen para reducir los niveles de colesterol. Las hortalizas crudas contienen enzimas naturales que colaboran con la digestión, de modo que acompañar una comida suculenta con un plato de verduras crudas es una forma excelente de ayudar a tu cuerpo a absorber nutrientes.

El brócoli, el *bimi* y los grelos (brócoli rabe) son muy parecidos tanto en aspecto como en valor nutricional; sin embargo, no son iguales. El *bimi* es un híbrido de brócoli y *gai-lin* (brócoli chino *aka*, col china *aka*); es más dulce y sus tallos son más tiernos que los del brócoli. Los grelos (brócoli rabe/*rapini aka*), un ingrediente muy frecuente en los platos italianos, es muy nutritivo y tiene el sabor característicamente amargo de la familia de los nabos.

1 manojo de *bimi* crudo de cultivo biológico, lavado, secado y cortado muy fino

2 dientes de ajo pequeños, cortados finos

2 cucharadas de aceite de oliva, aguacate o coco

Cebolla morada (opcional)

1 cucharadita escasa de vinagre de sidra

¼ de taza (35 g) de semillas de girasol germinadas y tostadas

Coloca el *bimi*, el ajo y el aceite (y la cebolla morada, si decides utilizarla) en un cuenco grande. Vierte el vinagre y remueve. Cubre con un paño de cocina y deja reposar durante 10 minutos para que el ajo y la cebolla desarrollen los beneficios para la salud que proporciona esta familia de vegetales y el vinagre comience a liberar los minerales que contiene.

Espolvorea con las semillas de girasol.

Nota: las semillas de girasol ofrecen nutrientes extra. Tan solo ¼ de taza (35 g) tiene prácticamente toda la vitamina E y el cobre que necesitas diariamente, la mitad de los requisitos diarios de vitamina B_1 y ⅓ del fósforo y el magnesio. El vinagre (que libera los minerales) y una grasa saludable colaboran con la absorción, motivo por el cual todos estos ingredientes son todavía más beneficiosos para los huesos. A Helen le gusta tomar su ensalada con unas rodajas finas de cebolla. Las capas exteriores de la cebolla morada ofrecen altos niveles de quercetina, un potente pigmento vegetal que ayuda a la mayoría de las personas a reducir la inflamación y tratar varias afecciones graves.

Información nutricional por ración: 130 g de calcio, 100 mg de magnesio, prebióticos y probióticos.

* N. de la T.: El bimi o *broccolini* es una hortaliza similar al brócoli pero con flores más pequeñas y tallos delgados y largos.

GUACAMOLE

6 RACIONES

Esta maravillosa receta es de Robert Budwig y se publicó en su superventas *The Vegetable Market Cookbook*. Helen ha comprado este libro de cocina como regalo de boda para todos sus hijos y también para muchas de las personas que quiere. Cada una de las recetas de este libro es una verdadera joya.

Robert afirma que probó por primera vez el guacamole en el mercado de Antigua. Nos asegura que el puré de aguacate maduro con un poco de sal y zumo de limón sobre una tortilla es simplemente delicioso. Su propia receta incluye pimiento chile (que recomienda usar al gusto) y cilantro.

Es mejor preparar el guacamole el mismo día que vas a servirlo. Reserva un hueso de aguacate; lo incluirás en la salsa antes de enfriarla porque evita que la mezcla pierda el color.

2 aguacates maduros cortados por la mitad y sin hueso
½ cebolla morada pequeña, picada muy fina
1 diente de ajo triturado
1 cucharada de cilantro fresco picado fino
1 pimiento jalapeño fresco sin semillas, picado fino
2 tomates medianos maduros, pelados, sin semillas y picados
El zumo de una lima o un limón
1 cucharadita de sal
½ cucharadita de pimienta negra recién molida

Quita la pulpa del aguacate y colócala en un bol para hacer un puré con una textura muy suave. Añade la cebolla, el ajo, el cilantro, el jalapeño, los tomates, el zumo de lima o limón y la pimienta. Mezcla bien, añade el hueso de aguacate que has reservado, cubre con un film transparente de plástico y deja enfriar. Retira el hueso antes de servir.

Nota: nosotras preferimos dejar pequeños trozos de aguacate en lugar de hacer un puré homogéneo. Puedes prepararlo como más te guste.

Información nutricional por ración: 19 mcg de vitamina K, 15 g de vitamina C y oligoelementos.

KIMCHI* DE DAIKON

2 RACIONES

El *daikon* (palabra japonesa que significa «raíz grande») es un rábano blanco y largo que los chinos llaman zanahoria blanca; se puede conseguir en las tiendas de alimentos naturales o en algunos mercados de productores locales. En Asia el versátil *daikon* tiene muchas formas y

---

* N. de la T.: El *kimchi* coreano es un plato picante.

sabores. Se lo suele incluir en los encurtidos y otros fermentos, y también en una salsa de soja cítrica llamada *ponzu*.

Esta receta procede de un amigo coreano y es el *kimchi* más exquisito que hemos probado jamás. Utilízalo cuando prepares el cuenco de *poke* (página 177) o como un tentempié. Contiene muchos probióticos y es un delicioso estimulante. Como este plato es típicamente picante, debes añadir una cantidad de pimiento chile adecuada a tu gusto.

4 rábanos *daikon* medianos, cortados en dados de entre 2,5 y 5 cm
1½ cucharada de sal kosher
¼ de taza (60 ml) de caldo de huesos de ternera (página 194)
2 dientes de ajo, cortados finos
½ cucharadita de jengibre rallado o picado
6 anchoas (envasadas en aceite de oliva)
1 ½ cucharadita de azúcar
1 cebolla pequeña cortada en rodajas
2 cucharadas de gambas salteadas (opcional)
4 cebolletas
2 cucharadas-½ taza (4-18 g) de pimiento chile seco y picado (o de hojuelas)

Mezcla el *daikon* cortado en dados y la sal *kosher* en un cuenco grande y deja reposar durante 1 hora.

Utiliza un procesador de alimentos o una batidora para mezclar el caldo de huesos de ternera, el ajo, el jengibre, las anchoas, el azúcar y las gambas salteadas (si decides incluirlas).

Cuando el *daikon* esté listo, echa la mezcla de anchoas por encima y agrega la cebolla, las cebolletas y el pimiento chile. Remueve bien y coloca la mezcla en dos recipientes de vidrio. Aplasta las verduras con una cuchara de madera para que queden bien comprimidas. Tapa el recipiente y deja asentar durante 2 días en la despensa o en un armario de cocina. Estará lista para consumir en ese tiempo, aunque también puedes dejarla fermentar más en la nevera. Laura ha estado probando cuánto tiempo puede almacenarse y, al parecer, aún está en buenas condiciones al cabo de 1 año.

Nota: las gambas se pueden comprar congeladas en el supermercado.

Información nutricional por ración: 30 mg de calcio, 15 mg de magnesio, 2 g de proteínas y excelentes probióticos.

REMOLACHAS GLASEADAS

2-4 RACIONES

Las remolachas y otros miembros de la familia de las quenopodiáceas (incluidas las acelgas, las espinacas y la quinoa) aparentemente tienen una habilidad única para fortalecer el sistema nervioso y desempeñar un papel importante en la reducción de tumores e inflamación. Las remolachas amarillas son una deliciosa fuente de fitonutrientes quenopodiáceos, aunque no son muy comunes.

Cortar la remolacha en gajos antes de ponerlas a hervir reduce el tiempo de cocción y permite que una mayor cantidad de nutrientes permanezcan intactos. El zumo de remolacha es un colorante natural que es absorbido rápidamente por los materiales porosos, de modo que debes cortar las remolachas hervidas en una superficie que no lo sea. Sírvelas como un entrante sobre un lecho de berros, o como una guarnición vegetal.

4 remolachas amarillas (o amarillas y rojas) con su piel, cada una de ellas cortada en 4 o 6 trozos en forma de gajos, o según lo que prefieras

½ taza (120 ml) de vinagre balsámico

3 cucharadas de azúcar moreno

Hierve las remolachas cortadas en una cazuela grande durante 15 minutos y luego elimina el agua.

Mezcla el vinagre y el azúcar moreno en una cazuela y déjalos a fuego alto hasta que alcancen el punto de ebullición; a continuación, baja el fuego y cocina durante 15 minutos. Remueve con una cuchara de madera para evitar que el azúcar se pegue. Si lo prefieres, puedes añadir unas gotas de agua. Retira la piel de los trozos de remolacha y colócalas en el glaseado caliente. Mezcla a fuego alto durante 1 minuto.

Información nutricional por ración: 2 g de proteínas, oligoelementos, 0,8 mg de boro, 0,3 mg de manganeso y vitaminas del grupo B.

COL CON MIEL, TROCITOS DE HIGOS BLACK MISSION Y SEMILLAS DE SÉSAMO TOSTADAS

2-4 RACIONES

Esta guarnición es perfecta para acompañar al pollo relleno de lavanda e higos que presentamos en la página 246, o con grelos cocidos al vapor.

2 cucharadas de aceite de coco de presión en frío

2 cucharadas de aceite de oliva virgen

6 dientes de ajo cortados en rodajas medianas al menos 15 minutos antes de cocinar

1 cebolla amarilla grande (o 2 pequeñas) cortada por la mitad y preparada en rodajas gruesas al menos 15 minutos antes de cocinar

½ col verde, cortada en rodajas muy finas (como si estuviera rallada)

6-8 higos Black Mission, cortados en trozos pequeños

1 cucharada escasa de miel biológica

Sal del Himalaya

Pimienta negra recién molida

2 cucharadas de semillas de sésamo, crudas o tostadas

Coloca los aceites y una rodaja de ajo en una sartén grande y profunda a fuego moderado, hasta que el aceite burbujee en torno a los ajos. A continuación, añade el resto del ajo y la cebolla. Cocina hasta que el ajo desprenda su aroma y la cebolla esté transparente. Deja dorar los bordes del ajo, prestando atención para que no se queme.

Añade la col, removiendo hasta que esté bien cubierta con el aceite y el ajo y la cebolla se hayan mezclado completamente con ella. Calienta hasta que se produzca vapor y la col esté *al dente*. Agrega los trocitos de higo y la miel por encima de todos los ingredientes. Mezcla cuidadosamente para unir la miel y la col; los trocitos de higo deben estar templados.

Añade sal y pimienta y espolvorea por encima las semillas de sésamo.

....

Información nutricional por ración: 60 mg de magnesio, 60 mg de vitamina C, fitonutrientes y oligoelementos.

....

ENSALADA DE COL RIZADA CRUDA

2-3 RACIONES

Esta ensalada de col cruda y un toque de ajo tiene una textura cremosa y las proporciones ideales de calcio, proteínas, vitamina D, vitamina A y vitamina K_2 (si utilizas huevo). Es sencillamente deliciosa. Laura suele tomarla en días alternos y nunca se cansa de ella. Representa una excelente base nutricional: una ración generosa contiene prácticamente la mitad de los requisitos diarios para la regeneración ósea.

¾ de taza (185 g) de *tahini* (ver «Tahini» en la página 315)

½ taza (70 g) de semillas de girasol

El zumo de medio limón

3 cucharadas de aceite de oliva

¼ de cucharadita de sal del Himalaya

4 dientes de ajo

7 ramas de perejil fresco

1 manojo de col rizada *lacinato*, rallada o cortada en trozos muy pequeños

½ taza (35 g) de hongos *maitake* crudos y rallados

Mezcla todos los ingredientes, excepto la col y los hongos, en una batidora hasta obtener una textura suave. Puedes añadir un poco de agua para que tenga la consistencia de una sopa espesa.

Mezcla la col y los hongos, y añade la mezcla anterior, removiendo bien para que los ingredientes se integren perfectamente.

Nota: los hongos *maitake* son ideales porque tienen mayor contenido en vitamina D que otras variedades. Si no los encuentras frescos puedes usarlos secos; solo tienes que remojarlos antes de preparar la comida.

....

Información nutricional por ración: 400 mg de calcio, 60 iu de vitamina D, 37 mcg de vitamina K2, 46 g de proteínas y 1.500 mcg de vitamina A.

....

COLES DE BRUSELAS ASADAS

4 RACIONES

Si no te gustan las coles de Bruselas (aunque sería estupendo que te gustaran debido a su extraordinario perfil nutricional), puedes prepararlas asadas. Los azúcares naturales de las coles de Bruselas se caramelizan cuando las preparas de este modo, tornándolas deliciosamente dulces. En términos nutricionales, la vitamina D y el folato se conservan intactos, lo que ayuda a regular la inflamación y protege de las enfermedades cardiovasculares. Y dado que las buenas sorpresas siempre son agradables, te diremos que las coles de Bruselas contienen ácidos grasos omega 3. Si tomas 1½ taza (130 g), obtendrás ⅓ de los requisitos diarios recomendados.

450 g de coles de Bruselas
1 cucharada de aceite de oliva
1 cucharada de aceite de coco virgen
Sal marina

Precalienta el horno a 180 °C y pon una de las bandejas en la segunda guía del horno a partir de la parte superior.

Lava las coles de Bruselas y retira las hojas amarillas y los extremos de los tallos si han perdido su color verde. Córtalas por la mitad y colócalas sobre una hoja de papel para hornear. Vierte los aceites y asegúrate de que las coles queden bien impregnadas mientras las distribuyes de manera homogénea sobre la bandeja del horno. Echa sal y hornea durante 15 minutos. Algunas hojas deberían dorarse, porque crujientes son deliciosas. Si no se ha dorado ninguna hoja después de 15 minutos, enciende la parrilla del horno durante 3 minutos.

Información nutricional por ración: 100 mg de vitamina C, oligoelementos, azufre e índol (sustancia que puede bloquear la proliferación de tumores cancerosos).

ACERCA DE LAS COLES DE BRUSELAS

Las coles de Bruselas están en la parte superior de la lista de los glucosinolatos, uno de los nutrientes vegetales de las crucíferas conocidos por ayudar a las células a eliminar los agentes cancerígenos. Estos pequeños vegetales contribuyen a la segunda fase del sistema de desintoxicación hepática suministrando una de las sustancias necesarias: el azufre. Las coles de Bruselas parecen estabilizar el ADN de los glóbulos blancos.[1]

Col de Saboya fermentada e hinojo

2-3 RACIONES

En esta receta rica en calcio se usa hinojo y comino, dos miembros destacados de una potente familia de plantas cuyos maravillosos miembros incluyen el cilantro, el perejil, el eneldo, el anís, el ginseng, las zanahorias, la chirivía y la alcaravea. Cada uno de ellos tiene un sabor intenso característico que ningún otro ingrediente puede superar. Helen y Chris aprovechan cualquier oportunidad para utilizar el comino. A Chris le sugiere sabores exóticos y parajes lejanos, y también le recuerda a la comida mexicana que suele preparar con frecuencia. Entre las diversas variedades de hinojo que existen, hay una comestible que tiene un bulbo con sabor a anís y un tallo parecido al apio. En Italia se lo conoce como *finocchio*.

½ col de Saboya, cortada fina
2-3 hojas de col lombarda, picadas o ralladas
½ bulbo de hinojo, rallado fino
1 ½ cucharada de sal marina

1 cucharadita de semillas de comino
Una pizca de pimiento chile (opcional)

Mezcla las verduras y la sal en un cuenco grande y deja que la mezcla repose 45 minutos cubierta con un paño de cocina; luego colócala en un frasco de vidrio de boca ancha y aproximadamente 1 l de capacidad. Presiona las verduras con una cuchara de madera para que queden bien comprimidas dentro del recipiente.

Si la col no produjo líquido suficiente como para cubrir las verduras por lo menos 2,5 cm, puedes añadir salmuera preparada con 1 cucharadita de sal marina disuelta en 1 taza de agua filtrada. Cierra el recipiente y deja fermentar el contenido entre 7 días y 2 semanas en un sitio oscuro de tu cocina o despensa.

Información nutricional por ración: 85 mg de calcio, 35 mg de magnesio y probióticos.

Rollos de lechuga rellenos de ternera cruda

2-4 RACIONES

Este plato tradicional tailandés tiene sabor a especias; es picante y delicioso. Debes usar carne muy fresca recién picada, comprada a un carnicero de confianza, y limas de cultivo biológico. La carne cruda se digiere fácilmente. El zumo de lima la desnaturaliza, lo que produce el mismo efecto que al someterla al calor: la estructura proteica comienza a descomponerse pero las enzimas y las vitaminas solubles en agua se mantienen intactas y la grasa no se oxida. Los pimientos chile son muy picantes, a menos que descartes las semillas; eso dependerá de lo que prefieras. En las tiendas de productos asiáticos puedes encontrar una salsa de pescado de buena calidad.

1 cucharada de arroz blanco crudo

4 pimientos chile rojos pequeños secos

450 g de carne de ternera ecológica picada

Zumo de 2 limas

3 tallos de hierba de limón, picados

1 cebolla morada pequeña, picada

10 hojas de menta, más otras 6 para decorar

2 cucharadas de salsa de pescado

Lechuga romana

Tuesta el arroz y los pimientos chile en una sartén pequeña hasta que los granos de arroz se doren. Muélelos en un mortero hasta conseguir una consistencia semejante a arena gruesa.

Pon la carne de ternera y el zumo de lima en un bol grande y mezcla bien. Añade el polvo de arroz y pimiento Chile que has preparado en el mortero y el resto de los ingredientes. Pon una cucharada de la mezcla sobre una hoja de lechuga, enróllala y decora con hojas de menta.

Información nutricional por ración: 30 mg de calcio, 30 mg de magnesio, 28 g de proteínas y prebióticos.

ESPÁRRAGOS ASADOS

2 RACIONES

¿Has observado alguna vez que en algunas tiendas de alimentación especiales los espárragos se mantienen en un recipiente con un poco de agua fría? Eso se debe a que esta hortaliza prebiótica pierde su sabor más rápidamente que cualquier otra. Por este motivo es conveniente que utilices espárragos recién cosechados. Para la mayoría de nosotros eso es un lujo que rara vez podemos disfrutar. Trata los espárragos de la misma forma que tratas las lechugas: envuelve los extremos con papel de cocina y guárdalos envueltos en papel encerado o film transparente; también puedes ponerlos en una jarra pequeña con agua fría.

Los espárragos han demostrado tener un nivel seguro de residuos de pesticidas, así que nosotras, cuando los encontramos de cultivo biológico, compramos los que se cultivan de forma tradicional.

1 manojo de espárragos

2 cucharadas de aceite de oliva

Sal marina y pimienta negra recién molida

½ limón, cortado en rodajas

¼ de taza (20 g) de queso parmesano recién rallado, si es posible elaborado con leche no pasteurizada

Corta y descarta los extremos no comestibles de los tallos de espárragos. Los más puristas también eliminan las vainas de las hojas, o brácteas (esas pequeñas hojas rojizas y triangulares que aparecen aleatoriamente a lo largo del tallo). Según se rumorea, Julia Child* siempre pelaba los espárragos desde la base de la punta hasta abajo para asegurarse de eliminar totalmente las fibras. Si los que compras son gruesos,

---

* Julia Child fue una chef, autora y presentadora de televisión estadounidense. Fue reconocida por facilitar la gastronomía francesa al público de su país con el lanzamiento de su libro de cocina *Mastering the Art of French Cooking*.

te aconsejamos pelarlos de manera que puedas disfrutarlos plenamente.

Precalienta el horno a 165 ºC.

Coloca los espárragos preparados en una fuente de horno formando una sola capa. Vierte un poco de aceite de oliva y úntalos cuidadosamente con las manos. Espolvorea por encima la sal marina y la pimienta negra molida. Distribuye las rodajas de limón sobre los espárragos.

Déjalos en el horno 15 minutos, o hasta que compruebes que están *al dente* al pincharlos con un cuchillo afilado o con un tenedor. Apaga el horno. Aparta las rodajas de limón. Espolvoréales el queso parmesano y déjalos reposar en el horno varios minutos hasta que el queso comience a derretirse. Sirve cada plato decorado con una rodaja de limón.

....

Información nutricional por ración: altos niveles de fitonutrientes, oligoelementos y vitaminas del grupo B.

....

SALMÓN AHUMADO CON HUEVAS DE PESCADO Y ALIÑO DE YOGUR LIGERAMENTE PICANTE

4 RACIONES

VALOR NUTRITIVO DE LAS HUEVAS DE PESCADO

De conformidad con un análisis realizado por la Fundación Weston A. Price, una sola cucharada de huevas de pescado contiene aproximadamente 17.000 unidades internacionales de vitamina D, además de vitamina A, vitamina K_2, cinc, yodo y abundantes cantidades de ácido graso omega 3 DHA, que favorece las funciones cerebrales.

Una cucharada de huevas de pescado proporciona una dosis de vitamina D equivalente a una dosis absorbida a través de la piel al mediodía. Las vitaminas A y K_2 trabajan de manera conjunta con la vitamina D para prevenir la toxicidad y una calcificación excesiva de los tejidos blandos.

Las huevas de pescado eran muy apreciadas por los nativos sudamericanos que habitaban en las montañas. Solían viajar cientos de kilómetros para llegar hasta el mar con el fin de conseguir huevas secas para las mujeres en edad de concebir y asegurarse así de tener bebés y niños sanos y robustos. También los *inuit* consumían huevas de pescado, en particular las de salmón. Las secaban para consumir durante los meses de invierno y, asimismo, para alimentar a las mujeres gestantes. El salmón ahumado contiene altos niveles de vitamina D, el yogur griego proporciona proteínas y calcio con menor contenido de azúcar que la mayoría de los demás yogures que encontramos en los comercios y el eneldo aporta calcio. El plato ofrece también vitamina K_2.

8 tallos de eneldo fresco

6 dientes de ajo, picados finos o triturados con un prensaajos

340 g de yogur griego entero

½ cucharadita de sal del Himalaya

¼ de taza de huevas de pescado

8 lonchas de salmón ahumado envasado

12-16 cebollinos enteros
Rebanadas finas de pan de centeno o de masa madre (opcional)

Prepara el aliño mezclando el eneldo, el ajo, el yogur y la sal.

Coloca 2 lonchas de salmón ahumado en una fuente y échale el yogur por encima. Pon 1

cucharada de huevas de pescado sobre el yogur y 3 cebollinos. Si lo prefieres, sirve el salmón sobre una rebanada de pan.

....

Información nutricional por ración: 130 mg de calcio, 17.000 iu de vitamina D, 11 g de proteínas y alto contenido de omega 3.

....

Masa madre de domingo

4-6 raciones

En todo el mundo el domingo es el día ideal para preparar tortitas, crepes, *muffins* ingleses, *croissants*, *brioches* o *bagel** con mantequilla y otros ingredientes tradicionales. Las costumbres alimentarias son centrales en la vida familiar y Helen las mantiene mientras alimenta sus huesos con gruesas rebanadas de pan de masa madre. Helen ha nacido y se ha criado en Nueva York; por eso quien se afana en crear una versión de *bagels* hechos con masa madre es Chris. Los *bagels* son un icono para el *brunch* de los domingos. Te animamos a que prepares bollos, *brioches, croissants* o *baguettes* con masa madre.

225 g de queso crema casero o brie de buena calidad,
preferiblemente elaborado con leche cruda natural
1-2 tazas (20-30 g) de brotes de rúcula
1 pepino, con piel y cortado en rodajas finas
8 – 12 lonchas de salmón ahumado
1 cucharadita de alcaparras
1-2 huevos ecológicos por persona, escalfados

1 cebolla roja mediana cortada fina
Masa fermentada casera o pan de centeno

Distribuye el queso crema, la rúcula y el pepino en una bandeja o fuente grande. Coloca el salmón ahumado encima y añade las alcaparras.

Corta el pan en rebanadas, tuéstalas y pon sobre ellos los ingredientes de la fuente junto con un huevo escalfado sobre cada una de ellas. Si lo deseas, puedes agregar un segundo huevo o utilizar dos rebanadas de pan para hacer un bocadillo. ¡Delicioso!

....

Información nutricional por ración: 222 mg de calcio, 74 mg de magnesio, 200 iu de vitamina D, 40 mcg de vitamina K2, 37 g de proteínas y probióticos.

....

---

* N. de la T.: El *bagel* es un pan elaborado tradicionalmente con harina de trigo que suele tener un agujero en el centro.

HONGOS EXPUESTOS AL SOL Y COL RIZADA CON ORÉGANO

2-4 RACIONES

Te sentirás muy bien después de tomar una ración de esta receta. No hay otras fuentes alimenticias que sean tan ricas en nutrientes y en sustancias fitoquímicas, de manera que esperamos que la incorpores frecuentemente a tu dieta porque será una inapreciable ayuda para la salud de tus huesos.

1 cucharada de aceite de coco virgen

1 cucharadita de *ghee*

10 ramas de orégano fresco

1-2 dientes de ajo, triturados

450 g de hongos de diversas variedades expuestos al sol (página 180)

1 cebolla amarilla, picada

10 hojas de col rizada

Una pizca de sal de trufa

Calienta el aceite y el *ghee* en una olla grande. Quita las hojas de las ramas de orégano y échalas en la cazuela junto con el ajo. Deja cocinar durante 1 minuto antes de añadir los hongos, la cebolla, la col rizada y la sal de trufa. Rehoga durante 10 minutos, removiendo ocasionalmente para que los ingredientes no se peguen.

Información nutricional por ración: 120 g de calcio, 60 mg de magnesio, 4.000 iu de vitamina D, 6 g de proteínas y fitoestrógenos.

ACERCA DEL ACEITE DE COCO

El aceite de coco es cada vez más reconocido como un alimento beneficioso para la salud ósea. Las grasas nutritivas que contiene son fácilmente disponibles, y no solo colaboran en la absorción de nutrientes sino que también la potencian; por otra parte, estudios preliminares sugieren que el aceite de coco aumenta realmente la densidad ósea. Añade aceite de coco virgen a tu dieta y utilízalo de la misma forma que cualquier otro aceite vegetal: se recomiendan 3 ½ cucharadas diarias para una persona que pese 68-70 kilos. Debes adaptar la medida a tu propio peso.

Investigadores del sureste asiático que experimentaron con ratas consiguieron mantener la estructura de los huesos y prevenir la pérdida ósea en roedores con deficiencia de estrógenos gracias al aceite de coco. Además fueron capaces de revertir los efectos de la deficiencia de estrógenos en la estructura ósea. En este contexto, las ratas se aceptan como un modelo para la osteoporosis humana.

Batatas horneadas

2-3 raciones

Laura dice: «Me encanta mojarlas en yogur griego con eneldo y ajo (ver la página 173). No puedo decir mucho más porque tengo la boca llena. ¡Una verdadera exquisitez!».

Helen dice: «Yo aso las batatas sin sal y les espolvoreo sal marina y pimienta negra recién molida cuando ya están en la mesa. ¡Son una verdadera delicia!».

3 batatas cortadas en gajos
¼ de taza (60 ml) de aceite de coco virgen, a temperatura ambiente
Sal

Precalienta el horno a 190 °C.

Coloca los trozos de batata en un cuenco y frótalos cuidadosamente con el aceite y la sal. Distribúyelos formando una capa sobre un papel para hornear y déjalos en el horno alrededor de media hora; a los 15 minutos voltéalos para que se asen por ambos lados.

....

Información nutricional por ración: 40 mg de magnesio, 18000 iu de vitamina A y oligoelementos.

....

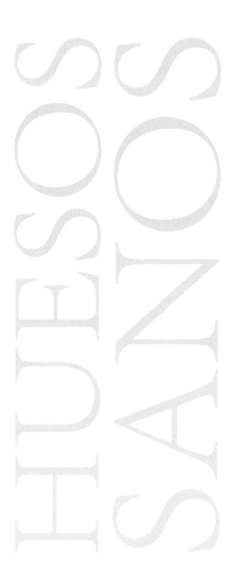

CAPÍTULO 19

Postres

Los postres son un verdadero placer. No obstante, eso no justifica darse atracones diarios de azúcar refinado, ni tampoco caer en la trampa de sentirse culpable después de hacerlo. Es posible tomar dulces con moderación y disfrutarlos enormemente, en especial si los preparamos con ingredientes naturales.

Cada una de nosotras tiene una receta favorita entre todas las que presentamos en este capítulo, pero nuestros amigos y familiares han elogiado mucho todos nuestros postres.

HELADO DE BAYAS

2 RACIONES

Si te gusta el helado, estás de suerte. Esta receta no contiene azúcar y posee la maravillosa textura de los productos caseros. Solo se necesita un minuto para prepararla. Nuestros maridos están a dieta, uno para perder peso y el otro por problemas metabólicos, y nos piden insistentemente que preparemos este helado varias veces a la semana.

Las moras son las bayas más nutritivas, pero los arándanos y las frambuesas también contienen muchos nutrientes y son ideales para esta receta. Puedes preparar el helado combinando diferentes bayas, e incluso utilizar moras descongeladas. Las fresas congeladas no se deshacen bien en un miniprocesador, de manera que las reservamos para decorar el helado.

1 taza (240 ml) de leche natural entera
1 taza (140 g) de arándanos o frambuesas congelados, o una combinación de ambos

Ingredientes opcionales
1 cucharada de virutas de cacao de granos fermentados de cultivo biológico
Fresas o virutas de cacao para decorar
Un trozo pequeño de hojas de estevia o
$1/3$-$1/2$ paquete de azúcar de coco

Coloca todos los ingredientes en el accesorio para picar alimentos de tu batidora de brazo y mézclalos hasta obtener una crema. Retira la cuchilla de la picadora y todo el contenido que se ha quedado adherido a las paredes del vaso: ¡no querrás desperdiciar ni un poquito!

Si no tienes una batidora de brazo con este accesorio, puedes usar un pequeño procesador de alimentos o incluso una batidora de vaso. La única desventaja es que no podrás aprovechar todo el helado porque es muy difícil retirar todo el contenido del vaso de vidrio de una batidora.

Información nutricional por ración: 150 mg de calcio y 150 mg de magnesio.

EL MEJOR BATIDO DEL MUNDO

1 RACIÓN

He aquí una receta que se puede personalizar completamente. La clave son los ingredientes de calidad. En cuanto los tengas, prepárate para elaborar un desayuno, un tentempié o una cena ligera perfectos; es todo lo que necesitas en esos momentos en los que quieres sentirte sencillamente feliz. Y no te olvides de agradecer al chocolate su aporte de magnesio.

Las virutas de cacao son una parte de las vainas sin fermentar y contienen altos niveles de un compuesto que captura el calcio. Es aconsejable tostarlas para debilitar la acción de dichos compuestos sobre los minerales.

2-3 cucharadas de chocolate negro en polvo, o un trozo de chocolate sin azúcar

2 cucharaditas de azúcar natural orgánica (al gusto; nosotras preferimos que no esté demasiado dulce)

2 cucharaditas de agua hirviendo

1 ½ (360 ml) taza de leche natural

1 plátano de cultivo biológico

2 cucharaditas de virutas de cacao tostadas

2 cubitos de hielo

Prepara una pasta con el chocolate en polvo, el azúcar y el agua hirviendo en una taza pequeña. Coloca la pasta y los ingredientes restantes en una batidora y ponla en marcha a gran velocidad durante 40 segundos. ¡Bebe el batido y sonríe!

....

Información nutricional por ración: 450 mg de calcio, 135 mg de magnesio, 150 iu de vitamina D, 15 mcg de vitamina K$_2$ y 16 g de proteínas.

....

BATIDO DE CHOCOLATE Y MENTA

1 RACIÓN

Esta es una versión mentolada del mejor batido del mundo, ¡y sigue siendo el mejor!

1 cucharadita de jarabe de menta

3 hojas de menta

1 ½ taza (360 ml) de leche de coco

2 cubitos

2-3 cucharadas de chocolate negro en polvo

Añade 1 cucharadita de polvo verde* para obtener un aporte extra de vitaminas y minerales (opcional)

Añade 1 cucharadita de maca o de hongo *reishi* en polvo para experimentar nuevas ideas y también para relajarte (opcional)

Coloca los ingredientes en una batidora y ponla en marcha a gran potencia durante 40 segundos.

....

Información nutricional por ración: 450 mg de calcio, 160 mg de magnesio, 150 iu de vitamina D, 15 mcg de vitamina K2 y 16 g de proteínas.

....

---

* N. de la T.: El polvo verde (*Green Powder*) es una mezcla de vegetales con gran contenido en nutrientes (principalmente vitaminas y minerales).

Plátanos congelados bañados en chocolate

8 RACIONES

Esta es una versión de un postre de Carlota Cassou que además de ser delicioso es muy nutritivo tanto para las bacterias intestinales como para los huesos. El chocolate negro, el aceite de coco, las semillas de cáñamo y la gran cantidad de variaciones de esta receta tradicional la convierten en un verdadero regalo. ¿Es realmente un postre? Disfrútalo en cualquier ocasión; ¡nunca prepararás una cantidad suficiente!

Compartiremos un truco contigo: en cuanto veas que el chocolate negro se ha endurecido, vierte un poco de salsa de chocolate blanco por encima y guárdalo en una bolsa para congelar, o envuélvelo con varias capas de papel encerado, para consumirlo cada vez que te apetezca.

4 plátanos

Cobertura de chocolate negro

4 cucharadas de aceite de coco (derretido)

4 cucharadas de cacao en polvo

3 cucharadas de agave

Cobertura de chocolate blanco

½ taza (115 g) de mantequilla de cacao

½ taza (60 g) de azúcar glas

½ cucharadita de extracto de vainilla

¼ de taza (35 g) de anacardos, previamente remojados durante toda la noche, preferiblemente en agua filtrada

Cobertura de chocolate blanco y fresas

⅓ de taza (55 g) de cobertura de chocolate blanco (ver la receta anterior)

½ taza (83 g) de fresas

Otras coberturas

Coco rallado

Semillas de cáñamo

Nueces picadas

Bayas de goji

Granola

Canela

Cardamomo

Y muchas más

Saborea este exquisito postre, ¡disfruta!

Pela y corta los plátanos por la mitad. Coloca un palito de madera en cada uno de los trozos y colócalos sobre un papel de hornear para congelarlos durante 15 o 20 minutos. Retira los plátanos del congelador y sumérgelos en la salsa de chocolate que más te guste. La salsa se endurece casi de inmediato. Pon los plátanos nuevamente en el papel de hornear y congélalos otros 10 minutos. Puedes probar el postre en cuanto lo saques del congelador o dejarlo reposar durante 1 o 2 minutos.

Cobertura de chocolate negro: coloca el aceite de coco derretido en un bol y añade el cacao en polvo. Mezcla bien con una cuchara o un batidor hasta que los ingredientes se unan; luego añade el agave y mezcla otra vez.

Cobertura de chocolate blanco: mezcla la mantequilla de cacao, el azúcar y la vainilla con un batidor de varillas de metal. Añade los anacardos y mezcla con una cuchara grande.

Cobertura de chocolate blanco y fresas: mezcla el chocolate blanco con las fresas hasta obtener una consistencia suave.

....

Información nutricional por ración: 40 mg de magnesio y prebióticos.

....

PARFAIT DE FRESAS CUATRO ESTACIONES

2 RACIONES

Teniendo en cuenta los controvertidos ingredientes incluidos en la mayoría de los helados comerciales (como la carragenina* y los productos lácteos sometidos a altas temperaturas), es bastante obvio que los *sundaes* y los *parfaits* están muy lejos de encabezar la lista de los alimentos beneficiosos para la salud ósea.

Pero no desesperes. Aquí te presentamos una receta que Helen creó cuando empezaba a concebir sus propios platos con el fin de aprovechar la temporada de fresas locales. Y desde entonces sigue siendo muy aficionada a este postre.

Utiliza fresas de cultivo biológico; lávalas y quítales el pequeño tallo. Helen vive en una localidad donde hay cuatro estaciones bien diferenciadas; por eso congela media docena de cestas de fresas cuando llega la temporada.

2 l de leche natural muy fría con la nata aún en la superficie (mejor si está envasada en una botella de vidrio)
16 fresas de cultivo biológico, sin tallo y previamente congeladas en casa
2 tazas de helado
1 cucharada de melaza negra que no contenga azufre

Si vas a utilizar la nata de la leche, será suficiente con 4 cucharadas (¼ de taza). Luego separa ½ taza (120 ml) de leche. Estas cantidades son para las dos raciones.

Descongela las fresas en la nevera. Calcula el tiempo para que estén descongeladas pero aún frías cuando ya estés listo para preparar el postre. Si las pones en la nevera a primera hora de la mañana, o incluso la noche anterior, estarán perfectas a la hora de la cena.

Coloca 8 fresas en cada una de las dos copas de helado. Añade la leche y la nata. Pon una cobertura de helado casero de bayas o de vainilla. Deja reposar durante 1 minuto. Utiliza una cuchara para mezclar las fresas, la nata, la leche y el helado y echa por encima la melaza.

Este postre es sublime.

....

Información nutricional por ración: 270 mg de calcio, 50 mg de magnesio y 6 g de proteínas.

....

* N. de la T.: Utilizada en los helados para estabilizar las grasas.

Helado sin nata

2-4 RACIONES

No te preocupes, esta no es una versión insípida que tienes que soportar por el bien de tus huesos. La textura suave y cremosa de este helado tan gratificante llegará a sorprenderte. ¡Shhhhh!... El secreto está en la soja.

1 taza (120 g) de azúcar glas de cultivo biológico, con tapioca como único ingrediente añadido

4 yemas de huevos ecológicos

1 cucharadita de almidón de maíz orgánico

2 tazas (480 ml) de leche de soja casera (ver «Cómo preparar leche de soja», en la página 330).

1 cucharadita de extracto de vainilla

Mezcla el azúcar, las yemas de huevo y el almidón de maíz en un cuenco.

Calienta la leche de soja en una cacerola y viértela en la mezcla removiendo enérgica y constantemente. Agrega el extracto de vainilla. Calienta la mezcla a fuego lento hasta que se espese.

Deja enfriar en la nevera durante 3 o 4 horas. Pon en una heladera y mezcla durante 20 minutos, hasta que el helado esté preparado.

Información nutricional por ración: 200 mg de calcio, 28 mg de magnesio, 93 iu de vitamina D, 7 g de proteínas y fitoestrógenos.

ACERCA DEL HELADO

Si preparas la receta con helado comercial, elige uno en el que la leche y la nata se mencionen antes que el azúcar en la lista de ingredientes de la etiqueta y que no contenga otros ingredientes que no sean saborizantes naturales, como las vainas de vainilla molidas. Los helados comerciales a menudo contienen goma de tara para potenciar la cremosidad y conservar la textura durante el transporte. La goma de tara es actualmente una sustancia controvertida; todavía hay investigaciones en curso.

Nos sorprendió descubrir que entre los helados comerciales hay uno de gran calidad que se adapta a los requisitos de nuestros ingredientes. Es preciso leer detenidamente las etiquetas para comprobar la cantidad de azúcar que contiene el helado; para saberlo tienes que fijarte en el porcentaje de hidratos de carbono. El contenido de azúcar difiere mucho de una a otra marca, y precisamente algunas de las mejores marcas son las más dulces.

Leer las etiquetas se convierte en un hábito automático después de cierto tiempo; merece la pena hacerlo por los beneficios que tiene para la salud y porque además nos permite ahorrar tiempo y dinero.

HELADO DE LECHE DE COCO

4 RACIONES

Este maravilloso helado se sirve inmediatamente después de prepararlo. Si lo guardas en el congelador, vuelve a ponerlo en la heladera para devolverle su consistencia suave y cremosa antes de servirlo. Sigue las instrucciones de tu heladera sobre el tiempo necesario para que el helado esté listo.

1 lata (400 ml) de leche de coco con toda su grasa

3 plátanos congelados o ½ taza (60 g) de azúcar de coco

Una pizca de sal marina

Sabor a pistacho y almendra

1 ½ cucharadita de extracto de almendras

1 vaina de vainilla, sin semillas, o 1 cucharadita de extracto de vainilla

½ taza (75 g) de almendras y pistachos tostados y picados

Sabor a chocolate y menta

2 cucharaditas de extracto de menta

1/3 de taza (60 g) de virutas de cacao natural, o pequeños trozos de chocolate de tu preferencia

Sabor a galletas y nata

1 cucharada de extracto de vainilla

10 galletas desmenuzadas

Mezcla los ingredientes básicos en una batidora hasta conseguir una textura suave. Añade los saborizantes líquidos (extractos) y mezcla otra vez. Vierte la mezcla en una heladera y ponla en marcha durante unos 20 minutos, o hasta que veas que la consistencia se asemeja a la del helado.

Remueve los ingredientes secos (como los frutos secos y las galletas) y sirve el postre.

....

Información nutricional por ración: 35 mg de calcio, 90 mg de magnesio, 4 g de proteínas y prebióticos.

....

TARTA DE QUESO CREMA CON GALLETAS DE MANTEQUILLA Y LIMÓN

8 RACIONES

Esta receta es perfecta para dos tartas de queso diferentes e igualmente deliciosas: con higos frescos y con chocolate.

Siempre resulta sorprendente que algo delicioso sea bueno para la salud, especialmente cuando hablamos de la salud ósea y los postres. Pero aquí presentamos una receta que tus huesos te agradecerán, ya que el queso crema es una de los pocos productos que contienen una cantidad razonable del tipo MK4 de la vitamina K_2.

Esta receta lleva como punto de partida el queso crema preparado en casa, que tiene aproximadamente un 55% de grasa, aunque este porcentaje puede variar. Puedes sustituirlo por queso crema entero comercial, pero intenta evitar los que tienen estabilizadores, como la carragenina. Lee las etiquetas.

Galletas de mantequilla y limón

1 ½ taza (190 g) de galletas de mantequilla desmenuzadas o harina

1/3 de taza (75 g) de mantequilla sin sal derretida

1 cucharadita de extracto de limón

1/3 de taza (65 g) de azúcar de coco

Mezcla todos los ingredientes en un cuenco. Coloca la mezcla en una fuente de horno y hornea a 180 °C durante 15 minutos para que se dore. Deja enfriar completamente.

....

Información nutricional por ración: 100 mg de calcio, 120 mg de magnesio y 10 g de proteínas.

....

Tarta de queso crema con higos frescos sin horno

450 g de queso crema a temperatura ambiente

½ taza (100 g) de azúcar biológico o ½ -1 cucharadita de estevia

1 cucharadita de extracto de vainilla puro, o mitad de vainilla y mitad de extracto de limón

1 taza (240 ml) de queso crema

1 cucharada de ralladura de limón (utiliza limones de cultivo biológico que no se hayan tratado con cera)

4-6 higos frescos maduros, sin tallos y en trozos

Prepara las galletas de mantequilla.

Mientras las galletas se enfrían, coloca un cuenco y un batidor en la nevera durante 20 minutos, o en el congelador durante 5 minutos.

Cuando las galletas estén completamente frías, coloca el queso crema en un cuenco que esté a temperatura ambiente. Bate el queso usando una batidora de mano a temperatura ambiente hasta que la consistencia de la mezcla se asemeje a la de un helado blando. Agrega el azúcar y el extracto.

Coloca la crema de queso en el cuenco que has enfriado y utiliza el batidor frío para batirla hasta que se espese y se transforme en una tradicional nata montada. Mezcla suavemente la nata montada con la crema de queso usando una espátula de silicona y distribuye la mezcla sobre las galletas. Pasa la espátula por la superficie superior hasta que la mezcla quede homogénea. Espolvorea la ralladura de limón y guarda la tarta en la nevera al menos 1 hora antes de servirla.

Antes de servir, decora la tarta, o cada porción individual, con trocitos de higos frescos.

....

Información nutricional por ración: 160 mg de calcio, 25 mg de magnesio, 17 mcg de vitamina K2 y 8 g de proteínas.

....

Tarta de queso crema con chocolate sin horno con virutas de chocolate negro (85%)

Esta versión resulta exquisita si se sirve con salsa de cerezas.

2 docenas de cerezas de cultivo biológico sin hueso

55 g de chocolate negro (85%) orgánico, derretido en agua con 2 cucharadas de mantequilla natural

450 g de queso crema a temperatura ambiente

½ taza (100 g) de azúcar biológico

1 cucharadita de extracto de vainilla puro, o mitad de extracto de vainilla y mitad de extracto de limón

2 tazas (480 ml) de nata

8 hojas de menta fresca (opcional)

Virutas de chocolate dulce o estevia para espolvorear (opcional)

Quita el hueso de las cerezas, córtalas por la mitad o en cuartos y congélalas. Cuando estés preparado para hacer la tarta, retira las cerezas del congelador.

Prepara las galletas de mantequilla. Derrite el chocolate con la mantequilla y deja reposar la mezcla hasta que alcance la temperatura ambiente pero aún no se haya endurecido.

Sigue las instrucciones que ya hemos dado para preparar el relleno. Cuando el queso crema tenga la consistencia de un helado blando, añade el chocolate y bate hasta que los ingredientes estén bien mezclados.

Prepara la salsa de cerezas mientras la tarta está en la nevera (página 223).

Cubre la parte superior con virutas de chocolate o espolvorea con estevia, si lo deseas. Antes de servir puedes decorar la tarta o las porciones individuales con cerezas y una hoja de menta.

....

Información nutricional por ración: 100 mg de calcio, 60 mg de magnesio, 17 mcg de vitamina K2 y 8 g de proteínas.

....

CRUMBLE O COMPOTA ROSADA DE RUIBARBO DE VERANO

2 RACIONES

El ruibarbo cocido adquiere un color rosado que le da un aspecto estupendo a una maravillosa compota agria, que se puede servir con una bola de helado o en un *crumble*, como el de esta receta. Aporta 105 mg de calcio por taza, está lleno de fibra y los frutos rojos son muy beneficiosos. Es muy fácil de preparar aunque debemos hacer alguna advertencia. Las raíces y las hojas del ruibarbo no son comestibles. Si las cultivas tú mismo, debes cortar los tallos a varios centímetros de la raíz; independientemente de que las compres a productores locales o las cultives, debes descartar las hojas y los tallos. ¿Te parece que no merece la pena hacer algo tan laborioso? Pregunta a cualquier británico qué hay de postre en una comida tradicional de domingo...

2-4 cucharadas de azúcar glas

4 tallos de ruibarbo maduro, o 6 pequeños

½-1 taza (70-145 g) de moras o melocotones amarillos con piel, cortados por la mitad y deshuesados

Igual que el apio, con el que no tiene ninguna relación, los tallos del ruibarbo pueden tener hilos fibrosos que es mejor retirar antes de cocinarlo. Para eliminar las fibras más gruesas coloca el filo del cuchillo junto a la parte de la raíz y arranca los hilos en dirección a la parte superior del tallo. Corta los tallos en trozos de 2,5 cm.

Hierve el azúcar en una olla con agua. Añade el ruibarbo. Hierve durante 15 minutos, o hasta que esté tierno. Elimina el agua pero reserva el jarabe que se produce durante la cocción.

Si deseas un jarabe más nutritivo, añade 1 o 2 cucharadas de mermelada de frutas orgánicas endulzada con zumo de pera o manzana de cultivo biológico (¡pero nunca azúcar!) al agua de cocción antes de incorporar el ruibarbo.

Nota: puedes acabar el plato colocando por encima jarabe de melocotones amarillos, algunas rodajas de melocotón, unas moras o una generosa ración de helado de vainilla, que es un perfecto contrapunto para el sabor agrio del ruibarbo.

Crumble británico tradicional

Un *crumble* es una compota de frutas hecha al horno a la que se añade por encima una cobertura crujiente. Se trata de una especialidad británica que se consume principalmente como postre de las comidas del domingo. La cobertura consiste por lo general en alguna combinación de azúcar, harina y frutos secos enriquecida con una mantequilla que no contiene sal y es especiada y aromática.

Chris es británico y su cobertura favorita es azúcar demerara,* un poco de harina, almendras pulverizadas y canela; pero quienes preparan esta receta suelen sustituir la harina por avena y la canela por jengibre o una mezcla de especias. Lo mejor es que cada persona la prepare como más le guste.

> 225 g de harina o avena molida
> ½ taza (115 g) de mantequilla (jamás se debe usar margarina)
> 55-115 g de azúcar moreno o blanco
> 1 cucharadita de especias

Coloca la compota preparada en una fuente de hornear de 20 cm. Para elaborar la cobertura, mezcla con las manos la harina, la mantequilla y el azúcar. Añade 1 cucharadita de alguna especia, como por ejemplo canela, o mayor cantidad, según tus preferencias. Espolvorea el *crumble* sobre la compota de manera homogénea. Si quieres presentar un plato con un poco más de color, puedes espolvorear más canela. Hornea a 180 °C hasta que la cobertura se dore y esté crujiente (aproximadamente unos 20 minutos). Sirve el *crumble* tibio o frío con helado de soja o de productos lácteos (ver «Helado sin nata», en la página 288); pero si quieres seguir la tradición británica, sírvelo con nata fría.

Nota: a Helen le gusta utilizar la mitad de harina y la mitad de almendras molidas con grandes cantidades de canela, que combina excepcionalmente bien cuando las frutas son manzanas cocidas o moras; es la receta favorita de los británicos.

....

Información nutricional por ración: 140 mg de calcio, 40 mg de magnesio y 19 mg de vitamina C.

....

---

* N. de la T.: El azúcar *demerara* es un tipo de azúcar moreno, es decir, sin refinar.

Tortitas de chocolate con *tahini*

6 TORTITAS; 3-6 RACIONES

Estas suntuosas tortitas de chocolate con *tahini* del libro *Smashing Plates*, de María Elia, se sirven con nata fresca y ralladura de lima espolvoreada por encima. Usa chocolate negro con el mayor contenido de cacao que puedas encontrar porque te aportará una gran cantidad de nutrientes. Una barra de chocolate negro de unos 20 g te ofrece prácticamente todo el magnesio que necesitas en un día. De hecho, el chocolate negro es tan nutritivo que los médicos japoneses suelen prescribirlo con frecuencia a sus pacientes.

10 cucharadas (150 g) de mantequilla sin sal, más una cantidad adicional para engrasar los recipientes

1/3 de taza (25 g) de cacao sin azúcar, más una cantidad adicional para los moldes

3 cucharadas (27 g) de semillas de sésamo

½ taza (60 g) de harina

165 g de chocolate negro (70%), en trozos

3 huevos grandes

1 taza (200 g) de azúcar glas

5 cucharadas (100 g) de *tahini*

Ralladura de 1 lima

Nata fresca o helado

Una pizca de sal

Calienta el horno a 180 °C. Utiliza mantequilla para engrasar 6 moldes para *muffins* de ½ taza de capacidad; también puedes emplear moldes más pequeños. Espolvorea cacao y semillas de sésamo en la base de los moldes. Tamiza 1/3 de taza de cacao restante junto con la harina y una pizca de sal. Reserva la mezcla.

Derrite el chocolate y las cucharadas de mantequilla al baño María; también puedes hacerlo en una olla pequeña y pesada a fuego muy lento, pero en este caso debes estar muy atento. Cuando el chocolate se haya derretido casi completamente, retíralo del fuego y remueve hasta que la textura sea suave. Resérvalo.

Con un batidor de metal o una batidora eléctrica, bate los huevos y el azúcar hasta que la mezcla tenga un color pálido y esté esponjosa, lo que te llevará alrededor de 5 minutos. Vierte un poco de esta mezcla en el *tahini* para suavizarlo y luego añádelo a la mezcla de huevos y azúcar. Remueve bien. Incorpóralo a la mezcla de chocolate cuando ya esté fría y a continuación a la mezcla de cacao.

Echa la mezcla en los moldes y colócalos en el horno sobre una hoja de papel encerado durante 12 o 14 minutos, un poco menos si los moldes son más pequeños. Si introduces un pincho de brocheta o un mondadientes en el centro de las tortitas, deberían salir limpios.

Enfría durante 20 minutos o más antes de desmoldar las tortitas. Echa por encima ralladura de lima y sirve con nata fresca o helado.

....

Información nutricional por ración: 190 mg de calcio, 138 mg de magnesio, 20 mcg de vitamina K2 y 12 g de proteínas.

....

CAPÍTULO 20

Bebidas

os placeres de la vida incluyen los zumos, los batidos y los refrescos, siempre que los prepares tú mismo. En nuestra sorprendente colección de bebidas beneficiosas para los huesos (el aguacate siempre aporta una textura muy cremosa), no hay cabida para el jarabe de maíz rico en fructosa, el aspartamo ni los aditivos. Únicamente contienen ingredientes orgánicos puros que una vez batidos se convierten en un néctar con el que puedes deleitarte en cualquier momento del día.

HUESOS SANOS

BATIDO DE AGUACATE

1 RACIÓN

El aguacate es un fruto rico en potasio, en grasas beneficiosas y en la mayoría de los aminoácidos que forman una proteína completa; y todos sus componentes son biodisponibles. Hay variedades de aguacates que son más cremosas que otras. En este caso hemos utilizado la variedad Hass.

El batido puede ser dulce o salado. Cualquiera de ellos es exquisito y suculento, e ideal para unos huesos «regios». El aguacate adquiere una consistencia suave y cremosa cuando se mezcla con cubitos de hielo en una batidora. El batido salado es menos conocido que el dulce, pero igualmente delicioso. La receta que presentamos aquí no contiene productos lácteos.

Batido salado

1 aguacate Hass

2 dientes de ajo, picados

1 taza (240 ml) de agua de coco no pasteurizada

½ taza (120 ml) de agua filtrada

1 rama grande de cilantro

Zumo de ¼ de limón, o al gusto

Una pizca de sal

2 cubitos de hielo

Pimienta de Cayena

....

Información nutricional por ración: 80 mg de calcio, 100 mg de magnesio y 5 g de proteínas.

....

ACERCA DEL LIMÓN

Un chorro de zumo de limón deja un residuo alcalino que contribuye al equilibrio neutral del pH. Un pH equilibrado significa que el cuerpo tiene exactamente los niveles de acidez y alcalinidad que necesita para que la maquinaria metabólica funcione al máximo de su eficiencia. Las enzimas catalizan reacciones a la velocidad correcta; las cargas eléctricas mantienen la comunicación a través de la red nerviosa.

¿Y por qué tiene importancia este tema precisamente en este capítulo? El organismo cuenta con un mecanismo sensible que es exquisito. Si el equilibrio empieza a desajustarse, el cuerpo lo rectifica de inmediato; cuando se produce una sobrecarga ácida, extrae rápidamente material alcalino de la fuente más rica que esté disponible, y esa fuente son los huesos.

El limón, y los demás ingredientes de este batido, dejan principalmente un residuo alcalino. Como la mayoría de las dietas occidentales son ricas en alimentos que dejan residuos ácidos (la proteína cumple un papel esencial en ese escenario), un alimento sólido que deja un residuo alcalino compensa perfectamente los ácidos, mantiene el equilibrio y ayuda a que los huesos permanezcan intactos.

Batido dulce

1 aguacate Hass de tamaño medio

1 taza (240 ml) de leche natural o leche de coco

2 cucharadas de azúcar natural (o al gusto)

¼ de cucharadita de extracto de vainilla

1-2 cucharaditas de virutas de cacao

2 cubitos de hielo

Los vietnamitas utilizan leche condensada endulzada para preparar este batido, y los indonesios le añaden café o chocolate dulce.

Cuando quieras elaborar un batido salado, pica el ajo 10 minutos antes de prepararlo.

Independientemente de que el batido sea dulce o salado, corta el aguacate por la mitad, retira la semilla y échalo en una batidora. Añade el resto de los ingredientes y bate durante 40 se-gundos. Si el resultado es una mezcla demasiado espesa, añade un poco más de agua de coco o leche (según la opción que hayas elegido) y mezcla unos segundos más.

Sirve el batido en un vaso frío. Es mejor beberlo de inmediato.

....

Información nutricional por ración: 300 mg de calcio, 100 mg de magnesio y 12 g de proteínas.

....

REFRESCOS CASEROS

16 RACIONES

Los refrescos comerciales no son beneficiosos para los huesos. De hecho, un traumatólogo nos comentó que son los peores enemigos de la salud ósea debido a su alto contenido en fosfatos. A este profesional le horrorizaba pensar en los efectos a largo plazo que sufrirán las generaciones actuales que se atiborran de refrescos. Quizás debamos seducirlos con nuestros refrescos caseros, que son más agradables que cualquier bebida comercial, sin olvidar un dato muy importante: son alimentos probióticos porque contienen levaduras vivas.

Necesitarás botellas o recipientes con un cierre hermético para envasar los refrescos. Utiliza hierbas frescas y reduce el contenido de azúcar para adaptarlos a tu gusto.

Cerveza de jengibre
30 g de jengibre fresco, picado grueso
1 limón, cortado en rodajas finas
4 l de agua
2 tazas (400 g) de azúcar
$^1/_8$ de cucharadita de levadura activa o ½ taza (120 ml) de jengibre fermentado (página 298)
8 ramas de romero fresco

Echa el jengibre y las rodajas de limón en una cazuela. Añade el agua, lleva al punto de ebullición y deja cocer durante 30 minutos. Retira del fuego y filtra los sólidos; a continuación agrega el azúcar y remueve hasta que se disuelva.

Deja enfriar la mezcla hasta que esté tibia; luego añade la levadura y deja reposar durante 1 hora. Coloca 1 rama de romero fresco en cada recipiente e incorpora la cerveza de jengibre. Cierra herméticamente y guarda la bebida en la despensa entre 3 y 4 días; luego déjala en la nevera durante otros 2 días.

El dióxido de carbono que se produce en este refresco puede ser muy potente, de manera que debes tener mucho cuidado al abrir la botella.

Cerveza de raíz

4 l de agua

7 g de lúpulo

7 g de raíz de bardana seca

15 g de raíz de zarzaparrilla seca

15 g de raíz de sasafrás seca

15 g de raíz de gaulteria

15 g de raíz de regaliz

1 cucharadita de bayas de enebro

1 rama de canela

15 g de corteza de cerezo silvestre

1 cucharada de jengibre seco

1 cucharada de corteza de abedul

1-1½ taza (200-300 g) de azú-car (dependiendo del gusto)

¹/₈ de cucharadita de levadura activa o ½ taza (120 g) de jengibre fermentado (ver más adelante)

La cerveza de raíz es una bebida preparada a base de raíces fermentadas. La mayoría de las hierbas incluidas en esta receta también tienen uso medicinal. Si estás familiarizado con las hierbas, puedes añadir las que sean de tu agrado y crear una bebida personalizada. La variedad de recetas de cerveza de raíz es muy amplia y los ingredientes reflejan los productos que pueden adquirirse en la región donde se elabore. Los refrescos comerciales de mejor calidad utilizan raíz de gaulteria* y de sasafrás.**

Sigue las instrucciones que hemos dado para elaborar la cerveza de jengibre, excepto la parte de preparar un puré con la raíz de jengibre (en esta receta no se incluye este ingrediente).

Jengibre fermentado

2 cucharadas de jengibre rallado

1 cucharada de azúcar de caña entera sin refinar

2 cucharadas de agua filtrada

Cantidades adicionales de estos ingredientes que se añadirán durante un periodo de cinco días

El fermento de jengibre es una mezcla de jengibre fermentado y azúcar, un cultivo bacteriano que se utiliza en los refrescos caseros.

La lista de ingredientes para esta receta es una cantidad básica de componentes que deberás añadir diariamente al fermento. Dado que repetirás este procedimiento durante un periodo de varios días, comienza por un trozo grande de raíz de jengibre que mantendrás en la nevera para rallar la cantidad que necesites cada día.

Coloca los tres ingredientes en un recipiente de vidrio de 500 ml, ciérralo herméticamente y colócalo en la despensa o en un sitio cálido de la cocina.

A partir del día siguiente, deberás añadir 2 cucharadas más de jengibre rallado, 1 de azúcar y 2 de agua a diario y durante cinco días. La mezcla producirá burbujas a medida que fermente y el sexto día estará lista para usar. Debes mantenerla en la nevera y seguir añadiendo los mismos tres ingredientes en las mismas proporciones una vez a la semana. Si no dejas de utilizarlo, puedes conservar el fermento de forma indefinida.

Información nutricional por ración: fitoestrógenos, fitonutrientes y gran contenido en oligoelementos.

---

* N. de la T.: El axocopaque o gaulteria es un arbusto de la familia *Ericaceae*, natural de México y del norte de los Estados Unidos donde crece en lugares arenosos y húmedos o pantanosos.

** N. de la T.: El sasafrás es un género de árboles caducifolios de la familia *Lauraceae*, nativo del este de Norteamérica y este de Asia.

LECHE DORADA

2 RACIONES

Últimamente se oye hablar mucho de la leche dorada, y eso es bueno. Se trata de una bebida deliciosa y reconfortante que da gusto contemplar, además de ser una verdadera inspiración nutricional. Puedes adaptar las proporciones y endulzarla lo suficiente como para que sirva de postre. En casa solemos tomarla como un tónico vespertino.

La cúrcuma es un potente antiinflamatorio. Precisamente por ello es importante para la salud de los huesos porque la inflamación puede aumentar la pérdida de masa ósea, tal como explicamos en el capítulo 2. No obstante, al cuerpo no le resulta fácil asimilarla; y aquí es donde sale al rescate la piperina de la pimienta negra. Esta sustancia es un alcaloide, un compuesto derivado de las plantas que ayudan a las células a absorber los nutrientes. La piperina aumenta la absorción de la cúrcuma en un 2.000%.

2 tazas (480 ml) de leche natural o leche
de soja casera (ver la página 330)
5 cucharaditas de raíz de cúrcuma fresca picada fina y sin piel o 1 cucharada de
raíz de cúrcuma orgánica en polvo
1 ½ cucharadita de pimienta negra recién molida
2-3 cucharaditas de miel cruda
Una pizca de pimienta de Cayena o ½ cucharadita de *ghee*
1 hoja de albahaca (opcional)

Calienta la leche, la raíz de cúrcuma y la pimienta en una cazuela pequeña. No dejes que la leche hierva, porque se destruyen las enzimas que colaboran en su digestión.

Si usas cúrcuma en polvo en lugar de una raíz fresca, mezcla el polvo con 1 cucharada de agua caliente en una taza pequeña y añade esa mezcla a la leche que está en la cazuela.

Cuando empiece a producir vapor, vierte la leche en tazas pequeñas y agrega miel al gusto. Si lo deseas, espolvorea cúrcuma en polvo o pimienta de Cayena, o añade un poco de *ghee* si ese día no has tomado suficientes grasas. Coloca una hoja de albahaca para decorar, un placer adicional que se suma al exquisito sabor de esta bebida.

....

Información nutricional por ración: 276 mg de calcio, 30 mg de magnesio, 9 g de proteínas, fitonutrientes y prebióticos.

....

Zumo verde de bajo contenido en oxalatos para tener huesos fuertes

2 RACIONES

De este zumo verde se dice que puedes sentir su aporte nutricional al minuto de haberlo bebido. Y esto puede ser cierto, porque el zumo verde se absorbe rápida y fácilmente. La desventaja puede ser utilizar hortalizas con alto contenido en ácido oxálico, que bloquea la absorción de minerales.

Las espinacas, las acelgas y las hojas de las remolachas son las hortalizas más ricas en ácido oxálico, razón por la cual solemos utilizar otras verduras cuando preparamos el zumo. Si quieres hacer zumo de las tres hortalizas ricas en oxalatos que acabamos de mencionar, no consumas alimentos que contienen calcio un par de horas antes o después de beberlo (ver el capítulo 4, donde ofrecemos información sobre el ácido oxálico).

Debemos advertir a las personas que tienen o han tenido cálculos en los riñones, o que tienden a formarlos rápidamente, ya que los cálculos renales están compuestos por calcio y ácido oxálico.

½ pepino
4 ramas de perejil
½ lechuga romana
5 hojas de col rizada
2 tallos de apio
Una pizca de sal del Himalaya
Una pizca de espirulina en polvo
¼ de cucharadita de semillas de chía
1 cucharadita de algas dulse secas
4 hojas de col de Saboya
2 coles chinas *baby*
Una pizca de cúrcuma
Una pizca de pimienta negra

Pon todos los ingredientes en una licuadora y mezcla hasta obtener el zumo.

Información nutricional por ración: 600 mg de calcio, 190 mg de magnesio, 6 g de proteínas y fitoestrógenos.

Batido «Sueño verde» de fruta y espirulina en polvo

2 RACIONES

La espirulina es un alga de color azul verdoso que crece principalmente en el mar y en lagos alcalinos de aguas templadas. Su contenido en hierro es equivalente al de los filetes de ternera. La espirulina puede absorber los contaminantes de un medio acuático natural, así que preferimos utilizarla en forma de polvo procedente de fuentes naturales, libre de bacterias nocivas y metales pesados.

A Laura le encanta desayunar con este batido o tomarlo después de haber practicado ejercicio. Contiene proteínas completas, la vitamina C de las fresas (que sirve para reparar los tejidos), fitoestrógenos (que equilibran las hormonas), vitaminas del grupo B, hierro, potasio, magnesio, calcio, cinc y oligoelementos.

2 plátanos
1 cucharada de espirulina en polvo
1 taza (150 g) de fresas congeladas o una mezcla de fresas y frambuesas o arándanos
1 taza (240 ml) de vainilla, leche de soja casera o leche de soja comercial de cultivo biológico
1 taza (240 ml) de leche cruda
2 cubitos de hielo

Coloca todos los ingredientes en una batidora y mezcla hasta obtener una textura suave.

Información nutricional por ración: 210 mg de calcio, 85 mg de magnesio, 10 g de proteínas y oligoelementos.

INFUSIÓN DULCE DE HIBISCO

4-8 RACIONES

El hibisco es una planta de hermosas flores comestibles de gran tamaño, muy ricas en quercetina —un pigmento vegetal flavonoide que, entre otras funciones metabólicas, potencia la inmunidad— y en daidzeína —un fitoestrógeno.

Las diversas especies de hibisco son un ingrediente común en la gastronomía de muchos países, desde México hasta Irán. Los pétalos de colores brillantes son beneficiosos para la salud cardiovascular y respiratoria. Debido a que tiene un contenido en hierro extremadamente alto, las medicinas tradicionales lo consideran un tónico para la sangre.

Aunque no ejerce una influencia directa sobre el recambio óseo, esta infusión propicia las funciones metabólicas básicas. Cuando se toma fría, es tan ligera, refrescante y deliciosa que suele ser nuestra primera opción a la hora

de preparar bebidas específicas para los huesos (ver la página 182) pero también para saborearla por sí sola.

2 tazas (80 g) de flores de hibisco secas
Un trozo de jengibre de unos 5 cm pelado, cortado por la mitad y luego en rodajas
1 rama de canela (opcional)
8 tazas (aproximadamente 2 l) de agua
½-1 taza (170-340 g) de miel
Hojas de albahaca (opcional, para decorar)
Rodajas de lima o limón (opcional, para decorar)

Coloca las flores en un cuenco grande.
Vierte el agua en una olla, añade el jengibre y la canela (si has decidido utilizarla) y pon a hervir los ingredientes. A continuación viértelo todo sobre las flores que has puesto en el cuenco y deja reposar durante 20 minutos.

La infusión todavía no está preparada para beber, porque su sabor es intenso y agrio. Debes filtrarla con un colador, o un filtro de malla fina, sobre una jarra y añadir la miel, que le confiere un delicioso sabor agridulce.

Decora con 1 hoja de albahaca o 1 rodaja de limón o lima. Puedes añadirla a una bebida específica para los huesos o tomarla como una agradable bebida de verano.

Nota: las flores de hibisco pueden encontrarse ocasionalmente en mercados de productores locales o mercados al aire libre, pero también puedes comprarlas de la marca Mountain Rose Herbs a través de Internet.

Información nutricional por ración: 50 mg de vitamina C, 8,6 mg de hierro, antioxidantes, oligoelementos y fitonutrientes.

CAPÍTULO 21

Aperitivos

Los aperitivos son raciones colmadas de nutrientes para recuperar energía sobre la marcha. A muchas personas les gusta tomarlos, mientras que otras mantienen sus niveles de azúcar en el nivel adecuado tomando comidas más frugales y frecuentes. Todos nuestros aperitivos son excelentes para los huesos y para la salud en general.

Las moras secas son tan beneficiosas para la salud que las medicinas tradicionales suelen utilizarlas, aunque debido a su sabor extradulce nunca dirías que son un medicamento. Tres cucharadas de moras secas aportan solo 90 calorías, contienen tanto hierro como un filete (gramo por gramo), mucha vitamina C y un 8% de la CDR de calcio (ver más información en «Aperitivos fáciles para tomar sobre la marcha», en la página 306).

Inevitablemente, casi todos tomamos aperitivos envasados de vez en cuando. Nuestro consejo es el siguiente: intenta consumir los que estén menos procesados (como los frutos secos y las frutas deshidratadas), lee la lista de ingredientes y entérate de cuáles son los materiales utilizados en el paquete. Es mucho menos probable que los envases sostenibles, como los derivados del almidón vegetal, contengan bloqueadores endocrinos, como el BPA, y otras sustancias químicas que pueden ser perjudiciales para la salud o el medioambiente.

MERMELADA DE HIGOS Y QUESO GOUDA

3-4 RACIONES

La combinación de higos y queso es una maravilla para los huesos. Una ración aproximada de 60 g de queso gouda, o brie, más tres higos aportan un tercio de los requisitos diarios medios de calcio y la mitad de vitamina K_2. Saboréalos junto con un plato de semillas de girasol o calabaza germinadas y les estarás ofreciendo a tus huesos una verdadera inyección de energía.

El queso brie de leche cruda no se comercializa en Estados Unidos; sin embargo, es muy común en Europa y en otros países, donde se tiene la libertad de disfrutar de los beneficios para la salud de los productos lácteos crudos. Más buenas noticias: las primeras pruebas realizadas para la vitamina K_2 señalan al queso brie como un candidato probable.

15 higos frescos maduros

2 tazas (400 g) de azúcar turbinado de cultivo biológico

¾ de cucharadita (3 g) de pectina en polvo

1 cucharada de mantequilla biológica

Haz un puré con los higos y mézclalo en una cazuela con el azúcar y la pectina. Cocina a fuego medio y revuelve hasta que el azúcar se disuelva. A continuación cocina a fuego lento, removiendo de forma ocasional durante 20 o 30 minutos, hasta que la mezcla se convierta en una pasta.

Engrasa la base y los lados de seis moldes pequeños con la mantequilla y distribuye la pasta entre ellos. Alisa la superficie y cubre con papel para hornear. Deja reposar toda la noche.

Retira la mermelada de los moldes y enfríala en un recipiente de vidrio con tapa.

Sirve las porciones de mermelada con cortes de 7,5 cm de queso gouda, rodajas grandes de queso brie e higos frescos; también puedes presentarlos sobre crujientes de parmesano y albahaca (ver la página 240).

Decora con ramas de romero fresco.

Variación: si deseas un sabor menos dulce, reduce el azúcar a ½-1 taza (100-200 g) y añade una pizca de romero fresco, que frotarás entre tus manos, sobre el aperitivo.

Nota: nosotras preferimos el azúcar turbinado porque es el menos procesado de todos los azúcares.

Información nutricional por ración: 300 g de calcio, 20 mg de magnesio y 75 mcg de vitamina K2.

NOCHE DE CITA

12-18 TROZOS; 6-12 RACIONES

Los dátiles, el *tahini*, el aceite de coco y las especias forman parte de este suculento y delicioso postre natural que recuerda a los caramelos masticables. El cardamomo y la canela le aportan un aroma delicioso.

El cardamomo es la semilla de una planta de la familia del jengibre, que incluye alrededor de 1.300 especies. Cuando alguien habla del cardamomo, puedes pensar que se trata de un vino, porque a veces lo describen como una mezcla de jengibre y pomelo, con notas florales y matices mentolados. Su aroma parece flotar con un toque dulce, sutil y aromático, y cada bocado es memorable. Si usas cardamomo, intenta comprar las semillas y molerlas en casa. No son económicas pero solo necesitas una cantidad muy pequeña.

1 taza (145 g) de dátiles Medjool sin hueso
½ taza (120 g) de *tahini* (página 315)
Cáscara de 1 naranja
½ cucharadita de canela, cardamomo o comino molidos
2 cucharadas de aceite de coco
⅛ de cucharadita de sal marina molida

Coloca todos los ingredientes, excepto la sal, en un procesador de alimentos y mezcla hasta que se forme una pasta. Cubre una bandeja con papel para hornear.

Haz bolas con la pasta y a medida que las prepares, añádeles una pequeña cantidad de sal marina. Coloca las bolas sobre el papel y pon la fuente en el congelador durante 1 hora. Luego puedes guardarlas en el congelador hasta 1 mes.

....

Información nutricional por ración: 40 mg de magnesio y fitonutrientes.

....

Barra energética de fito granola[*]

10 raciones

La mayor parte de las barras energéticas y la granola se venden como alimentos sanos; sin embargo, es preciso leer las etiquetas, ya que la mayoría contiene granos sin germinar altamente procesados y muchos de esos productos incluyen azúcar refinado añadido. De manera que no solo no son beneficiosos para la salud sino que pueden tener un efecto negativo.

Puedes confiar plenamente en esta receta para preparar una barrita energética; está llena de proteínas, magnesio, fósforo y fitoestrógenos. Se ha descubierto que el estrógeno (o los fitoestrógenos tomados en grandes cantidades a través de la dieta) retrasa el avance del alzhéimer y la pérdida ósea.[1]

1 taza (110 g) de cereales germinados
½ taza (75 g) de almendras germinadas y machacadas
¼ de taza (35 g) de semillas de girasol germinadas

APERITIVOS FÁCILES PARA TOMAR SOBRE LA MARCHA

Como ya mencionamos al principio de este capítulo, a muchas personas les gustan los aperitivos y algunas mantienen estables sus niveles de azúcar en sangre con comidas más frecuentes y frugales. Todos estos aperitivos son beneficiosos para los huesos y la salud en general.

Si tienes problemas con la salud ósea, te recomendamos especialmente que consumas semillas y frutos secos germinados. Puedes germinarlos tú mismo (tal como describimos en el capítulo 4) o comprarlos germinados. Many Whole Food Markets vende almendras y nueces germinadas. Blue Mountain Organics (bluemountainorganics.com) tiene una selección más amplia.

A continuación enumeramos algunos de nuestros aperitivos favoritos:

- Moras deshidratadas.
- Ciruelas de cultivo biológico.
- Orejones de cultivo biológico y sin azufre.
- Higos secos biológicos Black Mission o turcos.
- Bayas de goji secas: es un producto medicinal, gratificante y nutritivo, no demasiado dulce y con una textura que permite masticarlo.
- Mezcla de frutos beneficiosos para la salud ósea: moras deshidratadas, higos secos Black Mission cortados en finos trozos, cerezas agrias deshidratadas, almendras germinadas, pacanas, nueces de macadamia, nueces de Brasil y trozos de chocolate negro.
- Chocolate negro (85%) sobre sólidos de cacao; usar con moderación (real).
- Crudités con *tahini* (ver la página 315).

---

[*] N. de la T.: La granola es un alimento formado por nueces, copos de avena mezclados con miel y otros ingredientes naturales. La mezcla se hornea hasta que esté crujiente.

1 cucharada de semillas de lino germinadas

1 cucharada de semillas de sésamo germinadas

1 cucharada de semillas de cáñamo

173 taza (55 g) de cerezas agrias deshidratadas

½ taza (65 g) de orejones

½ taza (165 g) de jarabe de arroz integral

½ cucharadita de extracto de vainilla

1 cucharadita de canela

1/8 de cucharadita de sal

¼ de taza (65 g) de mantequilla de frutos secos germinados

1 taza (150 g) de copos de avena remojados

½ taza (75 g) de frutos secos (a tu gusto) germinados y picados (opcional)

Precalienta el horno a 107 ºC.

Cubre una fuente de horno con papel encerado. Unta el papel ligeramente con *ghee*.

Mezcla los ingredientes secos en un bol: los cereales, las almendras, las semillas y las frutas deshidratadas. Reserva la mezcla.

Calienta el jarabe de arroz integral en un cuenco pequeño y agrega la vainilla, la sal, la canela y la mantequilla de frutos secos. Mantén la mezcla en el fuego hasta que esté líquida. Coloca la avena remojada en un bol grande y añade el jarabe de arroz integral caliente. Mezcla bien hasta que se incorpore a la avena y a continuación agrega los ingredientes secos y mezcla otra vez cuidadosamente. Pasa la mezcla a la fuente de horno y presiónala ligeramente con las manos aceitadas, o ayudándote con una espátula, para dejar la superficie bien uniforme.

Hornea durante 1 hora, o hasta que los copos de avena se sequen. Corta en cuadrados y guárdalos en un recipiente de cierre hermético.

Nota: nosotras utilizamos los cereales germinados de la marca Ezequiel. Puedes utilizar los mismos ingredientes para preparar una deliciosa granola. Solo tienes que hornear la mezcla sin darle forma de barras.

....

Información nutricional por ración: 50 mg de calcio, 80 mg de magnesio, 4 g de proteínas, fitoestrógenos y fitonutrientes.

....

ALMENDRAS GERMINADAS Y TOSTADAS CON TAMARI

12-24 RACIONES

Las almendras son un elemento importante para una dieta dedicada a la salud ósea siempre que las germines y no las consumas en exceso; el alto nivel de ácido graso omega 6 presente en ellas es la única limitación para este alimento que es especialmente beneficioso para los huesos.

3 tazas (430 g) de almendras crudas germinadas

¼ de taza (60 ml) de *tamari* biológica

½ cucharadita de azúcar

Precalienta el horno a 150 ºC.

Distribuye las almendras formando una capa sobre una hoja de papel para hornear y déjalas en el horno durante 15 minutos.

ACERCA DE LAS SEMILLAS DE CÁÑAMO

El corazón de cáñamo es tan rico en nutrientes beneficiosos que algunos lo consideran un alimento completo. Entonces, ¿por qué el público se ha mostrado tan reacio a incluir el cáñamo en una dieta equilibrada?

Hay muchas especies de cannabis; una de ellas contiene tetrahidrocannabinol (THC), una sustancia con intensas propiedades psicoactivas. Existe una especie que puede utilizarse para producir semillas de cáñamo (para el consumo), fibra y aceite. En la cáscara de las semillas de cáñamo hay cantidades mínimas de THC, y este componente prácticamente no existe en la semilla con cáscara.

Por otra parte, las pruebas de detección de drogas que se realizan antes de decidir las contrataciones laborales han confirmado en repetidas ocasiones que la mayoría de las semillas de cáñamo no tienen propiedades psicoactivas.

Hemos disipado los temores; ahora podemos brindar por las semillas de cáñamo.

La semilla de cáñamo es una rica fuente de magnesio y fósforo, y también de hierro, cinc, beta-caroteno, potasio, riboflavina, niacina y tiamina, entre otros nutrientes necesarios para la salud.

Estas semillas contienen todos los aminoácidos necesarios para formar proteínas, lo que es sencillamente excepcional en una planta. Dos cucharadas de corazones de cáñamo aportan prácticamente la misma cantidad de proteínas que dos claras de huevo o 60 g de carne guisada. Y mientras que las semillas de cáñamo contienen fitatos que inhiben la absorción de minerales, estos no existen en la proteína de cáñamo; de modo que utilizar corazón de cáñamo en lugar de carnes procesadas es una elección muy acertada.

Ah, ¿acaso olvidamos mencionar que son deliciosas? Las semillas de cáñamo tostadas y condimentadas son aperitivos maravillosos, aunque difíciles de encontrar; y los corazones de cáñamo (que puedes adquirir en la mayoría de las tiendas de alimentos naturales de calidad) combinan bien con las ensaladas o los batidos, y se pueden utilizar para hacer humus, una opción ideal para llevar a una fiesta.

Mezcla el *tamari* y el azúcar en un cuenco grande hasta que el azúcar se disuelva. Añade las almendras calientes y remueve la mezcla; a continuación déjala reposar durante 10 minutos en el recipiente.

Coloca las almendras nuevamente sobre el papel para hornear y hornéalas 12 minutos más, o hasta que adquieran un color marrón oscuro. Retíralas del horno y déjalas enfriar completamente.

Información nutricional por ración: 75 mg de calcio y 6 mg de proteínas.

SEMILLAS DE CALABAZA TOSTADAS CON ESPECIAS

Nosotros los occidentales tendemos a descartar las semillas y la piel de la calabaza a pesar de que son las partes más nutritivas de esta hortaliza. La próxima vez que prepares un plato con calabaza (como, por ejemplo, la Sopa de polvo de *natto* y puré de calabaza, de la página 198) o un pastel de calabaza, o quieras vaciar una calabaza para Halloween, no te olvides de guardar las semillas para este aperitivo superfácil y excelente para los huesos. Una advertencia: esta es una receta muy picante. Si prefieres aperitivos más suaves, reduce las cantidades de pimienta de Cayena y chile en polvo. También puedes rebajar su sabor picante espolvoreando las semillas sobre una ensalada en lugar de comerlas directamente de la mano.

Sugerencia: cuando abras una calabaza, retira todas las semillas. Por lo general, se deslizan fácilmente por la pulpa; así te costará menos limpiarlas.

2 tazas (260 g) de semillas de calabaza

2 cucharadas de aceite de oliva

1 cucharadita de pimienta de Cayena

1 cucharadita de comino molido

1 cucharadita de pimienta negra

1 cucharadita de pimiento chile chimayo,*

ancho** o pimiento chile en polvo

2 cucharaditas de zumo de lima

1 cucharadita de sal

Opción para semillas con especias dulces

1/3 de taza de azúcar

1 clara de huevo grande, batida hasta que esté espumosa

1 cucharadita de canela molida

Pon a remojar las semillas frescas en agua salada durante 8 horas. Elimina la cáscara.

Precalienta el horno a 180 °C.

Tira el agua y seca las semillas sin cáscara con un papel de cocina.

Colócalas en un bol y mézclalas con el resto de los ingredientes.

Distribuye la mezcla de manera uniforme sobre un papel de hornear. Déjala en el horno durante 20 minutos.

¡Devórala!

Opción para semillas con especias dulces: omite el zumo de lima antes de hornear.

Semillas con cáscara: dependiendo del tamaño de las semillas que vayas a utilizar, y del tiempo transcurrido desde la cosecha, puedes utilizarlas con cáscara. El resultado es una mezcla más crujiente y, además, la cáscara es fibrosa y beneficiosa para los intestinos.

Información nutricional por ración: 300 mg de magnesio, fitonutrientes, oligoelementos y 50% de la CDR de hierro.

---

* N. de la T.: El *Chile Chimayo* se cultiva tradicionalmente en el estado de Texas y, en general, no se encuentra ni consume fuera de su área de influencia. Tiene un sabor muy potente.

** N. de la T.: Pimiento de origen mexicano.

CAPÍTULO 22

Prepáralo tú mismo

HUESOS SANOS

Tus huesos te piden amablemente: «Por favor, sé consciente de cómo nos alimentas». En este capítulo, presentamos recetas e instrucciones prácticas para elaborar preparaciones básicas, como por ejemplo panes, mantequilla, *tahini* y el célebre vinagre específico para los huesos. Y para redondear, también encontrarás instrucciones para cultivar tus propios hongos. Esperamos que disfrutes preparando (y luego saboreando) estos alimentos básicos con la tranquilidad de estar transitando un camino seguro, eficaz, delicioso y nutritivo que te ayuda a prevenir y tratar la pérdida de masa ósea de una manera natural.

Vinagre específico para los huesos rico en calcio

Aproximadamente 2 l

En capítulos anteriores hemos proclamado los beneficios del vinagre de sidra natural. Ahora vamos a presentar otro vinagre, una bebida para la salud ósea que aporta minerales y vitaminas procedentes de hortalizas, caldos de hueso e incluso cereales; un vinagre que potencia la formación de hueso.

Este vinagre se elabora con hierbas ricas en calcio tan comunes que puedes encontrarlas en tu jardín. Echa una mirada a tu alrededor y encontrarás un alijo de plantas ricas en calcio; pronto las mirarás con otros ojos.

Tan solo 1 cucharada de este vinagre equivale a entre 350 y 400 mg de calcio (durante la menopausia y la posmenopausia se recomienda a las mujeres consumir entre 1.000 y 2.000 mg). Para obtener esa cantidad de calcio a través de los alimentos, necesitarías consumir 1 cucharada de melaza negra, 1 taza (145 g) de hojas de nabo cocidas, col rizada, brócoli, col china u hojas de mostaza, 2 tazas (180 g) de coles cocidas y 2 cucharadas de mantequilla de almendras o *tahini*. Este vinagre es uno de los mejores amigos de tus huesos.

El vinagre de sidra de cultivo biológico es la base para infusionar las hierbas que promueven la formación de hueso. Usa ingredientes que sean de temporada y que puedas adquirir cerca de tu casa. Es posible encontrar hierbas frescas en un mercado de productores locales, pero también puedes hacer un pedido a los proveedores que citamos en la sección de recursos, en la página 351. No recomendamos salir a buscarlas a la naturaleza, a menos que tengas un gran conocimiento de las hierbas.

Ingredientes

Necesitarás una selección de cinco de las siguientes hierbas que potencian la formación de hueso:

Hojas de diente de león	Artemisa
Alfalfa	Salvia
Ortiga	Menta
Perejil	Hojas de amaranto
Cola de caballo	Rúcula silvestre
Consuelda	Cenizo blanco
Trébol rojo	Pamplina (o hierba gallinera)
Hojas de frambuesa	
Lengua de perro (o hierba conejera)	Col rizada
Hojas de mora	Bolsa de pastor
Agripalma	Col
Hojas de frambuesa negra	Avena sativa

Si quieres potenciar las propiedades para la regeneración ósea, añade 10 g de algunas hierbas chinas específicas: *Gu Sui Bu* y *Xu Duan Zhi* trabajan conjuntamente para desarrollar unos huesos sanos. *Bu Gu Zhi* y *Du Zhong* también colaboran en la formación y reparación ósea. Estas hierbas se pueden adquirir sin receta en algún establecimiento de hierbas chinas o a través de alguno de los proveedores nombrados en la sección de recursos. Todas ellas pueden agregarse con absoluta seguridad a esta bebida que potencia la formación de hueso.

Cómo elaborar el vinagre

Llena un recipiente de vidrio con una buena cantidad de las hierbas, bien cortadas. Vierte la cantidad necesaria de vinagre de manzana para cubrirlas. Cierra el frasco herméticamente y pon una etiqueta con la fecha. Coloca el recipiente en un armario para que no esté expuesto a la luz directa del sol y espera 6 semanas.

Debes tomar al menos 1 cucharada diaria. Puedes echarlo en las ensaladas, en los revueltos o en las verduras salteadas, y también usarlo con las legumbres de temporada y los cereales. Un buen remedio casero preventivo es tomar cada mañana 1 cucharada de vinagre para los huesos en cualquier cantidad de agua filtrada. Proporciona un suplemento importante de calcio de una forma completamente natural. Las abuelas solían decir que alivia todo tipo de malestares, desde los dolores artríticos hasta el reflujo ácido.

La lista de ingredientes preferida de Laura

Diente de león (*Taraxacum officinale*): las hojas de diente de león son una buena fuente de silicio, magnesio, calcio y boro. Además de contener calcio, el diente de león potencia la absorción de este mineral. Por otra parte, promueve la salud digestiva al estimular la producción de bilis, lo que resulta en un suave efecto laxante. La inulina, una fibra soluble y natural presente en esta hierba, también colabora en la digestión alimentando las bacterias probióticas saludables de los intestinos y regula los niveles de azúcar en sangre.

Cola de caballo (*Equisetum arvense*): El crecimiento óseo implica dos procesos: aportar calcio a los huesos para fortalecerlos y aumentar el colágeno. El silicio es esencial para ambos procesos.

Un importante estudio realizado en la Facultad de Salud Pública de la Universidad de California en Los Ángeles, muestra que en los huesos que han recibido un aporte de silicio se observa un aumento del 100% del colágeno, en comparación con los huesos que tienen deficiencias de este mineral. El silicio trabaja uniendo químicamente las estructuras de los tejidos superficiales y de los tejidos que conectan los huesos. No solo promueve el crecimiento de la formación de hueso, y de los dientes, sino que también tiene efectos inhibitorios sobre las enfermedades coronarias y la arteriosclerosis. El constituyente esencial de la cola de caballo, el silicio, es responsable de la mayoría de las propiedades curativas de las plantas. Debemos distinguir el silicio orgánico del inorgánico. El primero (tal como se encuentra en la cola de caballo) es recalcificante; el segundo no produce el mismo efecto. En muchos casos, la cola de caballo es efectiva para aliviar dolores reumáticos y estimular la curación de ligamentos rotos o desgarrados.

Trébol rojo (*Trifolium pratense*): contiene abundantes cantidades de compuestos de isoflavonas, como la genisteína, que son fitoestrógenos (ver la página 115). Las investigaciones realizadas con las isoflavonas del trébol rojo y de la soja se centran actualmente en analizar si pueden ser alternativas potenciales a los estrógenos durante la menopausia. Un estudio doble ciego observó que la función de las arterias de mujeres menopáusicas que habían tomado extracto de trébol rojo había mejorado en comparación con las que habían tomado un placebo. Esto podría dar como resultado que tuvieran menos problemas de tensión alta o de arteriosclerosis. El trébol rojo también se considera un tónico para ayudar al organismo a recuperarse de varias enfermedades (entre ellas, el cáncer intestinal, la congestión hepática, quistes en el pecho, tuberculosis y herpes simple) y para restaurar los niveles de energía después de enfermedades largas y persistentes. Se combina muy bien con otras hierbas y suele potenciar sus poderes curativos.

**CONSEJO DE LAURA:
BUSCAR HIERBAS EN EL CAMPO**

En mi jardín puedo recolectar diente de león, trébol rojo y ortiga silvestres. Buscando un poco más allá, descubro apio nabo, salvia, artemisa y bolsa de pastor. He plantado un poco de menta, y ya crece silvestre por todas partes.

Salir al campo a buscar estas hierbas, recolectarlas y utilizarlas para potenciar la salud es una actividad profundamente gratificante y sostenible, y una buena manera de cuidarme y cuidar el planeta. De este modo no necesito el coche para ir a comprarlas ni tampoco me supone ningún gasto. No hay envases ni costes añadidos. Simplemente salgo a dar un paseo al aire libre, absorbo vitamina D, recolecto hierbas y flores y más tarde libero los minerales. Así puedo disponer de una fuente natural de calcio, vitaminas y minerales y la alegría de estar creando algo por mí misma, algo que tiene el potencial de ayudar a mis pacientes a tener huesos fuertes y una vida más larga y más sana. ¿Y qué pasa con la planta? Ella sencillamente volverá a crecer y estará agradecida de servir de ayuda.

Helen todavía no es capaz de reconocer las diversas plantas que podría recoger para preparar el *vinagre para la salud ósea*; por lo tanto, consigue las hierbas por otras vías; probablemente te suceda lo mismo. La he animado, así como también te animo a ti, a salir a la naturaleza con un jardinero o un herbolario que le enseñe a distinguir las plantas. Si no te apetece o no puedes hacerlo, en la sección de recursos encontrarás una lista de proveedores de hierbas que merecen toda nuestra confianza.

Lengua de perro (*Cynoglossum officinalis*): la alantoína presente en la lengua de perro acelera la curación del tejido conectivo y de los huesos. Además, las hojas contienen muchos minerales que ayudan a reconstruir y fortalecer los huesos.

Artemisa (*Artemisia vulgaris*): se utiliza en la mayoría de las medicinas tradicionales porque crece en todas partes del mundo. Se emplea como hierba culinaria desde la Edad de Hierro para saborizar las bebidas; antes de que existiera el lúpulo, se usaba artemisa en la elaboración de la cerveza. Tiene muchas propiedades medicinales, entre ellas mantener los huesos fuertes y promover la salud general. También se utiliza para paliar los problemas para dormir.

Ortiga (*Urtica*): es una excelente fuente de hierro digerible y de la poco usual vitamina K_2, lo que la convierte en una hierba muy valiosa no solo para la formación del hueso, sino también para el tratamiento de la anemia, la fatiga y otros trastornos de la salud. Es una hierba curativa y vigorizante.

Gu Sui Bu (*Drynaria fortunei*): se utiliza en la medicina tradicional china específicamente por sus propiedades para potenciar la absorción del calcio y reparar los huesos. Su capacidad para aumentar la densidad de masa ósea la convierte en una planta idónea para prevenir y tratar la osteoporosis.

Xu Duan Zhi (*Dipsacus Asper*): en la medicina tradicional china se emplea como un complemento para *Gu Sui Bu*. Ambas, con propiedades similares, trabajan en conjunto para amplificar sus efectos. Traducido del chino, su nombre significa aproximadamente «reparar lo que se ha roto».

Bu Gu Zhi (*Psoralea corylofilia*): su nombre significa «tonificar la grasa (médula) de los huesos» y la medicina tradicional china la utiliza como catalizador del depósito de minerales en los huesos.

Du Zhong (*Eucommia ulmoides*): se suele emplear como un complemento de *Gu Sui Bu* y *Xu Duan* para promover la formación de hueso; puedes considerarla como un ayudante.

Yin Yang Huo (*Epimedium*): se ha demostrado que estimula el crecimiento óseo gracias a sus hormonas vegetales seguras.

TAHINI

APROXIMADAMENTE 1 TAZA (240 ML)

El *tahini* es conocido por ser la base para el humus, una pasta elaborada normalmente con garbanzos y *tahini*, y sazonada con limón y comino. Sin embargo, debes probar otra versión que también es deliciosa: la salsa de berenjenas asadas con *tahini*.

El *tahini* es una fuente excelente de calcio, pero también de cinc y selenio, y es la base para muchos platos básicos de la gastronomía de todo el mundo. Si eres escéptico respecto de su versatilidad, debes probar las tortitas de chocolate con *tahini* de María Elia, que presentamos en la página 293.

El *tahini* es una pasta que se hace con semillas de sésamo tostadas y molidas, mezcladas con un poco de aceite de oliva. Te aconsejamos comprar las semillas a granel y germinarlas por lotes para las diferentes recetas.

1 taza (150 g) de semillas de sésamo blanco, preferentemente remojadas y germinadas
2-4 cucharadas de aceite de oliva

Tuesta las semillas de sésamo a fuego lento en una cazuela de hierro hasta que se doren. No pretendas acelerar la cocción subiendo el fuego, porque algunas semillas se tornarán muy oscuras y tendrán un sabor amargo.

Coloca las semillas tostadas y ligeramente doradas en un procesador de alimentos pequeño. Muchas batidoras de brazo tienen un accesorio que se adapta perfectamente a esta tarea. Si utilizas un procesador grande, te resultará muy trabajoso retirar las semillas de las paredes del recipiente, e inevitablemente desaprovecharás más pasta de lo que te gustaría.

Echa 1 cucharada de aceite de oliva a la pasta de semillas y mezcla con una cuchara pequeña hasta que se vuelva más esponjosa. Luego vierte un poco más de aceite de oliva y mezcla una vez más. El resultado no será una pasta de textura cremosa y líquida, sino muy consistente. El *tahini* adquiere una textura cremosa al mezclarlo con otros ingredientes. Guárdalo en un recipiente con cierre hermético en la nevera; se conservará perfectamente durante varias semanas. El aceite de sésamo subirá a la superficie y tendrás que remover un poco el *tahini* antes de utilizar la cantidad necesaria para preparar una receta.

Información nutricional por ración: 88 mg de calcio, 35 mg de magnesio, trazas de cinc y de cobre.

Natto

1 litro

El *natto* es un cultivo de habas de soja típico de la gastronomía japonesa que suele servirse como desayuno. Puedes elaborarlo mezclando habas de soja con *Bacillus subtilis Natto* y dejando fermentar la mezcla. El *natto* es una rica fuente de vitamina K_2. Hay que acostumbrarse a su sabor (para Helen, tiene una textura viscosa y un olor horrible). Si tienes suerte y te gusta su sabor, o te habitúas a consumirlo, dispondrás de una fuente constante de vitamina K_2 en tu dieta y no tendrás necesidad de tomar suplementos.

Puedes comprar esporas para iniciar el cultivo (polvo de *nattomoto*) en CulturesForHealth.com y elaborar tu propio *natto*. Ahora existe en el mercado polvo de *natto*, es decir, *natto* molido y deshidratado. Es mucho más sencillo consumirlo de este modo.

Si eres audaz y quieres preparar tu propio *natto*, te enseñaremos cómo hacerlo. La información está disponible en www.culturesfor-health.com. El proceso de fermentación requiere mantener el *natto* a unos 38 °C entre 22 y 24 horas. Te servirá cualquier horno con un ajuste de baja temperatura o un deshidratador. El *natto* tiene un olor muy intenso durante la fermentación, de modo que probablemente querrás mantenerlo aislado.

900 g (unas 4 tazas) de habas de soja

2 cucharaditas de agua, hervida entre 5 y 10 minutos para esterilizarla

1 cucharada (0,1 g) de polvo de nattomoto (usa la cuchara especial que se incluye en el envase de las esporas de natto).

Esteriliza todos los utensilios con agua muy caliente antes de utilizarlos. Lava las habas de soja y ponlas en remojo durante 12 horas. Asegúrate de que la cantidad de agua supera tres veces la cantidad de soja. Al final del proceso tendrás entre 8 y 12 tazas (de 1,4 a 2 kg) de habas de soja.

Retira el agua y llena una cacerola de acero inoxidable o esmaltada con agua para hervir las habas de soja durante 9 horas; una vez más, hay que utilizar tres veces más cantidad de agua que de habas de soja. Deja enfriar durante 1 hora.

Disuelve 1 cucharada de esporas de *natto* en 2 cucharaditas de agua esterilizada, que debes medir con una cucharilla de acero inoxidable también esterilizada. Vierte la solución que contiene las esporas de *natto* sobre las habas de soja cuando todavía estén tibias. Remueve la mezcla con una cuchara previamente esterilizada.

Coloca una capa fina de habas de soja en cada uno de los tres o cuatro recipientes de vidrio para horno con tapa. Debes descartar las habas que se caigan mientras trabajas; nunca las recojas para añadirlas al recipiente. Coloca una tela de muselina (o un paño como los que se utilizan para elaborar quesos) sobre la boca de los recipientes y luego ajusta bien las tapas.

Precalienta el horno, el deshidratador de alimentos o un calentador japonés a 38 °C. Coloca los recipientes tapados en él entre 22 y 24 horas, manteniendo la temperatura constante. Al final del proceso de fermentación, deja enfriar el *natto* durante 2 horas y luego retira los paños, vuelve a colocar las tapas y guarda los recipientes en la nevera toda la noche.

El *natto* se puede consumir a la mañana siguiente y puede permanecer en la nevera durante 3 días.

> Información nutricional por ración: 775 mcg de vitamina K2, aproximadamente 450 mcg por cucharada.

HORTALIZAS FERMENTADAS

APROXIMADAMENTE 1 L

Esta es una receta básica que puede incluir prácticamente cualquier hortaliza. Nosotras hemos utilizado judías verdes. El contenido nutricional por ración variará según el tipo de hortalizas que fermentes.

450 g de judías verdes frescas, con los extremos recortados

1 diente de ajo, cortado en rodajas finas

Una pizca de hojuelas de pimiento rojo

1 cucharadita de eneldo seco o 3-4 tallos de eneldo fresco

2 tazas (480 ml) de agua filtrada

1½ cucharada de sal marina sin refinar

Esteriliza un recipiente de boca ancha con una capacidad aproximada de 1 l en el lavavajillas, o lávalo a mano y acláralo con agua hirviendo. Resérvalo para más tarde.

Blanquea las judías en agua hirviendo durante 2 minutos. Escurre el agua y coloca las judías inmediatamente en un bol de agua helada (lo suficientemente helada como para que los cubitos no se derritan). Déjalas en el bol hasta que se hayan enfriado completamente, retira el agua utilizando un colador y seca las judías con papel de cocina.

Coloca en el recipiente la mitad del ajo cortado en rodajas. Añade las hojuelas de pimiento rojo y el eneldo. A continuación agrega las judías y comprímelas en el recipiente para llenarlo completamente. Echa el resto del ajo.

Mezcla el agua y la sal para hacer una salmuera y cubre con ella las judías. Debes dejar un espacio de unos 2,5 cm entre las judías y la parte superior del bote porque el contenido suele aumentar. Si la salmuera no cubre las judías, deberás preparar otro lote usando la misma proporción de sal y agua. Es importante que la salmuera cubra bien las hortalizas para impedir que se forme moho. Cierra el recipiente herméticamente.

Deja fermentar las hortalizas durante 3 días a temperatura ambiente; lo ideal es mantener la temperatura entre 20 y 24 °C. Al cabo de 2 días comprueba que no se haya formado moho y que el agua no esté turbia. Al tercer día las hortalizas deben haber fermentado, manteniéndose aún crujientes. Puedes dilatar o abreviar el tiempo de fermentación dependiendo de tu gusto.

Pan de masa madre de Chris para todos los días

2 HOGAZAS

Chris dice: «La primera vez que probé la masa madre fue hace dos años, e inmediatamente me pregunté por qué había esperado tanto tiempo. Es ideal para preparar bocadillos, y las tostadas son extraordinarias. Cuando Helen se enteró de que la masa madre y el centeno eran las mejores opciones para ella, decidí empezar a preparar nuestro propio pan. «El pan se elabora en dos etapas y a lo largo de dos días. Primero se prepara el cultivo, el agente leudante, que se compone de un fermento, harina y agua. Se hace por la tarde-noche porque debe reposar durante doce horas. A la mañana siguiente se prepara la masa».

Esta es también la masa madre favorita de Laura. En la página 320 hay una receta muy buena con centeno.

Para esta receta se necesita una batidora eléctrica que tenga un batidor plano y un accesorio para amasar.

Cultivo

1 taza (230 g) de fermento frío (inactivo)
3 tazas (375 g) de harina de cultivo biológico especial para elaborar pan
3 tazas (720 ml) de agua

Masa

2 tazas (250 g) de harina
1-2 cucharaditas de sal marina molida fina
Nata o leche entera, o un huevo mezclado con agua para glasear el pan

Cultivo: coloca el fermento en frío en un bol de tamaño medio. Añade el agua y la harina y remueve hasta obtener una pasta suave y consistente. Cubre con un film transparente que no contenga BPS ni BPA, o con un paño de cocina, y deja la mezcla a temperatura ambiente durante 12 horas.

Nota: cada vez que necesites utilizar film transparente, es aconsejable pulverizar un poco de aceite e oliva, de cáñamo o de aguacate en la parte que va a estar en contacto con los alimentos. Luego podrás usar el mismo film para cada etapa de elaboración que requiera cubrir los ingredientes.

Masa: coloca el batidor plano en la batidora. Destapa el cultivo, que ya estará activo y produciendo espuma en la parte superior (por este motivo prefiero utilizar el film transparente y no un paño de cocina para cubrirlo). Coloca la mitad del cultivo en el recipiente de la batidora ayudándote con una espátula. Ponla en marcha a velocidad mínima, añade aproximadamente 1 taza de harina y mezcla hasta que se incorpore totalmente, lo que tardará unos 2 o 3 minutos. Deja reposar durante 1 hora.

Retira el accesorio anterior y coloca el de amasar. Añade poco a poco el resto de la harina y finalmente la sal. Amasa durante 5 minutos. La masa debe quedar firme y ligeramente húmeda, sin que llegue a pegarse a los dedos.

Pulveriza un poco de aceite en el interior de un bol grande. Retira cuidadosamente la masa del vaso de la batidora eléctrica y colócala en el bol.

Para que la masa se eleve por primera vez, pulverízale aceite para evitar que la superficie exterior se seque y tapa el bol con un film transparente previamente aceitado. No ajustes el film a los bordes del recipiente para que no comprima la masa mientras se eleva. Deja la masa en un sitio cálido para fomentar su fermentación; tiene que aumentar prácticamente al doble de su volumen inicial. Si presionas con suavidad la parte superior de la masa y esta se comprime y vuelve a elevarse, aún puede aumentar un poco más. Estará lista cuando tu dedo quede marcado al presionarla. Esto puede tardar algunas horas, pero puedes comprobarlo de vez en cuando. A la masa no le pasará nada si la presionas suavemente.

Cuando acabe la primera fase de fermentación, golpea la masa. Lo mejor es golpearla hasta el fondo con uno de tus puños, en el que has pulverizado aceite. Luego vuelve a amasarla y colócala en un espacio limpio de la encimera que acabas de engrasar con aceite. Cubre la masa con el film transparente y déjala reposar unos 15 minutos.

Mientras tanto, unta con aceite una hoja de papel para hornear, o el recipiente que tengas previsto utilizar.

Con las manos bien aceitadas, forma un bollo con la masa y trabájala hasta que quede homogénea y lista para hornear; si descubres que hay alguna imperfección, voltea la masa de manera que quede en la parte inferior.

La segunda vez que la masa se eleve, deja el bollo sobre la fuente de horno o el recipiente que vayas a utilizar, para que se levante una vez más. Cubre con un film aceitado sin ajustarlo demasiado; de esta forma la masa puede aumentar prácticamente al doble de su tamaño, lo que de nuevo puede tardar varias horas.

Hacia el final de la segunda fase de fermentación, precalienta el horno a 200 °C.

Utiliza un pequeño cuchillo afilado para hacer tres cortes diagonales en la parte superior del bollo y píntalo con la nata o el huevo mezclado con agua antes de meterlo en el horno.

Pulveriza agua en la parte superior, inferior y lateral del horno. Parte de la pulverización caerá sobre el pan y esto ayudará a que se forme una maravillosa corteza crujiente.

Hornea a 200 °C durante 10 minutos y luego baja el fuego hasta 190 °C durante otros 30 minutos. Utiliza un termómetro de cocina para comprobar la temperatura interna. Hornea hasta que dicha temperatura alcance entre los 93 y los 99 °C.

Segunda mitad del cultivo

Te preguntarás qué ha pasado con la otra mitad del cultivo. Puedes iniciar el mismo proceso con el resto del cultivo mientras la primera masa comienza a elevarse.

Información nutricional por ración: 8 g de calcio, 12 g de magnesio, 8 g de proteínas y oligoelementos.

Masa madre integral artesana

Para 1 hogaza

Eric Rusch, de Breadtopia.com creó esta receta de masa madre y también la receta de pan de centeno de la página 322. Eric afirma que el pan integral elaborado con esta masa madre integral es el mejor que ha preparado, y está a la par de los mejores panes integrales que ha probado. Sus videos en la página web de Breadtopia explican todos los pormenores de la elaboración de diversos tipos de pan.

Noche del primer día
7/8 de taza (200 ml) de agua
½ taza (120 g) de fermento de masa madre
2 tazas (235 g) de harina de trigo integral

Mañana del segundo día
1¼ taza (275 ml) de agua
7/8 taza (85 g) de harina de centeno
2 tazas (250 g) de harina blanca especial para pan
1¾ taza (170 g) de harina de espelta
1 cucharada escasa (13 g) de sal

Noche del primer día: mezcla todos los ingredientes y déjalos fermentar (es decir, reposar a temperatura ambiente, cubiertos ligeramente con un plástico) durante 12 horas a 21 °C.

Mañana del segundo día: añade los ingredientes del segundo día a los del primer día. Amásalos y guárdalos en la nevera en un bol tapado con film transparente durante 24 horas.

Mañana del tercer día: forma una hogaza redonda y déjala fermentar (es decir, reposar sobre la encimera) durante 5 horas a 21 °C. Hornea a 250 °C entre 40 y 45 minutos.

Eric afirma que no hay que ser excesivamente riguroso respecto de la temperatura ambiente de 21 °C. Es un valor aproximado, y seguramente la temperatura de tu casa será adecuada. Cuanto más te acerques a esa temperatura, mucho mejor. Si es verano y dentro de la casa hace demasiado calor, coloca la masa en el rincón más fresco que puedas encontrar. La temperatura afecta al resultado, pero a menos que tengas una panadería podrás disfrutar de los panes que prepares en casa aunque los resultados no sean siempre los mismos.

La receta original requiere 20 g de sal. Nosotras preferimos que tenga menos de 13 g, y Eric lo aprueba. Así que tienes toda la libertad para experimentar.

En cuanto al tiempo y la temperatura del horno, todos los hornos son diferentes y quizás tengas que hacer algunos ajustes. Después de haber preparado esta receta un par de veces, Laura descubrió que el pan se hacía igualmente bien con su *La Cloche*[*] a una temperatura inicial de 250 °C durante los primeros 30 minutos, y otros 10 minutos más a 230 °C con el recipiente destapado.

Si el resultado es un pan con grandes agujeros en la miga, puedes aumentar la hidratación para conseguir una hogaza más plana con una miga más esponjosa.

....

Información nutricional por ración: 10 g de calcio, 15 g de magnesio, 12 g de proteínas y oligoelementos.

....

[*] N. de la T.: La campana *La Cloche* atrapa el vapor y mantiene una temperatura constante de horneado para darle al pan una corteza dorada y crujiente.

ACERCA DE LA HARINA

Nicky Giusto es un panadero y molinero de quinta generación de la empresa familiar Central Milling, proveedora de harinas y establecida en Logan (Utah) con casi 150 años de antigüedad.

«Las harinas de Central Milling ya eran biológicas, locales y sostenibles antes de que esas palabras comenzaran a utilizarse en relación con los alimentos –explica Nicky–. Y nada ha cambiado desde entonces, ni siquiera cuando la demanda de nuestras harinas se disparó. Para nosotros es esencial conocer a los agricultores y sus prácticas agrícolas y trabajar con ellos para producir granos nutritivos de alta calidad. Y también conocer a los panaderos locales que nos compran la harina y asociarnos con ellos para poder crear los sabores y el equilibrio que necesitan los panaderos artesanos. El único cambio para nosotros ha sido el cambio de escala, porque ahora trabajamos con agricultores y panaderos de muchos estados».

Y añade: «Central Milling no compra granos que hayan sido almacenados en elevadores de cereales porque en ellos se mezclan los granos y no podemos saber exactamente qué es lo que tenemos. Es fundamental para nosotros saber que los cereales que proveemos son de la mejor calidad y no contienen pesticidas realmente peligrosos como Roundup».

Central Milling produce una gran variedad de harinas, incluyendo harina blanca. No obstante, como esta es menos nutritiva, han rediseñado los molinos para moler el grano y luego devolverle a la harina una parte del germen y el salvado.

La empresa produce también harina de granos germinados. «Al elaborar harinas de granos no integrales, se extrae el salvado y el germen por medio de un proceso de refinado; la diferencia con los cereales no procesados consiste en que conservan las tres partes del grano –explica Nicky–. En condiciones correctamente controladas, incluyendo el tiempo, la temperatura y la humedad, los granos integrales se pueden 'germinar', produciendo un estado intermedio entre la semilla y la nueva planta. Cuando el brote se abre paso a través de la capa de salvado, el proceso libera una actividad enzimática que descompone el almidón del grano en moléculas más simples y fáciles de digerir y libera los nutrientes para que se absorban mejor. En este punto, por lo general el grano germinado se seca y se muele para producir harina. Pero nosotros molemos los nuevos granos germinados para obtener un producto vivo y preservar la actividad enzimática que se inicia durante el germinado. Luego elaboramos los panes utilizando los granos germinados».

Y continúa: «Un proceso de fermentación más prolongado es más importante para la harina que contiene menos salvado y germen. En otras palabras, cuanto más blanca sea la harina, más tiempo debes fermentarla. Pero todas las harinas se benefician de una fermentación larga. La clave para que un pan sea bueno para la salud de los huesos, y también para la digestión, es una fermentación prolongada que descompone el gluten, aumenta los nutrientes y debilita el ácido fítico». Nicky recomienda elaborar la masa madre con los tipos de harina 110, 85 y 70.

Central Milling ofrece un cursillo que lleva el nombre de 'Elaborando pan a la antigua usanza'. Los participantes aprenden a utilizar correctamente los cereales no procesados para preparar una hogaza nutritiva y deliciosa y prueban nuevos procedimientos que son beneficiosos para la salud de nuestros huesos, como por ejemplo, agriar los granos, fermentar utilizando iniciadores de cultivos (fermentos) y germinar.

¿Cuál es el consejo de Nicky para los que preparan el pan en casa? «Ten paciencia y no quieras apresurar el proceso. Un buen pan requiere tiempo. Es una experiencia y no una tarea rutinaria. Disfruta de cada paso. Es un ser viviente que crece y se transforma, y te dará mucha alegría cuando lo saques del horno».

PAN DE CENTENO ARTESANO CON MASA MADRE

PARA 1 HOGAZA

«Esta es mi receta favorita de pan de centeno», dice Eric Rusch (evidentemente, afirma lo mismo de todas sus creaciones). Esto incluye la versión con masa madre y la versión con levadura instantánea.

¹/₃ de taza (70 g) de fermento de masa madre (omitir si se va a preparar la versión con levadura instantánea)
1 cucharadita de levadura instantánea (omitir si se va a preparar la versión con fermento para masa madre)
1 ¾ taza (400 g) de agua
2 cucharadas (45 g) de melaza
1 cucharada (8 g) de semillas de hinojo
1 cucharadita (2 g) de semillas de anís
1 cucharadita (3 g) de semillas de alcaravea
Ralladura de una naranja
1 ¾ taza (245 g) de harina de centeno
1 ¾ taza (245 g) de harina especial para hacer pan
1 ¾ cucharadita (12 g) de sal

Versión con masa madre: mezcla el fermento con el agua en un bol y añade la melaza, todas las semillas y la ralladura de naranja.

En otro bol, mezcla las harinas y la sal.

Agrega gradualmente los ingredientes secos a los húmedos utilizando un batidor, o una cuchara, hasta que la harina quede completamente incorporada. Cubre con un film de plástico y deja reposar durante 15 minutos. Pasados otros 15 minutos, mezcla otra vez durante 1 o 2 minutos. Deja reposar nuevamente otros 15 minutos y mezcla por última vez. A continuación tapa el bol con el film de plástico y deja reposar a temperatura ambiente entre aproximadamente 12 y 14 horas.

Versión con levadura instantánea: en esta versión no se utiliza el fermento para masa madre. Mezcla la levadura instantánea con los ingredientes secos antes de combinarla con los húmedos.

Para ambas versiones: después de la larga espera de 12 a 14 horas, estira y dobla la masa; luego amásala con forma redonda hasta tener una hogaza, o alargada si prefieres una barra. El pan ya está listo para meter en el horno.

....

Información nutricional por ración: 8 g de calcio, 12 g de magnesio, 8 g de proteínas, fitoestrógenos y oligoelementos.

....

PAN PLANO TRADICIONAL DE GARBANZOS

4 RACIONES

El delicioso pan plano italiano es una variedad vegana que no contiene gluten. Puedes untarle humus o comerlo con queso gouda, utilizarlo en sopas o disfrutar de su característico sabor añadiéndole simplemente unas gotas de aceite de oliva de buena calidad. La harina de garbanzos que utilizamos es de garbanzos germinados. Nosotras solemos emplear media hoja de papel para galletas (45 x 30 cm, aproximadamente) cuando preparamos esta receta.

3½ tazas (840 ml) de agua fría
2½ tazas (230 g) de harina de garbanzos germinados
1 cucharadita de sal
½ cucharadita de pimienta negra
¼ de taza (60 ml) de aceite de oliva virgen extra

Ingredientes opcionales
2 cucharadas de hierbas frescas picadas
(orégano, romero, tomillo, mejorana)
2 dientes de ajo picados
½ -1 cucharadita de especias: *za'atar* (ver página 211), pimiento chile o comino molido

Coloca el agua en un cuenco grande. Añade la harina en tres lotes de aproximadamente el mismo tamaño; debes incorporarla cuidadosamente para que se mezcle bien con el agua antes de añadir cada lote. Remueve o bate hasta que la mezcla tenga una consistencia suave.

A continuación añade los condimentos.

Deja reposar la mezcla sobre la encimera durante 3 horas.

Precalienta el horno a 180 °C.

Unta el papel para galletas con aceite de oliva. Si observas que en la superficie de la mezcla que contiene los garbanzos hay espuma, retírala con cuidado. A continuación echa la mezcla sobre el papel formando una capa que debería tener alrededor de 6 cm de grosor. Hornea durante 30 minutos hasta que se dore. Por último, deja reposar el pan otros 15 minutos después de sacarlo del horno.

Nota: Blue Mountain Organics suministra legumbres germinadas y harinas de granos germinados de buena calidad que facilitarán mucho tu trabajo. Encontrarás la información en la sección de recursos, en la página 351.

Información nutricional por ración: 70 mg de calcio, 70 mg de magnesio, 12 g de proteínas, oligoelementos, 1,7 mg de cinc, vitaminas del grupo B y 172 mcg de folato.

Pan Ezequiel

8-12 RACIONES

Este pan se prepara con legumbres fermentadas y cereales fermentados y germinados que se secan y se muelen para producir harina, aunque también obtendrás muy buenos resultados si optas por comprar ambos productos de cultivo biológico. Puedes sustituir la harina de garbanzos germinados y la harina de alubias negras germinadas por cualquier otra legumbre.

Nuestro pan Ezequiel es una proteína completa, de manera que si eres vegano o vegetariano, es un alimento ideal para tu dieta. La masa para este pan es muy diferente a la del pan de trigo tradicional y lo notarás al amasarla. Solo necesita elevarse una sola vez.

2½ tazas (315 g) de trigo rojo duro o harina de granos germinados

1½ taza (190 g) de espelta, centeno o harina de granos germinados

½ taza (65 g) de cebada o harina de granos germinados

¼ de taza (30 g) de mijo o harina de granos germinados

¼ de taza (50 g) de lentejas (las mejores son verdes) o harina de granos germinados

2 cucharadas de habichuelas Great Northern o harina de granos germinados

2 cucharadas de alubias rojas o harina de granos germinados

2 cucharadas de alubias pintas o harina de granos germinados

4 tazas (960 ml) de agua tibia

1 taza (340 g) de miel

½ taza (120 ml) de *ghee*, y un poco más para engrasar los recipientes

2 cucharaditas de sal

2 cucharadas de levadura

Si optas por los cereales no procesados y las legumbres, el primer paso es germinarlos tal como se describe en la sección «Cómo germinar legumbres», en la página 84.

Si estás utilizando harinas de granos germinados, lo único que tienes que hacer es mezclarlas en un cuenco grande.

Mezcla el agua tibia, la miel y ½ taza (120 ml) de *ghee* en otro cuenco grande. Añade las harinas, la sal y la levadura.

Amasa durante 10 minutos. Como ya dijimos, esta es una masa peculiar y no formará la típica masa suave y elástica que produce la harina de trigo. Es muy pegajosa y tienes que espolvorearte en las manos un poco de harina para poder amasarla cómodamente dentro del cuenco.

Coloca la masa en un recipiente (de 25 x 12 x 7 cm, o equivalente) engrasado con *ghee*. Cubre también la masa con *ghee*. Déjala aumentar de tamaño tapada con un paño húmedo en un lugar cálido durante 1 hora.

Hornea a 180 °C entre 45 y 50 minutos.

....

Información nutricional por ración: 20 mg de calcio, 30 mg de magnesio, 4 g de proteínas, fitoestrógenos y todos los oligoelementos.

....

MANTEQUILLA DE LECHE NATURAL

El marido de Helen, Chris, creció en el norte de Inglaterra; era propietario de un pequeño negocio pero ya se ha jubilado. Él se encarga de elaborar la mantequilla utilizando la nata de la leche natural. «Un maravilloso recuerdo de mi infancia es ver llegar al lechero cada día a nuestra casa —dice Chris—. Traía un tarro de metal enorme, y de una de las asas colgaba una taza de metal con la que servía la leche. La leche llegaba a casa directamente de la vaca, y nunca teníamos suficiente».

Y continúa: «Como es evidente, en aquellos días de posguerra, jamás se me hubiera pasado por la cabeza la idea de hacer mantequilla con aquella leche, ni con ninguna otra. Como marido, suelo referirme cariñosamente a mi mujer como *la mujer de la casa*, y ella se refiere a mí como *el anciano* o *su señoría*. La división del trabajo entre el hombre y la mujer siempre fue tan clara como el cristal; había tareas para ella y tareas para mí, y rara vez nos cruzábamos. Afortunadamente, hemos dejado atrás esa época, aunque debo decir que no hace mucho tiempo. Preparar mantequilla, y más tarde también el pan, me ayudó a verme de una manera diferente. Una de las frases favoritas de Helen es: 'La mano es la avanzadilla de la mente'. Yo no comprendí lo que significaba hasta que Helen comenzó a beber leche natural y fue necesario hacer algo con la nata. Y así fue como comencé a preparar mantequilla. Ya no he vuelto a mirar atrás, pero puedo decirte con plena certeza que incluso hoy en día algunos parientes y amigos se maravillarían al ver en lo que se ha convertido aquel joven inglés que yo era».

Cuando la leche se bate para preparar mantequilla, las membranas que rodean los glóbulos grasos de la leche se rompen y la grasa se une. El aire que se produce al batir atrapa el líquido, que se separa así de la grasa. Las bacterias del ácido láctico que contiene la leche natural fermentan lentamente en este proceso, que da origen al tradicional suero de leche.

Algunas personas prefieren el sabor de la mantequilla y el suero de leche cultivados. Ambos tienen un sabor más intenso, quizás más agrio, que las variedades sin cultivar. Si quieres preparar suero de leche cultivado, debes añadir la bacteria *lactobacillus*. A continuación te indicamos cómo hacerlo.

Ingredientes

Necesitarás 3 tazas (720 ml) de nata. Si tienes la fortuna de vivir cerca de una granja que vende leche natural certificada, compra la leche en botellas de cristal en lugar de plástico. Es fácil ver el nivel de nata que tiene la leche, y así podrás retirar la mínima cantidad posible de leche cuando extraigas la nata. Es posible que necesites desnatar 4 botellas de leche para llenar 3 tazas completas de nata. Pero si tienes la suerte de vivir cerca de una granja autorizada para vender leche cruda, esas tazas estarán rebosantes.

Cómo preparar la nata

Coloca la leche fresca en la nevera a 1 o 2 ºC durante al menos 24 horas para que la nata suba a la superficie. Utilizando una perilla de succión, u otro utensilio semejante, extrae la nata de la leche y colócala en un recipiente alto. Déjala reposar en la nevera otras 24 horas y extrae nuevamente la nata que se haya formado, dejando la mayor cantidad de leche posible en el fondo del bote. La leche restante contendrá un 1%, o incluso menos, de grasa láctea. Puedes utilizarla igual que cualquier otra leche.

Cómo batir la nata

El tiempo medio que se necesita para convertir la nata en mantequilla y suero de leche en una batidora es de unos 4 minutos. Vierte las 3 tazas de nata en el vaso de la batidora. Pulsa el ajuste PICAR entre 30 y 45 segundos. Rompe las burbujas de aire que suelen formarse alrededor de las cuchillas con la ayuda de una espátula.

Sigue batiendo en períodos de 30 segundos. A medida que la nata se ponga más consistente, deberás despegarla de las paredes del vaso de la batidora. El suero de leche arrastra inicialmente la nata que se adhiere a las paredes, pero a medida que su consistencia sea más espesa, tendrás que retirarla con una espátula.

Ahora ha llegado el momento de comprobar el estado de la mantequilla. Después de un inicio lento, la nata se mueve rápidamente para convertirse en mantequilla, algo parecido a cuando la clara de huevo se transforma repentinamente en merengue, o cuando la nata líquida se convierte en nata batida. El cambio de sonido del motor de la batidora te hará saber en qué momento la nata empieza a convertirse en mantequilla. Sigue haciendo funcionar la batidora durante 1 minuto en periodos de alrededor de 10 segundos. Esto ayuda a que la mantequilla se aglutine.

Coloca un colador de malla fina, o un paño de muselina, encima de un bote grande o un cuenco profundo. Usa una espátula para retirar la mantequilla y colócala en un bol. Luego vierte el suero de leche en el bote o cuenco.

Intenta recuperar la mayor cantidad posible de mantequilla del vaso y las cuchillas de la batidora.

Cómo lavar la mantequilla

Si lavas la mantequilla, se conservará en perfecto estado. Para hacerlo, debes cubrirla con agua fría y clara. A continuación, utiliza la parte posterior de una cuchara para presionarla contra las paredes del bol. Gira el bol para trabajar la mantequilla de manera uniforme. Es muy probable que el agua se torne un poco turbia. Cambia el agua ocasionalmente y sigue presionando la mantequilla hasta que el agua quede perfectamente clara, incluso cuando la empujas con la cuchara.

Retira el agua y continúa comprimiendo la mantequilla hasta extraer toda el agua restante.

«Cuanto más exigente seas a la hora de lavar la mantequilla, mejor será su sabor —afirma Chris—. Y debo decir que sabe francamente bien. A veces le añado un poco de sal marina,

cebollino, ajo picado muy fino o cualquier hierba que encuentro en el jardín. Si quieres sentirte como un rey, unta tu propio pan de masa madre con tu mantequilla casera».

GHEE

Ghee es el nombre hindú para la mantequilla clarificada. Clarificar significa separar los sólidos lácteos de la grasa de la mantequilla.

La estructura de este aceite de cocina permite que pase fácilmente a través de las membranas lípidas de las células; por esta razón las vitaminas y los minerales de las comidas preparadas con *ghee* son transportados adecuadamente hacia las células. Este alimento contiene ácidos grasos de cadena corta, media y larga, tanto insaturados como saturados. El *ghee* contiene ácidos grasos esenciales omega 3 y vitaminas A, D, E y K_2 solubles en grasas. El que se prepara con mantequilla ecológica (es decir, de vacas que se alimentan en prados) es una de las mejores fuentes naturales de ácido linoleico conjugado (ALC). Los animales que pacen al aire libre producen grandes cantidades de ALC, a diferencia de los que se crían en granjas donde son alimentados con piensos. El ALC potencia la acción de la insulina y protege de las enfermedades cardiovasculares, de la tensión alta, de los niveles elevados de colesterol y triglicéridos y de la osteoporosis.

El *ghee* se ha utilizado durante siglos para tratar problemas de digestión y eliminación, para suministrar energía y vitalidad sexual y para tener el cabello, la piel y las articulaciones sanos.

Te recomiendo que lo prepares únicamente con mantequilla ecológica. Su capacidad para transportar los nutrientes hace que la pureza de la mantequilla sea todavía más importante.

El punto de humo del *ghee* es de aproximadamente 260 °C, de modo que es ideal para la cocción a fuego alto.

Cómo preparar *ghee*

Derrite 450 g de mantequilla sin sal en una sartén pesada a fuego medio, hasta que empiece a hervir. Baja el fuego y sigue cocinando sin tapar la sartén. La mantequilla formará espuma y burbujeará. En el fondo de la sartén comenzará a formarse requesón y la mantequilla se tornará de color dorado. Es necesario estar muy atento al fuego porque puede llegar a quemarse repentinamente. La grasa se separará un poco de la espuma. En ese momento el *ghee* debe estar completamente claro y transparente; apártalo del fuego, déjalo enfriar ligeramente y viértelo en un recipiente de vidrio con tapa, a través de un colador de malla fina o un paño de los que se usan para elaborar queso. El líquido tendrá un color ligeramente dorado. Descarta el requesón. Si el aceite es de color marrón oscuro, eso significa que el *ghee* se ha quemado y debes tirarlo.

Se necesita un tiempo de cocción aproximado de 15 minutos para elaborar 0,5 kg de *ghee*.

El *ghee* se puede guardar en un recipiente con tapa en una estantería de la cocina. No es necesario conservarlo en la nevera. Sus propiedades medicinales mejoran con el tiempo a medida que las bacterias beneficiosas proliferan.

Con 900 g de mantequilla se puede elaborar aproximadamente 1 l de *ghee*.

SUPLEMENTOS DE CALCIO PREPARADOS CON CÁSCARAS DE HUEVOS

La fuente más rica de calcio procedente de los alimentos es la cáscara de huevos ecológicos.

Para preparar un suplemento de calcio a partir de ellas, necesitarás 12 cáscaras hervidas. Para obtener las cáscaras enteras, hierve los huevos durante 5 minutos, colócalos bajo agua fría y pélalos; también puedes hervir durante 5 minutos las cáscaras de los huevos que has usado para otros propósitos. Después de hervirlas, debes dejarlas secar al aire. Guárdalas, secas y limpias, en un recipiente con tapa hasta que llegues a tener una docena.

Este suplemento será más productivo si lo tomas con carbohidratos complejos y en tu dieta hay una cantidad suficiente de vitaminas D y K_2. La vitamina D permanece más tiempo en el organismo, así como también el tipo MK7 de la vitamina K_2, de modo que no es necesario tomarlas al mismo tiempo que el calcio.

Una cáscara de huevo contiene aproximadamente 800 mg de calcio, dependiendo del tamaño, y si estás ingiriendo alrededor de la mitad de la CDR de calcio, eso representa un suplemento suficiente para dos días. La mayoría de nosotros consumimos una cantidad suficiente de calcio únicamente a través de la dieta.

El calcio de la cáscara de huevo se absorbe muy bien y contiene trazas de otros elementos, como el silicio, el boro, el magnesio, el cobre, el hierro, el estroncio y el cinc (entre otros), necesarios para la salud ósea. Utiliza cáscaras de huevos de aves criadas en libertad, sean gallinas, patos o gansos, ya que la dieta natural de los animales aportará el equilibrio natural adecuado de los minerales presentes en las cáscaras.

Cómo preparar el suplemento

A medida que reúnas las cáscaras, lávalas suavemente con la intención de retirar la clara y dejar la membrana intacta. Debes dejarlas sobre un papel de cocina para que se sequen solas. Luego puedes guardar las cáscaras secas en un recipiente hasta que hayas reunido una docena.

Hornear las cáscaras permite deshacerlas más fácilmente en el vinagre. Distribuye las 12 cáscaras sobre una hoja de papel para hornear. Hornea durante 10 minutos a 120 ºC; este procedimiento las deshidrata completamente y elimina cualquier patógeno que pueda permanecer en ellas.

Rompe las cáscaras y colócalas en un recipiente de cierre hermético con 2 tazas (480 ml) de vinagre de sidra natural. Deja reposar unos 3 días, o hasta que las cáscaras se disuelvan. La mezcla producirá burbujas. Durante este tiempo el vinagre degrada la cáscara y libera el calcio.

Agita suavemente. Toma aproximadamente 4 cucharadas al día, que te aportarán unos 400 mg de calcio.

Utilízalo para sazonar cereales u hortalizas con el propósito de liberar los minerales (con hortalizas frescas para ensalada o verduras de hoja verde ligeramente hervidas; y si pones en remojo avena, también reducirá su contenido de ácido fítico) y también en un plato frío o caliente que requiera vinagre. Además, puedes mezclarlo con miel y agua o incluso echar un poco de miel en el recipiente.

Evidentemente, puedes tomarlo directamente, pero nos parece mejor combinar el calcio con los alimentos porque de esta forma se absorbe mucho mejor y además aporta los nutrientes adicionales que el calcio necesita para su correcto traslado hacia los huesos y para su absorción.

Método alternativo

Puedes moler las cáscaras de huevo asadas con un molinillo de café o de semillas hasta convertirlas en polvo. Colócalas en un recipiente con cierre hermético para evitar que se humedezca.

Cuando estés preparado para tomarlo, mezcla $1/3$ de cucharadita de cáscaras molidas con 1 cucharadita de zumo de limón o vinagre; deja asentar durante 2 horas y mezcla el suplemento con unas pocas cucharaditas de agua antes de ingerirlo. Tómalo entre 2 y 3 veces al día, dependiendo de tus necesidades.

VINAGRE DE SIDRA

PARA 1,4 L

El vinagre de sidra es el pilar de la vida de los huesos. Desbloquea los minerales presentes en los alimentos de origen vegetal, colaborando así con la absorción de minerales. No podemos subestimar la contribución del vinagre de sidra al éxito de Helen, ni el entusiasmo con el cual ella lo añadió a su régimen dietético.

A continuación presentamos la receta para preparar una cantidad pequeña de vinagre de sidra. Quizás desees investigar y probar diferentes combinaciones de manzanas dulces y agrias. Si utilizas fruta cultivada de la forma tradicional, retira los residuos de pesticidas sumergiendo las manzanas en vinagre de sidra natural diluido y aclarándolas luego minuciosamente. Solo se tarda un momento en realizar este procedimiento que elimina eficazmente los pesticidas adheridos a la piel de las manzanas, algo que no se consigue con un simple lavado con agua. También puedes pelar las manzanas y descartar la piel.

No deberías sustituir el azúcar por endulzantes artificiales, que carecen de nutrientes, porque el azúcar inicia la conversión del zumo de manzana en alcohol. Y esto se suma a algunos otros motivos por los cuales preferimos evitar los edulcorantes.

3 manzanas de cultivo biológico, descartando el tallo
1 cucharada de azúcar mascabado sin refinar
Agua filtrada para cubrir las manzanas en trozos
(es mejor utilizar agua filtrada por ósmosis inversa, o un filtro de carbón si no tienes esa opción).

Descarta los tallos y trocea las manzanas. Colócalas en un bote esterilizado de boca ancha y de aproximadamente 2 l de capacidad.

Mezcla el azúcar (o un endulzante, si así lo decides) con 1 taza de agua filtrada. Vierte el agua azucarada en el bote, en una cantidad suficiente como para cubrir las manzanas. Tapa el bote con un paño de los que se utilizan para elaborar queso o con papel de cocina. Asegúralo con una banda elástica.

Deja reposar el recipiente durante 1 o 2 semanas. Cuando veas que empieza a burbujear, habrá llegado el momento en que el agua y las manzanas comienzan a convertirse en sidra.

Retira el paño o el papel con el que has tapado el bote y descártalo. Filtra el agua con un colador, presionando las manzanas para eliminar toda el agua posible. Vuelve a colocar la sidra en el mismo recipiente, cúbrelo otra vez con un paño o papel de cocina y asegúralo con la banda elástica.

Déjalo reposar entre 3 y 6 semanas. Al cabo de 3 semanas, pruébalo para comprobar la intensidad de su sabor.

Debes verificar de vez en cuando si la madre del vinagre se está desarrollando adecuadamente. Vierte el contenido en una botella o bote esterilizado con tapa y guárdalo en un armario de cocina o en la despensa.

Nota: puedes preparar vinagre usando los elementos que descartas al preparar una receta con manzanas; por ejemplo, con la piel y el corazón de 6 a 8 manzanas. En cuanto al azúcar, usa una taza (200 g) para un recipiente de vinagre de aproximadamente 3,8 l de capacidad. Una mayor cantidad de azúcar acelera la conversión del agua en alcohol y abrevia el tiempo de fermentación.

LECHE DE SOJA Y TOFU

La leche de soja es lo que queda después de poner en remojo habas de soja crudas y maduras, retirar la cascarilla, moler las habas y hervirlas para producir una pulpa pastosa y un líquido blanco, lo que se denomina leche de soja. Para preparar tofu, debes coagular la leche de soja y comprimir el requesón. El agente coagulante determina la naturaleza del tofu: sedoso, medio o firme.

Uno de los productos de soja más solicitados es la leche de soja. Los fabricantes obtienen un éxito triple: pueden promocionar los beneficios de la soja para la salud, capitalizar la concepción errónea de que cualquier tipo de leche fortalece los dientes y los huesos y ofrecer una

alternativa a las personas que creen tener intolerancia a la lactosa o que se encuentran entre
los individuos que realmente la padecen. Como
sucede casi con cualquier cosa, hay un acalorado
debate sobre el beneficio nutricional que reportan la soja, la leche de soja y el tofu en relación
con el tema de la absorción de minerales y de las
hormonas.

Para que puedas extraer tus propias conclusiones, te ofrecemos algunos datos.

La soja es uno de los cultivos más adulterados en Estados Unidos –quizás incluso más del
90% de la soja cultivada es modificada genéticamente.

Si utilizas habas de soja de cultivo biológico
(la que es realmente orgánica no contiene residuos de pesticidas ni ha sido tratada genéticamente) y las pones en remojo durante 16 horas,
eliminas luego las cascarillas y preparas tu propia
leche de soja, obtendrás una bebida muy conveniente que contiene todos sus minerales pero sin
sus antinutrientes: los ácidos oxálico y fítico y la
lectina. Desafortunadamente, las empresas comerciales se han saltado la normativa y por esta
razón preferimos prepararla en casa a pesar de
que el procedimiento completo requiere tiempo. Tenemos la suerte de contar con un filtro
de ósmosis inversa que elimina los metales pesados y sustituye los minerales perdidos, porque
aparentemente los filtros estándar son un simple
guiño a la purificación del agua. Te recomendamos específicamente que utilices agua del grifo
o filtrada, pero nunca la envasada en botellas de
plástico, que pueden haber estado calentándose
y recalentándose en almacenes, liberando así los
materiales que se usan para endurecer el plástico, como el BPA y sus sustitutos.

Los mejores productores de leche de soja
comercial han desarrollado inhibidores de enzimas patentados que combaten los poderosos
antinutrientes presentes en la soja, lo que ya supone un paso en el proceso de elaboración. Nosotros no tenemos acceso a esos inhibidores, de
modo que para que la leche sea lo más beneficiosa posible debemos realizar algunos pasos adicionales en la cocción.

Igual que algunos agentes pueden provocar
que la leche se cuaje, transformándola en requesón y suero, existen agentes que pueden causar
que la pasta de soja se transforme en leche de
soja y requesón, conocido también como tofu.

Nos gusta usar cloruro de magnesio para
cuajar la leche. En japonés se denomina *nigari*,
y el de mejor calidad es un residuo rico en minerales procedente de la sal marina. Un ejemplo es el *nigari* Mitoku Natural Bitterns. Si no
consigues encontrar *nigari*, puedes usar sales de
Epsom.

Cómo preparar leche de soja

Pon en remojo 1½ taza (140 g) de habas
de soja biológicas secas durante un mínimo de 8
horas y un máximo de 16. Filtra y aclara las habas
y retira las cascarillas.

Hierve 7½ tazas (1,8 l) de agua en una olla
para sopa. Utilizando una batidora o un procesador de alimentos, mezcla las habas con otras 4
tazas (960 ml) de agua (deberás hacerlo por lotes) y añade el puré resultante al agua hirviendo.
El puré de habas de soja (en japonés, *go*) debe ser
cremoso y de color amarillento, con trazas de la
fibra de las habas.

Cuece a fuego alto hasta que hierva inten-
samente, removiendo de forma constante para

que no se pegue. Estará listo cuando haya aumentado cuatro veces su volumen original.

Coloca un colador con un paño de muselina sobre otro recipiente y vierte la leche. La pulpa, que en japonés se llama *okara*, permanecerá en el colador. Comprime la pulpa todo lo que puedas. Envuelve el paño y presiona el contenido ayudándote con una cuchara de madera. Luego ábrelo para desmenuzar la fibra de las habas. Añade 2½ tazas (unos 500 ml) de agua fría a la *okara* que queda en el paño, mezclando hasta que tenga una consistencia que recuerde al fango. Vuelve a envolver el paño y presiona otra vez el contenido hasta que la *okara* esté seca y crujiente.

Lleva la leche al punto de ebullición y déjala hervir durante 7 minutos. Ya está lista para utilizar: se ha transformado en leche de soja. Si quieres preparar tofu, esta será la base para la receta que presentamos a continuación. Si deseas consumir la mezcla como leche de soja, solo tienes que agregar azúcar al gusto y dejarla enfriar. Disfrútala de cualquier manera.

Una taza de leche de soja aporta todo el potasio, el hierro, el magnesio y las proteínas que necesitas diariamente, y también las tres cuartas partes de los requisitos diarios de fibra, cobre y manganeso y la mitad del calcio.

Cómo preparar tofu

En primer lugar necesitas un recipiente para tofu, que normalmente debe tener unos 35 x 22 cm, con agujeros en los laterales y en la tapa. Puedes fabricarlo tú mismo o comprar uno a través de internet. Los kits para tofu se pueden encontrar en Amazon; traen todo lo que necesitas, incluyendo el agente para cuajar la leche.

Mezcla 1½ cucharadita de *nigari* en 1 taza (240 ml) de agua fría.

Añade ²/₃ de taza de la mezcla de *nigari* a la leche de soja recién preparada (es decir, cuando todavía está caliente), removiendo constantemente. En poco tiempo el requesón y el suero deben empezar a separarse.

Tapa la leche durante 5 minutos para que se cuaje.

Añade el resto de la solución de *nigari* sobre el requesón y distribúyelo homogéneamente. El requesón estará listo para darle forma cuando el líquido (el suero) ya no tenga ningún matiz lechoso.

Prepara un recipiente para tofu y revístelo con un paño de muselina. Elimina el suero y coloca el tofu en el recipiente tapado. Si deseas que el tofu sea suave, debes presionarlo durante 20 minutos; si lo prefieres más firme, necesitarás hacerlo durante 50 minutos.

Retira el tofu del recipiente y ponlo en agua fría durante 10 minutos para que adquiera una consistencia firme.

CULTIVA TUS PROPIOS HONGOS *SHIITAKE*

Lin Howitt es bióloga molecular jubilada. Sin embargo, no son sus antecedentes profesionales los que la han acercado a los hongos *shiitake*. «Solicité un año de excedencia en la universidad y lo pasé trabajando en una granja —nos cuenta Lin—. Mi hijo Evan descubrió su amor por la agricultura, y en particular por el lúpulo y los hongos *shiitake*. Tenemos una propiedad en una zona arbolada por la que fluye un arroyo, un entorno ideal para cultivar estas setas. Con una considerable ayuda de su padre, Evan inoculó semillas de *shiitake* en sesenta troncos de gran tamaño. Ahora está muy ocupado con un acre de terreno donde cultiva lúpulo y una pequeña fábrica de cerveza, y ha dejado el cultivo de hongos a sus (encantados) padres. Realmente debo decir que no me canso de ver crecer y desarrollarse esos pequeños botones».

Le preguntamos a Lin cuáles eran las dificultades para cultivar estos hongos, y si son realmente frágiles. «En verdad, las estructuras sobre las que se desarrollan no son frágiles en absoluto. El trabajo duro es la inoculación de las ramas (troncos) de roble, haya o arce con el micelio de los hongos.

»El micelio es la parte vegetativa de un hongo y consiste en una masa de hifas ramificadas que parecen hilos. Las colonias de hongos compuestos de micelios se encuentran por debajo y por encima de la tierra y de muchos otros sustratos. Una única espora típica germina y se transforma en un micelio que no puede reproducirse sexualmente; dos micelios compatibles se unen para formar otro que es capaz de producir las unidades que denominamos hongos. Lo que hacemos en otoño es colocar los troncos a la sombra de los árboles, preferentemente junto al arroyo. Durante nueve meses, aproximadamente, los micelios se infiltran a través del tronco. A finales de primavera, cuando las temperaturas empiezan a subir, sumergimos los troncos en el arroyo durante veinticuatro horas y luego los devolvemos a la sombra. Entonces aparecen los 'botones', y alrededor de una semana más tarde ya hay una buena cantidad de hermosos hongos listos para retirar del tronco».

Pasos previos

A continuación presentamos el resumen que nos hizo Lin sobre el cultivo de los hongos *shiitake*. Esto es lo que necesitas en primer lugar:

Taladradora. Existe una punta de taladradora especialmente diseñada para los cultivadores de hongos; tiene aproximadamente 1,25 cm de largo. También puedes utilizar la punta de otra taladradora que se aproxime al tamaño que mencionamos. Primero se colocan las semillas en los orificios y luego se pintan con parafina caliente.

Semillas de *shiitake*. La semilla es el estadio intermedio entre la espora y el micelio. Puedes comprarlas a empresas que las cultivan a partir de esporas y las comercializan para los individuos que quieren cultivar hongos. Su apariencia es la de un serrín grueso.

Parafina. Debes pintar los orificios que contienen las semillas con parafina derretida.

Un plato caliente y un recipiente. Tienes que preparar la parafina mientras estás al aire libre. Nosotros utilizamos un plato caliente y un recipiente de metal viejo. Es preciso no generar llamas cerca de la parafina porque es extremadamente inflamable.

Pincel. Moja un pincel en la parafina derretida aún caliente y pásalo sobre el orificio que contiene la semilla.

Troncos. Los troncos de haya, roble y arce son los más convenientes para cultivar shiitake. Solemos utilizar ramas recién cortadas, que dejamos reposar durante aproximadamente dos semanas para que se desactiven las enzimas y sustancias antifúngicas naturales que contienen. Las ramas deben tener entre

15 y 25 cm de diámetro y 1,20 de largo, aproximadamente. Deben ser rectas. Esto es lo que denominamos troncos.

Dos troncos o tablas de madera adicionales. Es conveniente tener dos troncos más, o incluso algunas tablas viejas. Los necesitarás para apilar los troncos que contienen las semillas durante los nueve meses que dura el período de germinación. De esta forma, los troncos no están en contacto directo con el suelo y se evita que otros hongos presentes en la tierra puedan infectarlos.

Un alambre resistente. Tiende el alambre entre dos árboles; allí es donde descansarán los troncos inoculados.

Cómo preparar los troncos

Debes hacer orificios de 1,25 cm, separados unos 10 cm entre sí, para inocular los troncos. Forma filas que también estén separadas por 10 cm a lo largo del tronco.

Coloca una parte del micelio en cada orificio y tápalo con una capa delgada de parafina.

Puedes apilar los troncos inoculados en sentido perpendicular, hasta tener cuatro niveles de altura, como máximo. Los troncos necesitan al menos un 60% de sombra y una corriente de agua cercana. Deben permanecer allí durante nueve meses.

Después de ese periodo de tiempo, es necesario bajarlos a un arroyo u otro curso de agua. Si los troncos no llegan a estar totalmente sumergidos, debes voltearlos para que el lado que está expuesto al aire quede debajo del agua el próximo día. Al día siguiente ya puedes retirarlos. Si, por el contrario, los troncos quedan completamente sumergidos (lo cual no es muy probable porque tienden a flotar, y no hemos descubierto ninguna forma de mantenerlos hundidos), es suficiente con dejarlos veinticuatro horas en el agua.

Devuelve los troncos a su sitio, colocándolos en sentido vertical en la orilla del arroyo, o sobre un alambre que habrás tendido entre dos árboles resistentes. Al cabo de entre cuatro y ocho días, dependiendo del clima, verás emerger esos pequeños botones a lo largo del tronco. Y cuando hayan transcurrido entre cuatro y siete días más, podrás contemplar los hongos *shiitake* totalmente maduros.

Advertencia del aguafiestas: los hongos no crecen a través de los orificios que has perforado. Por ese motivo, el procedimiento de colocar el micelio dentro de los orificios se denomina inocular el tronco. El micelio descompone la madera para desarrollarse, y los hongos crecen en cualquier parte del tronco donde hayan echado raíces.

Para cosecharlos, separa cada hongo sujetándolo por el extremo del tallo que está del lado del tronco.

Vuelve a poner los troncos en su estructura a la sombra después de la cosecha; así podrás volver a utilizarlos el próximo año. Algunos troncos pueden ofrecer hasta tres o cuatro años de cosechas.

Nosotros empezamos en otoño, pero el mejor momento para ti dependerá del clima de tu lugar de residencia.

Agradecimientos

Huesos sanos es un trabajo hecho con amor en muy diversos frentes —madre e hija, naturaleza y ciencia y personas amables que trabajan desinteresadamente para hacer de este mundo un sitio más seguro y mejor—. Nuestro más sincero agradecimiento a Fern Bradley, porque su ojo de águila, su paciencia inquebrantable y su talento en el sector editorial fueron una ayuda muy valiosa. Fuimos muy afortunadas de que Chelsea Green nos pusiera en contacto con él.

También tuvimos la gran suerte de conocer a muchas personas que contribuyeron generosamente con los frutos de sus propias artes culinarias en un enfoque natural para la salud ósea. ¡Muchas gracias!

Restaurantes
Andrea Chiaramonte, chef. La Forcola, Valencia (España).
Juan Carlos y Paloma Santos Álvarez. La Pilareta (Bar Pilar), Valencia (España).

Libros de cocina
Alice Waters, *The Art of Simple Food*.
María Elia, *Smashing Plates*.

Entrevista a un empresario
Nicky Giusto, *Central Milling*.

Académicos

Daoshing Ni, doctor en medicina oriental, con un máster en administración de empresas, fundador de la Universidad Yo San, Marina del Rey (California), y del Tao del bienestar, en Santa Mónica (California).

Daniel P. Reid, *The Complete Book of Chinese Health & Healing* (Shambhala Publications).

Defensa de la nutrición y la salud

Lisa Y. Lefferts, científica principal del Center for Science in the Public Interest, Washington DC.

Jo Robinson, reportero dedicado al periodismo de investigación que a través de sus libros y su página web www.eatwild.com ofrece información esencial sobre cómo restaurar los nutrientes esenciales en frutas, hortalizas, carne, huevos y productos lácteos.

Recetas de particulares y empresas

Andy Weir, Reynolds.com.

Carlota Esteve de Miguel Cassou, CarlotaEatMeRaw.com.

Chobani Yogurt, chobani.com.

Clifford A. Wright, CliffordAWright.com.

Eric Rusch, Bradtopia.com.

Jennifer Bryman, theheartskitchen.com.

Jennifer Porteus, HealthyBugs.com.

Kresha Faber, NourishingJoy.com.

Lauren Rae, InspiredWellness.com.

Molly Watson, About.com.

PaleoLeap.com.

Phyllis Stokes, SouthernFrugal.com.

Ryan Andrews, PrecisionNutrition.com.

Hojas de trabajo del plan nutricional personal

U tiliza estas hojas de trabajo junto con las instrucciones presentadas en el capítulo 9 para personalizar un plan nutricional que mejorará tu ingesta de nutrientes para la salud de tus huesos.

RESULTADOS DE LA EVALUACIÓN NUTRICIONAL

Nombre del médico:		
Fecha del informe:		
Nutriente testado	**Valor de laboratorio**	**Mi resultado**
Calcio		
Fósforo		
Magnesio		
Vitamina D_3		
Vitamina C		
Vitamina A		
Vitamina B_1		
Vitamina B_2		
Vitamina B_3		
Vitamina B_6		
Vitamina B_{12}		
Vitamina K*		
Proteína		
Cinc		
Manganeso		
Cobre		
Boro		
Estroncio		
Silicio		

Nota: no existe un protocolo de pruebas independiente para la flora intestinal. Las pruebas para los probióticos no forman parte de una evaluación nutricional estándar. Del mismo modo, actualmente no existe una prueba estándar para niveles de fitoestrógenos.

* En el momento de escribir estas líneas, no existe una prueba de laboratorio para la vitamina K_2. Las pruebas actuales miden el estado general de la vitamina K.

Notas:

_____

_____

_____

_____

_____

_____

_____

_____

MIS ALIMENTOS PREFERIDOS

Fecha:

Lo que he comprado esta semana:

_____

_____

_____

_____

_____

_____

Los alimentos que suelo comprar y que más me gustan son:

Frescos	Preparados	Procesados

Los alimentos frescos incluyen frutas y hortalizas, carnes y pescado y cereales no procesados (preferentemente de cultivo biológico) que lavarás, prepararás y cocinarás personalmente. Los alimentos preparados incluyen ensaladas y comidas listas para consumir, entre ellas los alimentos congelados. Pueden contener ingredientes procesados. Los alimentos procesados incluyen: cereales envasados para desayuno, patatas fritas de bolsa, puré de patatas instantáneo y productos de charcutería.

LO QUE HE COMIDO ESTA SEMANA

Resalta los elementos que coincidan

Lunes	Martes	Miércoles
Desayuno		
Almuerzo		
Cena		
Tentempiés		

Jueves	Viernes	Sábado	Domingo

CÁLCULO DE LA IDR PARA UN DÍA

Comida diaria	Vitamina D$_3$ 5.000 IU o 125 mcg	Calcio 800-1.000 mg	Fósforo 700 mg	Vitamina A 10,000-15,000 IU (retinol) o 700 mcg
Desayuno				
Almuerzo				
Cena				
Tentempiés				
Total				

Magnesio 600-1.000 mg	Vitamina K$_2$ 80-300 mcg	Vitamina C 400-600 mg	Proteínas 50-150 g	Minerales						Probióticos	Fitoestrógenos >50 mg
				Zn	Ca	Mn	B	Sr	Si		

CÁLCULO DE LA CDR PARA UNA SEMANA

Inicio de la semana: _____

Añadir en las zonas sombreadas las CDR que proceden de suplementos

	L	M	Mi	J	V	S	D	Total
Vitamina D								
Calcio								
Fósforo								
Vitamina A								
Magnesio								
Vitamina K$_2$								
Vitamina C								
Proteínas								
Minerales								
Probióticos								
Fitoestrógenos								

Número de días que he tomado un suplemento de colágeno en polvo: _____

Alimentos de origen vegetal que he preparado correctamente para debilitar los antinutrientes:

_____

_____

_____

CÁLCULO DE LA CDR PARA CUATRO SEMANAS

Añadir en las zonas sombreadas las CDR que proceden de suplementos

	Semana 1	Semana 2	Semana 3	Semana 4	Total
Vitamina D					
Calcio					
Fósforo					
Vitamina A					
Magnesio					
Vitamina K$_2$					
Vitamina C					
Proteínas					
Minerales					
Probióticos					
Fitoestrógenos					

Número de días que he tomado un suplemento de colágeno en polvo: _____

Alimentos de origen vegetal que he preparado correctamente para debilitar los antinutrientes:

_____

_____

_____

HUESOS SANOS

ANÁLISIS DE DEFICIENCIAS NUTRICIONALES

La información sobre lo que comes y el aporte de nutrientes de tu dieta revelarán si existe alguna deficiencia nutricional que podría afectar a la salud de tus huesos. Aunque las deficiencias que indiques en la siguiente lista no sean muy precisas, de cualquier manera permitirán identificar los nutrientes que ingieres en una cantidad menor a la que necesitas y, lo que es más importante, las carencias nutricionales graves. Para rellenar el siguiente cuadro debes volver a la información que has incluido en el cálculo de la CDR para una semana y en el cálculo de la CDR para cuatro semanas. Los niveles indicados han de expresarse en una línea continua desde una deficiencia mínima hasta una carencia significativa. Todas las deficiencias se evalúan en el contexto de tu propia salud, de la salud de tus huesos y de la dieta general. Conversa con tu médico de familia sobre tus deficiencias nutricionales antes de preparar un plan de acción.

CDR para la salud ósea	Cantidad que aporta mi dieta
Vitamina D$_3$: 5.000 IU	
Calcio: 800-1.000 mg	
Fósforo: 700-1.000 mg	
Vitamina A (retinol): 10.000-15.000 IU o 700 mcg	
Magnesio: 600-1.000 mg	
Vitamina K$_2$: 80-300 mcg	
Vitamina C: 400-600 mg	
Proteínas: 50-150 g	
Minerales (Zn, Ca, Mn, B, Sr, Si)	
Probióticos	
Fitoestrógenos: ≥50 mg	

En caso de haber deficiencias nutricionales, ¿cuál es mi plan de acción para solucionarlas? ¿Debo comunicárselas a mi médico de familia?

_____

¿Qué ingredientes, combinaciones y recetas debo añadir a mi dieta para resolver dichas deficiencias?

_____

Nombre del nutriente que debo ingerir en cantidades mayores: _____

Plan de acción para solucionar mis deficiencias nutricionales:

Ingredientes: _____

Combinaciones: _____

Recetas: _____

PLAN NUTRICIONAL PERSONAL

Descripción de mi plan nutricional personal:

_____
_____
_____
_____
_____

Ideas para mantener mis huesos sanos:

_____
_____
_____

¿Qué voy a cocinar ahora?

_____
_____
_____

¿Cómo mediré mi progreso?

_____
_____
_____

Recetas beneficiosas para la salud ósea que he preparado, modificado y disfrutado:

_____
_____
_____

Tareas para hacer/temas para conversar con mi médico de familia, recordatorios, notas sobre mi progreso y ajustes para mi plan personal:

_____
_____
_____
_____
_____

OBJETIVOS Y PLANES DE ACCIÓN PARA MEJORAR LA SALUD ÓSEA

❑ Objetivo

_____

_____

_____

    Plan de acción: _____

    _____

    ¿Cómo me enteraré de que he alcanzado este objetivo?

    _____

    _____

❑ Objetivo

_____

_____

_____

    Plan de acción: _____

    _____

    ¿Cómo me enteraré de que he alcanzado este objetivo?_____

    _____

❑ Objetivo

_____

_____

_____

    Plan de acción: _____

    _____

    ¿Cómo me enteraré de que he alcanzado este objetivo?_____

    _____

LISTA DE REFERENCIA PARA TU PROGRESO DURANTE EL PLAN NUTRICIONAL PARA LA SALUD ÓSEA

Utiliza esta hoja de trabajo como un registro de tus logros a medida que avanzas en este plan nutricional personal de dos años de duración. Puedes hacer un seguimiento de tu progreso marcando simplemente las casillas de verificación correspondientes en el momento en que superas cada paso.

Esta ❏ es una casilla de progreso

☑ Tilda la casilla cuando hayas superado ese paso

☒ Marca con una X si decides omitir ese paso y añade una nota de las razones en las que se basa esa decisión. Acaso te interese volver a revisar ocasionalmente tus decisiones con tu médico de familia.

❏ Me han dado los resultados de mi primera evaluación nutricional y los he comentado con mi médico de familia

❏ He copiado los resultados en la sección «Resultados de la evaluación nutricional» de la hoja de trabajo

❏ He comenzado a escribir un diario sobre mi alimentación

❏ Creo que ya sé leer la hoja de trabajo del cálculo de la CDR para un día

❏ He comenzado a rellenar mi propia hoja de trabajo del cálculo de la CDR para un día

❏ He controlado mis CDR cuatro semanas consecutivas

❏ He empezado a tomar los suplementos que aparentemente necesito

❏ He comenzado a cocinar pensando en la salud de mis huesos

❏ Estoy prestando atención a cuáles son los alimentos beneficiosos para la salud ósea que consumo

❏ Estoy llevando la cuenta de las recetas que he utilizado, modificado o creado

❏ He compartido recetas en la página web www.medicinethroughfood.com

❏ He preparado cuatro comidas beneficiosas para la salud de mis huesos en una semana

❏ Después de haber hablado con mi médico de familia, hago ejercicio cada día que consumo alimentos beneficiosos para mis huesos

❏ Por fin he comenzado a preparar vinagre específico para los huesos

❏ Bebo diariamente el vinagre específico para los huesos

❏ Me han hecho una segunda evaluación nutricional

❏ He eliminado los alimentos procesados de mi dieta

Para las personas que sufren osteoporosis u osteopenia:

❏ Ya preparo mi propio vinagre específico para los huesos y lo consumo a diario

❏ Tomo diariamente un suplemento de vitamina K_2

❏ Tomo diariamente colágeno en polvo

❏ Tomo diariamente un suplemento de vitamina D

❏ Hago ejercicio cada día

❏ Tomo diariamente aceite de hígado de bacalao

❏ Evito todos los alimentos procesados

❏ Germino mis propios granos, semillas, frutos secos y legumbres

❏ He preparado fermento de masa madre y horneo mi propio pan

❏ Consumo principalmente pan de masa madre, pan Ezequiel o pan de centeno

❏ He localizado un sitio donde puedo comprar queso gouda elaborado con leche natural y puedo saborearlo varias veces a la semana

❏ He comenzado a cultivar algunas hortalizas y hierbas.

Notas: _____

_____

_____

Recursos

ALIMENTOS Y HIERBAS

Huevos ecológicos de aves criadas en libertad

ORGANIC EGG SCORECARD

www.cornucopia.org/organic-egg-scorecard

El Instituto Cornucopia ha elaborado una lista que presenta «huevos de nivel 5» hasta «huevos de nivel 3». Los productores del nivel superior administran diversas pequeñas y medianas granjas familiares, y crían sus gallinas en gallineros móviles en amplias praderas adecuadamente gestionadas o en gallineros fijos con un sistema rotativo intensivo.

Granos de cacao fermentados

WILDERNESS AT FAMILY NATURALS

www.wildernessfamilynaturals.com

Es un proveedor excelente de productos de cacao y chocolate naturales. También suministra alimentos no procesados de muy buena calidad.

Pescado en conserva (envasado adecuadamente)

EDF SEAFOOD SELECTOR

www.seafood.edf.org/tuna

Esta página web cita alimentos que salen a la venta en envases que no contienen BPA, y también alimentos que, contrariamente a lo que podrías pensar, lo contienen.

INSPIRATION GREEN

www.inspirationgreen.com/bpa-lined-cans?jnf42fc50a=2

Listado de empresas y productos que utilizan envases que no contienen BPA, y de productos que no utilizan envases libres de esta sustancia.

Las siguientes empresas ofrecen pescado en conserva cuyos envases prácticamente no contienen BPA y una lista de productos cuyos envases sí lo contienen y que ellos mismos comercializan (y también otros importantes proveedores).

OREGON'S CHOICE
www.oregonschoice.com

CROWN PRINCE NATURAL
www.crownprince.com

KING OSCAR
www.kingoscar.com

ECOFISH (HENRY Y LISA)
www.ecofish.com/henryandlisas.htm

Queso de cabra y queso gouda de cabra
BEEMSTER
www.igourmet.com/shoppe/Beemster-Goat-Gouda.asp
Beemster es un productor holandés que elabora unos deliciosos quesos de cabra, y también queso gouda elaborado con leche de cabra. Esta marca de quesos no es fácil de encontrar en algunos países, pero puedes preguntar en el mercado local si pueden conseguirlos o comprarlos a través de internet.

Hierbas
SONOMA COUNTY HERB EXCHANGE
Sonoma, CA
www.sonomaherbs.org/herbalexchange.html

JULIET BLANKESPOOR
Chestnut School of Herbal Medicine, Ashville, NC
www.chestnutherbs.com/juliet

AVENA BOTANICALS
Rockport, ME
www.avenabotanicals.com

MOUNTAIN ROSE HERBS
Eugene, OR
www.mountainroseherbs.com

STARWEST BOTANICALS
Sacramento, CA
www.starwest-botanicals.com

SACRED SUCCULENTS
Sebastopol, CA
www.sacredsucculents.com
Información y libros excelentes sobre las plantas.

APPALACHIAN MEDICINAL HERB GROWERS CONSORTIUM
www.brccm.org/ahgc

CHINESE MEDICINAL HERB FARM
Petaluma, CA
www.chinesemedicinalherbfarm.com

SUNPOTION TRANSFORMATIONAL FOODS
www.Sunpotion.com

LOTUS BLOOMING HERBS
www.authenticshilajit.com
Lotus Blooming Herbs vende *shilajit*[*] de excelente calidad.

Mantequilla de frutos secos (germinados)
WILDERNESS FAMILY NATURALS
www.wildernessfamilynaturals.com/category/nuts-and-seeds-nut-butters.php
Tal como sucede con el cacao, también es un proveedor de confianza para este producto.

* N. de la T.: El *shilajit* es un componente de la medicina ayurvédica.

Espirulina y otras algasen polvo
MOUNTAIN ROSE HERBS
Eugene, OR
www.mountainroseherbs.com/products/spirulina-powder/profile
Mountain Rose Herbs avala la calidad de sus productos basándose en pruebas de actividad antioxidante.

Harinas germinadas
BLUE MOUNTAIN ORGANICS
www.bluemountainorganics.com/by-type/grains-and-cereals/flours

Frutos secos y semillas germinadas
BLUE MOUNTAIN ORGANICS
www.bluemountainorganics.com/by-type/seeds-and-nuts

SUPLEMENTOS
Péptidos de colágeno
VITAL PROTEINS
www.vitalproteins.com

Aceite de hígado de bacalao y aceite de hígado de bacalao con aceite de mantequilla rico en vitaminas
GREEN PASTURE PRODUCTS
www.Greenpasture.com
Recomendamos a los pacientes el suplemento de aceite de hígado de bacalao (Helen lo consume) de la marca Green Pasture Products. El aceite de hígado de bacalao está fermentado según el estilo tradicional romano y vikingo. El producto es una rica fuente de vitamina D_3 completa. Laura recomienda a sus pacientes el aceite de pescado combinado con aceite de mantequilla rico en vitaminas, que también aporta vitamina K_2.

EVCLO
www.Evclo.com
Aceite de hígado de bacalao natural virgen noruego, procedente de pescado salvaje

Aceite de coco
NUTIVA
www.store.nutiva.com/coconut-oil/

Aceite de magnesio
ANCIENT MINERALS
www.ancient-minerals.com

Silicio
BIOSIL
www.biosilusa.com

JARROW FORMULAS
www.jarrow.com

Vitamina D_3
THORNE RESEARCH
www.thorne.com

Vitamina K_2 (MK4)
THORNE RESEARCH
www.thorne.com

JARROW FORMULAS
www.jarrow.com

Probióticos
DR. OHHIRA PROBIOTICS
www.drohhiraprobiotics.com

INFORMACIÓN SOBRE ALIMENTACIÓN Y SALUD

Información sobre fermentación y recetas

CULTURES FOR HEALTH

www.culturesforhealth.com

Solo productos fermentados. Qué, cómo y por qué incluir fermentos de masa madre, yogur, encurtidos y probióticos en la dieta.

KRAUT SOURCE

www.krautsource.com

La fermentación en la cocina moderna.

Seguridad alimentaria

CENTER FOR FOOD SAFETY

www.centerforfoodsafety.com

Su misión es proteger la salud humana y el medioambiente.

CENTER FOR SCIENCE IN THE PUBLIC INTEREST

www.cspinet.org

Seguridad alimentaria, alimentación y salud; aborda el tema de las grandes empresas.

THE ENVIRONMENTAL WORKING GROUP

www.ewg.org

Organización apolítica y sin ánimo de lucro dedicada a proteger la salud humana y el medioambiente.

NONGMO PROJECT

www.nongmoproject.com

Disponibilidad de alimentos y productos que no han sido manipulados genéticamente.

UNION OF CONCERNED SCIENTISTS

www.csusa.com

Informe de *Failure to Yield* sobre los cultivos manipulados genéticamente.

Leche natural

FARM TO CONSUMER LEGAL DEFENSE FUND

www.farmtoconsumer.org

Defensa de la leche natural (cabra y vaca).

FRAX, WORLD HEALTH ORGANIZATION FRACTURE RISK ASSESSMENT TOOL

http://www.shef.ac.uk/FRAX

El Centro de Colaboración de la Organización Mundial de la Salud para las Enfermedades Óseas Metabólicas de la Universidad de Sheffield, en el Reino Unido, dispone de la herramienta FRAX, que puedes utilizar como ayuda para la evaluación de fracturas, y sobre la que puedes conversar luego con tu médico. Haz clic en HERRAMIENTA DE CÁLCULO, elige tu región geográfica y marca las casillas. A la derecha de la imagen encontrarás otra herramienta de cálculo que sirve de ayuda para los pesos y medidas.

Notas

Introducción

1. «Osteopenia: When you have weak bones, but not osteoporosis». *Harvard Health Publications*. Publicado el 9 de junio de 2009. http://www.health.harvard.edu/womens-health/osteopenia_when_you_have_weak_bone.s

2. «Facts and statistics». *International Osteoporosis Foundation*. http://www.iofbonehealth.org/facts-statistics.

3. *Ibid*.

4. Salynn Boyles, «Statins may raise diabetes risk in older women». *WebMD*. 9 de enero de 2012. http://www.webmd.com/cholesterol-management/news/20120109/statins-may-raise-diabetes-risk-in-older-women.

5. Henna Cederberg et al., «Increased risk of diabetes with statin treatment is associated with impaired insulin sensitivity and insulin secretion: a 6 year follow-up study of the METSIM cohort». *Diabetologia* 58, n.º 5 (mayo de 2015): 1109-1117. http://www.ncbi.nlm.nih.gov/pubmed/25754552; y Naveed Sattar et al., «Statins and risk of incident diabetes: a collaborative meta-analysis of randomised statin trials». *Lancet* 375, n.º 9716 (27 de febrero de 2010): 735-742. http://www.ncbi.nlm.nih.gov/pubmed/20167359.

6. J. Lazarou, B. H. Pomeranz y P. N. Corey, «Incidence of adverse drug reactions in hospitalized patients: A meta-analysis of prospective studies». *Journal of the American Medical Association* 279, n.º 15 (15 de abril de 1998): 1200–1205. http://www.ncbi.nlm.nih.gov/pubmed/9555760.

7. Jörg Schilcher et al., «Risk of atypical femoral fracture during and after bisphosphonate use». *Acta Orthopaedica* 86, n.º 1 (febrero de 2015): 100-107. http://www.ncbi.nlm.nih.gov/pubmed/25582459; y Jane E. Corrarino, «Bisphosphonates and atypical femoral fractures». *The Journal for Nurse Practitioners* 11, n.º 4 (abril de 2015): 389–396. http://www.npjournal.org/article/S1555-4155(15)00081-1/pdf.

8. «Number of children & adolescents taking psychiatric drugs in the U.S.», CCHR International. http://www.cchrint.org/psychiatric-drugs/children-on-psychiatric-drugs/

9. «FDA drug safety communication: ongoing safety review of oral osteoporosis drugs (bisphosphonates) and potential increased risk of esophageal cancer». *U.S. Food and Drug Administration*. 21 de julio de 2011. http://www.fda.gov/Drugs/DrugSafety/ucm263320.htm.

10. Tun-Pin Hsueh y Hsienhsueh Elley Chiu, «Traditional Chinese medicine speeds-up humerus fracture healing: two case reports». *Complementary Therapies in Medicine* 20, n.º 6 (diciembre de 2012): 431-433. http://www.ncbi.nlm.nih.gov/pubmed/23131374; y L. Chang, «The verification for the efficacy of Jenq Guu Tzyy Jin Dan and Qili San on the treatment of cerebral concussion and body

injury». *Taipei Journal of Traditional Chinese Medicine* 9 (2006): 102-106.

11. «Low-fat diet not a cure-all». *Harvard T.H. Chan School of Public Health*. http://www.hsph.harvard.edu/nutritionsource/low-fat/; y Dr. Dwight Lundell, «Heart surgeon speaks out on what really causes heart disease». *Signs of the Times*. Publicado el 1 de marzo de 2012. http://www.sott.net/article/242516-Heart-Surgeon-Speaks-Out-On-What-Really-Causes-Heart-Disease.

12. Jane E. Brody, «Thinking twice about calcium supplements». *The New York Times*. 8 de abril de 2013. http://well.blogs.nytimes.com/2013/04/08/thinking-twice-about-calcium-supplements-2.

13. «Vitamin D and calcium to prevent fractures: preventive medication». *U.S. Preventive Services Task Force*. Febrero de 2013. http://www.uspreventiveservicestaskforce.org/Page/Document/UpdateSummaryFinal/vitamin-d-and-calcium-to-prevent-fractures-preventive-medication

14. Introducción

15. Ellen J. O'Flaherty, «Modeling normal aging bone loss, with consideration of bone loss in osteoporosis». *Toxicological Sciences* 55, n.º 1 (2000): 171-188. http://toxsci.oxfordjournals.org/content/55/1/171.full.

Capítulo 1

1. «Introduction to bone biology». *AMGEN*. http://bonebiology.amgen.com/.

2. Takuo Fujita, «Osteoporosis in Japan: factors contributing to the low incidence of hip fracture». *Advances in Food and Nutrition Research* 9 (1994): 89-99. http://www.ncbi.nlm.nih.gov/pubmed/7747676.

3. Liana C. Del Gobbo et al., «Circulating and dietary magnesium and risk of cardiovascular disease: a systematic review and meta-analysis of prospective studies». *American Journal of Clinical Nutrition* 98, n.º 1 (mayo de 2013). http://ajcn.nutrition.org/content/early/2013/05/29/ajcn.112.053132.

4. F. H. Nielsen et al., «Effect of dietary boron on mineral, estrogen, and testosterone metabolism in postmenopausal women». *The FASEB Journal* 1, n.º 5 (noviembre de 1987): 394-397. http://www.ncbi.nlm.nih.gov/pubmed/3678698.

5. Megan Brooks, «Top 100 selling drugs of 2013». *Medscape*. Consultado el 9 de septiembre de 2015. http://www.medscape.com/viewarticle/820011.

6. «Heart attack risk increases 16-21% with use of common antacid». *ScienceDaily*. Publicado el 10 de junio de 2015. Consultado el 10 de septiembre de 2015. www.sciencedaily.com/releases/2015/06/150610143621.htm.

7. L. Gueguen y A. Pointillart, «The bioavailability of dietary calcium». *Journal of the American College of Nutrition* 19, n.º 2 (abril de 2000): 119S-136S. http://www.ncbi.nlm.nih.gov/pubmed/10759138.

8. M. Shiraki et al., «Vitamin K_2 (menatetrenone) effectively prevents fractures and sustains lumbar bone mineral density in osteoporosis». *Journal of Bone and Mineral Research* 15, n.º 3 (2000): 515-521. http://www.ncbi.nlm.nih.gov/pubmed/10750566.

9. P. J. Caraballo, «Changes in bone density after exposure to oral anticoagulants: a meta-analysis». *Osteoporosis International* 9, n.º 5 (1999): 441-448. http://www.ncbi.nlm.nih.gov/pubmed/10550464.

10. L. J. Schurgers et al., «Oral anticoagulant treatment: friend or foe in cardiovascular disease?». *Blood* 104, n.º 10 (15 de noviembre de 2004): 3231-3232. http://www.ncbi.nlm.nih.gov/pubmed/15265793.

11. Kuniko Hara et al., «Interaction of warfarin and vitamin K2 on arterial thrombotic tendency using a rat aorta loop model». *Nihon Yakurigaku Zasshi* 113, n.º 3 (1991): 185-192. http://www.ncbi.nlm.nih.gov/pubmed/10347843.

12. Ghada N. Farhat y Jane A. Cauley, «The link between osteoporosis and cardiovascular disease». *Clinical Cases in Mineral and Bone Metabolism* 5, no. 1 (enero-abril de 2008):19-34. http://www.ncbi.nlm.nih.gov/pmc/articles/PMC2781192/; y S. J. Chen et al., «Osteoporosis is associated with high risk for coronary heart disease: a population-based cohort study». *Medicine* 94, n.º 27 (julio de 2015): e1146. http://www.ncbi.nlm.nih.gov/pubmed/26166125.

13. «Vitamin C prevents bone loss in animal models». *ScienceDaily*. Publicado el 9 de octubre de 2012. Consultado el 10 de septiembre de 2015. https://www.sciencedaily.com/releases/2012/10/121009151258.htm.

14. Robert P. Heaney y Donald K. Layman, «Amount and type of protein influences bone health». *American Journal of Clinical Nutrition* 87, n.º 5 (mayo de 2008): 1567S-1570S. http://www.ncbi.nlm.nih.gov/pubmed/18469289.

Capítulo 2

1. Sheldon Cohen et al., «Chronic stress, gluco-corticoid receptor resistance, inflammation, and disease risk». *Proceedings of the National Academy of Sciences* 109, n.º 16 (17 de abril de 2012): 5995-5999. http://www.ncbi.nlm.nih.gov/pmc/articles/PMC3341031/.

2. H. Kerbage et al., «Effect of SSRIs on bone metabolism». *L'Encéphale* 40, n.º 1 (febrero de 2014): 56-61. http://www.ncbi.nlm.nih.gov/pubmed/23810751.

3. S. J. Warden y E. M. Haney, «Skeletal effects of serotonin (5-hydroxytryptamine) transporter inhibition: evidence from in vitro and animal-based studies». *Journal of Musculoskeletal and Neuronal Interactions* 8, n.º 2 (abril-junio de 2008): 121-132. http://www.ncbi.nlm.nih.gov/pubmed/18622081.

4. Linda L. Humphrey et al., «Homocysteine level and coronary heart disease incidence: a systematic review and meta-analysis». *Mayo Clinic Proceedings* 83, n.º 11 (noviembre de 2008): 1203-1212. http://www.ncbi.nlm.nih.gov/pubmed/18990318.

5. Robert R. McLean et al., «Homocysteine as a predictive factor for hip fracture in older persons». *The New England Journal of Medicine* 350, n.º 20 (13 de mayo de 2004): 2042–2049. http://www.ncbi.nlm.nih.gov/pubmed/15141042.

6. «Diets high in salt could deplete calcium in the body». *ScienceDaily*. Publicado el 24 de julio de 2012. Consultado el 10 de septiembre de 2015. www.sciencedaily.com/releases/2012/07/120724131604.htm.

7. Dinesh Kumar Dhanwal, «Thyroid disorders and bone mineral metabolism». *Indian Journal of Endocrinology and Metabolism* 15, supl. 2 (julio de 2011): S107-S112. http://www.ncbi.nlm.nih.gov/pmc/articles/PMC3169869/.

8. Jennifer L. Bedford y Susan I. Barr, «Higher urinary sodium, a proxy for intake, is associated with increased calcium excretion and lower hip bone density in healthy young women with lower calcium intakes». *Nutrients* 3, n.º 11 (nobiembre de 2011): 951–961. http://www.ncbi.nlm.nih.gov/pmc/articles/PMC3257722/.

9. J. Teas et al., «Seaweed and soy: companion foods in asian cuisine and their effects on thyroid function in American women». *Journal of Medicinal Food* 10, n.º 1 (marzo de 2007): 90-100. http://www.ncbi.nlm.nih.gov/pubmed/17472472.

10. P. Amaresh Reddy, C. V. Harinarayan, Alok Sachan, et al., «Bone disease in thyrotoxicosis», *Indian Journal of Medical Research*, marzo de 2012; 135(3): 277-286. http://www.ncbi.nlm.nih.gov/pmc/articles/PMC3361862/

Capítulo 3

1. Cheryl Long and Tabitha Alterman, «Meet real free-range eggs». *Mother Earth News*. Publicado en octubre/noviembre de 2007. http://www.motherearthnews.com/real-food/free-range-eggs-zmaz07onzgoe.aspx.

2. A. Bhattacharya et al., «Biological effects of conjugated linoleic acids in health and disease». *Journal of Nutritional Biochemistry* 17, n.º 12 (diciembre de 2006): 789-810. http://www.ncbi.nlm.nih.gov/pubmed/16650752.

3. F. Beppu et al., «Potent inhibitory effect of trans9, trans11 isomer of conjugated linoleic acid on the growth of human colon cancer cells». *The Journal of Nutritional Biochemistry* 17, n.º 12 (diciembre de 2006): 830-836. http://www.ncbi.nlm.nih.gov/pubmed/16563722.

4. Karl Michaëlsson et al., «Milk intake and risk of mortality and fractures in women and men: cohort studies». *British Medical Journal* (2014): 349. http://www.bmj.com/content/349/bmj.g6015.

5. Kimberly Hartke, «Government data proves raw milk safe». *The Weston A. Price Foundation*. Publicado el 1 de agosto de 2011. http://www.westonaprice.org/press/government-data-proves-raw-milk-safe/.

6. J. Uribarri et al., «Advanced glycation end products in foods and a practical guide to their reduction in the diet». *Journal of the American Dietetic Association* 110, n.º 6 (junio de 2010): 911-916. http://www.ncbi.nlm.nih.gov/pubmed/20497781.

7. Helen Vlassara, «Identifying advanced glycation end products as a major source of oxidants in aging: implications for the management and/or prevention of reduced renal function in elderly persons». *Seminars in Nephrology* 29, n.º 6 (noviembre de 2009): 594-603. http://www.ncbi.nlm.nih.gov/pubmed/20006791.

8. Ziqing Li, «Advanced glycation end products biphasically modulate bone resorption in osteoclast-like cells». *American Journal of Physiology-Endocrinology and Metabolism* 310, n.º 5 (1 de marzo de 2016): E355-E366. http://www.ncbi.nlm.nih.gov/pubmed/26670486.

9. Uribarri et al. 911-916.

10. *Ibid*. 911-916.

11. «Q&A on the carcinogenicity of the consumption of red meat and processed meat». *World Health Organization*. Publicado en octubre de 2015. http://www.who.int/features/qa/cancer-red-meat/en/.

12. «All about cooking & carcinogens». *Precision Nutrition*. http://www.precisionnutrition.com/all-about-cooking-carcinogens.

13. Pon Velayutham Anandh Babu et al., «Effect of green tea extract on advanced glycation and cross-linking of tail tendon collagen in streptozotocin induced diabetic rats».*Food and Chemical Toxicology* 46, n.º 1 (enero de 2008): 280-285. http://www.ncbi.nlm.nih.gov/pubmed/17884275.

14. R. A. Waterland, «Post-weaning diet affects genomic imprinting at the insulin-like growth factor 2 (Igf2) locus». *Human Molecular Genetics* 15, n.º 5 (1 de marzo de 2006): 705-716. http://www.ncbi.nlm.nih.gov/pubmed/16421170.

Capítulo 4

1. D. Siegenberg et al., «Ascorbic acid prevents the dose-dependent inhibitory effects of polyphenols and phytates on nonheme-iron absorption». *The American Journal of Clinical Nutrition* 53, n.º 2 (febrero de 1991): 537-541. http://www.ncbi.nlm.nih.gov/pubmed/1989423.

2. Heidi Stallman, «Guide to low oxalate greens». *Low Oxalate Info*. Publicado el 7 de junio de 2012. Consultado el 10 de septiembre de 2015. http://lowoxalateinfo.com/guide-to-low-oxalate-greens/.

Capítulo 5

1. «Home». *HealthyGutBugs.com*. www.healthygutbugs.com.

2. Anatoly Bezkorovainy, «Probiotics: determinants of survival and growth in the gut». The *American Journal of Clinical Nutrition* 73, supl. 2 (febrero de 2001): 399S-405S. http://www.ncbi.nlm.nih.gov/pubmed/11157348.

3. International Commission on Microbiological Specifications for Foods (ICMSF), *Microorganisms in Foods 6: Microbial Ecology of Food Commodities*. Nueva York: Springer, 2005.

Capítulo 6

1. «Dietary guidelines». *Office of Disease Prevention and Health Promotion*. http://health.gov/dietaryguidelines.

2. B. E. Christopher Nordin, «Calcium requirement is a sliding scale». *The American Journal of Clinical Nutrition* 71, n.º 6 (junio de 2000): 1381-1383. http://www.ncbi.nlm.nih.gov/pubmed/10837273.

3. «Calcium supplements linked to significantly increased heart attack risk, study suggests». *ScienceDaily*. Publicado el 23 de mayo de 2012. Consultado el 10 de septiembre de 2015. www.sciencedaily.com/releases/2012/05/120523200752.htm.

4. Paul J. Veugelers y John Ekwaru, «A statistical error in the estimation of the recommended dietary allowance for vitamin D». *Nutrients* 6, n.º 10 (octubre de 2014): 4472-4475. http://www.ncbi.nlm.nih.gov/pmc/articles/PMC4210929/.

5. Carolyn Dean, «Magnesium is crucial for bones». *The Huffington Post*. Publicado el 15 de junio de 2012. Consultado el 10 de septiembre de 2015. http://www.huffingtonpost.com/carolyn-dean-md-nd/bone-health_b_1540931.html.

6. S. L. Booth, «Assessment of dietary phylloquinone intake and vitamin K status in postmenopausal women». *European Journal of Clinical Nutrition* 49, n.º 11 (noviembre de 1995): 832-841. http://www.ncbi.nlm.nih.gov/pubmed/8557021.

7. Dr. Susan E. Brown. «Protein and bone health: a paradox unraveled». *Better Bones*. http://www.betterbones.com/bonenutrition/protein/benefits.aspx.

8. Anitra C. Carr y Balz Frei, «Toward a new recommended dietary allowance for vitamin C based on antioxidant and health effects in humans». *The American Journal of Clinical Nutrition* 69, n.º 6 (1999): 1086-1107. http://www.ncbi.nlm.nih.gov/pubmed/10357726; y doctora Jane Higdon, «Vitamin C». *Oregon State University Linus Pauling Institute Micronutrient Information Center*. http://lpi.oregonstate.edu/mic/vitamins/vitamin-C.

9. Karl Michaëlsson, «Long term calcium intake and rates of all cause and cardiovascular mortality: community based prospective longitudinal cohort study». *The British Medical Journal* (2013): 346. http://www.bmj.com/content/346/bmj.f228.

10. M. F. Holick, «Optimal vitamin D status for the prevention and treatment of osteoporosis». *Drugs Aging* 24, n.º 12 (2007): 1017-1029. http://www.ncbi.nlm.nih.gov/pubmed/18020534.

11. L. C. Hofbauer, «Vascular calcification and osteoporosis -from clinical observation towards molecular understanding». *Osteoporosis International* 18,

n.º 3 (marzo de 2007): 251-259. http://www.ncbi.nlm.nih.gov/pubmed/17151836.

12. L. Plantalech et al., «Impairment of gamma carboxylation of circulating osteocalcin (bone gla protein) in elderly women». *Journal of Bone and Mineral Research* 6, n.º 11 (noviembre de 1991): 1211-1216. http://www.ncbi.nlm.nih.gov/pubmed/1666807.

13. Kresimir Pucaj et al., «Safety and toxicological evaluation of a synthetic vitamin K2, menaquinone-7». *Toxicology Mechanisms and Methods* 21, n.º 7 (septiembre de 2011): 520-532. http://www.ncbi.nlm.nih.gov/pmc/articles/PMC3172146/.

14. Noriko Koitaya et al., «Low-dose vitamin K_2 (MK-4) supplementation for 12 months improves bone metabolism and prevents forearm bone loss in postmenopausal japanese women». *Journal of Bone and Mineral Metabolism* 32, n.º 2 (marzo de 2014): 142-150. http://www.ncbi.nlm.nih.gov/pubmed/23702931.

15. Ravin Jugdaohsingh, «Silicon and bone health». *The Journal of Nutrition Health and Aging* 11, n.º 2 (marzo-abril de 2007): 99-110. http://www.ncbi.nlm.nih.gov/pmc/articles/PMC2658806/.

16. Charles T. Price, Kenneth J. Koval y Joshua R. Langford, «Silicon: A review of its potential role in the prevention and treatment of postmenopausal osteoporosis». *International Journal of Endocrinology* 11 (2013). https://www.researchgate.net/publication/237200455_Silicon_A_Review_of_Its_Potential_Role_in_the_Prevention_and_Treatment_of_Postmenopausal_Osteoporosis.

17. Dr. Roger J. Williams. *The Wonderful World Within You.* Wichita, Kansas: Bio-Communications Press, 1977.

Capítulo 7

1. Kenneth D. R. Setchell y Eva Lydeking Olsen, «Dietary phytoestrogens and their effect on bone: evidence from in vitro and in vivo, human observational, and dietary intervention studies». *American Journal of Clinical Nutrition* 78, supl. 3 (2003): 593S-609S. http://www.ncbi.nlm.nih.gov/pubmed/12936954.

2. «Soy phytoestrogens may block estrogen effects». *ScienceDaily*. Publicado el 16 de enero de 2006. Consultado el 10 de septiembre de 2015. https://www.sciencedaily.com/releases/2006/01/060115154340.htm.

3. Marji McCullough, «The bottom line on soy and breast cancer risk». *American Cancer Society*. Publicado el 2 de agosto de 2012. http://blogs.cancer.org/expertvoices/2012/08/02/the-bottom-line-on-soy-and-breast-cancer-risk/.

4. S. Yamamoto et al., «Soy, isoflavones, and breast cancer risk in Japan». *Journal of the National Cancer Institute* 95, n.º 12 (junio de 2003): 906-913. http://www.ncbi.nlm.nih.gov/pubmed/12813174; y E. Zhao and Qing Mu, «Phytoestrogen biological actions on mammalian reproductive system and cancer growth». *Scientia Pharmaceutica* 79, n.º 1 (2011): 1-20. http://www.ncbi.nlm.nih.gov/pmc/articles/PMC3097497/.

5. L. A. David et al., «Diet rapidly and reproducibly alters the human gut microbiome». *Nature* 505, n.º 7484 (23 de enero de 2014): 559-563. http://www.ncbi.nlm.nih.gov/pubmed/24336217.

6. M. D. Gammon et al., «The Long Island Breast Cancer Study Project: description of a multi-institutional collaboration to identify environmental risk factors for breast cancer». *Breast Cancer Research and Treatment* 74, n.º 3 (junio de 2002): 235-254. http://www.ncbi.nlm.nih.gov/pubmed/12206514.

7. «Vitamin D and flavonoids examined for impact on breast and ovarian cancers». *ScienceDaily*. Publicado el 7 de abril de 2006. Consultado el 10 de septiembre de 2015. www.sciencedaily.com/releases/2006/04/060407144100.htm; Neela Guha et al., «Soy isoflavones and risk of cancer recurrence in a cohort of breast cancer survivors: Life After Cancer Epidemiology (LACE) Study». *Breast Cancer Research and Treatment* 118, n.º 2 (noviembre de 2009): 395–405. http://www.ncbi.nlm.nih.gov/pubmed/19221874; y Xiao Ou Shu et al., «Soy food intake and breast cancer survival». *The Journal of the American Medical Association* 302, no.22 (9 de diciembre de 2009): 2437-2443. http://www.ncbi.nlm.nih.gov/pubmed/19996398.

8. John W. Erdman, Jr., «AHA Science Advisory: soy protein and cardiovascular disease: a statement for healthcare professionals from the Nutrition Committee of the AHA». *Circulation* 102, n.º 20 (2000): 2555-2559. http://www.ncbi.nlm.nih.gov/pubmed/11076833.

9. Ye Won Hwang et al., «Soy food consumption and risk of prostate cancer: a meta-analysis of observational studies». *Nutrition and Cancer* 61, n.º 5 (2009): 598-606. http://www.ncbi.nlm.nih.gov/pubmed/19838933.

10. A Warri et al., «The role of early life genistein exposures in modifying breast cancer risk». *British Journal of Cancer* 98, n.º 9 (6 de mayo de 2008): 1485-1493. http://www.ncbi.nlm.nih.gov/pubmed/18392054.

11. W. P. Castelli, «Cholesterol and lipids in the risk of coronary artery disease –The Framingham Heart Study». *The Canadian Journal of Cardiology* 4, supl. A (julio de 1988): 5A-10A. http://www.ncbi.nlm.nih.gov/pubmed/3179802.

12. Donald J. McNamara, «Dietary fatty acids, lipoproteins, and cardiovascular disease», en *Advances in Food and Nutrition Research*, ed. John E. Kinsella (Academic Press, 1992), 253-351.

13. Juan Antonio Moreno et al., «The effect of dietary fat on LDL size is influenced by apolipoprotein E genotype in healthy subjects». *The Journal of Nutrition* 134, n.º 10 (octubre de 2004): 2517-2522. http://www.ncbi.nlm.nih.gov/pubmed/15465740.

14. Robert H Knopp y Barbara M Retzlaff, «Saturated fat prevents coronary artery disease? An American paradox». *The American Journal of Clinical Nutrition* 80, n.º 5 (noviembre de 2004): 1102-1103. http://www.ncbi.nlm.nih.gov/pubmed/15531654.

15. Zil Hayatullina et al., «Virgin coconut oil supplementation prevents bone loss in osteoporosis rat model». *Evidence-Based Complementary and Alternative Medicine* (2012) http://www.ncbi.nlm.nih.gov/pmc/articles/PMC3457741/.

16. Dennis M. Black et al., «Fracture risk reduction with alendronate in women with osteoporosis: the fracture intervention trial». *The Journal of Clinical Endocrinology & Metabolism* 85, n.º 11 (2000): 4118-4124. http://www.ncbi.nlm.nih.gov/pubmed/11095442.

17. Tara Parker-Pope, «New cautions about long-term use of bone drugs». *The New York Times* (Nueva York, NY), 9 de mayo de 2012.

18. Jun Iwamoto, Tsuyoshi Takeda y Shoichi Ichimura, «Combined treatment with vitamin K_2 and bisphosphonate in postmenopausal women with osteoporosis», *Yonsei Medical Journal* 44, n.º 5 (2003): 751-756. http://www.ncbi.nlm.nih.gov/pubmed/14584089.

Capítulo 10

1. Jenna Bilbrey, «BPA-free plastic containers may be just as hazardous». *Scientific American*. Publicado el 11 de agosto de 2015. http://www.scientificamerican.com/article/bpa-free-plastic-containers-may-be-just-as-hazardous/.

2. Zil Hayatullina et al.

Capítulo 14

1. Alice Waters, *The Art of Simple Food* (Nueva York: Clarkson Potter, 2007).

Capítulo 17

1. «To block the carcinogens, add a touch of rosemary when grilling meats». *ScienceDaily*. Publicado el 24 de mayo de 2008. www.sciencedaily.com/releases/2008/05/080521184129.htm.

Capítulo 18

1. C. Hoelzl et al., «DNA protective effects of Brussels sprouts: Results of a human intervention study». *AACR Meeting Abstracts* (diciembre de 2007).

Capítulo 21

1. Sarah C. Janicki y Nicole Schupf. «Hormonal influences on cognition and risk for Alzheimer disease». *Current Neurology and Neuroscience Reports* 10, n.º 5 (septiembre de 2010): 359-366. http://www.ncbi.nlm.nih.gov/pmc/articles/PMC3058507/.

Capítulo 22

1. J. Rovenský et al., «Eggshell calcium in the prevention and treatment of osteoporosis». *International Journal of Clinical Pharmacology Research* 23, n.º 2-3 (2003): 83-92. http://www.ncbi.nlm.nih.gov/pubmed/15018022.

Bibliografía

American Chemical Society. «Solving the Mystery of How Cigarette Smoking Weakens Bones». *ScienceDaily*. www.sciencedaily.com/releases/2012/07/120726153951.htm (accessed September 8, 2015).

Andrews, Ryan. «Phytates and Phytic Acid: Here's What You Need to Know». *PrecisionNutrition*. http://www.precisionnutrition.com/all-about-phytates-phytic-acid.

BBC News. «Adults' Antidepressant Bone Risk». BBC News. http://news.bbc.co.uk/2/hi/health/6286681.stm (consultado el 8 de septiembre de 2015).

———— «Calcium Pills 'Raise Heart Risk'». BBC News. http://news.bbc.co.uk/2/hi/health/7187265.stm (consultado el 8 de septiembre de 2015).

———— «Osteoporosis Drug Advice Concerns». BBC News. http://news.bbc.co.uk/2/hi/health/5403500.stm (consultado el 8 de septiembre de 2015).

Beth Israel Deaconess Medical Center. «Osteoporosis: Not Just a Woman's Disease». *ScienceDaily*. www.sciencedaily.com/releases/2014/11/141105140708.htm (accessed September 8, 2015).

British Medical Journal. «Risk of Cardiovascular Death Doubled in Women with High Calcium Intake: High Risk Only in Those Taking Supplements as Well». *ScienceDaily*. www.sciencedaily.com/releases/2013/02/130212192030.htm (accessed September 8, 2015).

Cashman, Kevin. «Prebiotics and Calcium Bioavailability». *Current Issues in Intestinal Microbiology* 4, n.º 1 (2003): 21-32.

Center for Science in the Public Interest. «Chemical Cuisine». Center for Science in the Public Interest. http://www.cspinet.org/reports/chemcuisine.htm (consultado el 8 de septiembre de 2015).

Dempster, David W. «Osteoporosis and the Burden of Osteoporosis-Related Fractures». *American Journal of Managed Care* 17, supl. 6, (2011): 164-169.

Flore, R., F. R Ponziani., T. A. Di Rienzo, M. A. Zocco, A. Flex, L. Gerardino, A. Lupascu, L. Santoro, A. Santoliquido, E. Di Stasio, E. Chierici, A. Lanti, P. Tondi y A. Gasbarrini. «Something More to Say About Calcium Homeostasis: The Role of Vitamin K_2 in Vascular Calcification and Osteoporosis». *European Review for Medical and Pharmacological Sciences* 17, n.º 18 (2013): 2433-2440.

Gallagher, James. «Calcium Pills Pose 'Heart Ris'»k. BBC News. http://www.bbc.com/news/health-18175707 (consultado el 8 de septiembre de 2015).

Gregory, Jesse F. «Denaturation of the Folacin-Binding Protein in Pasteurized Milk Products». *Journal of Nutrition* 112, n.º 7 (1982): 1329-1338.

Grenham, Sue, Gerard Clarke, John F. Cryan y Timothy G. Dinan. «Brain-Gut-Microbe Communication in Health and Disease». *Frontiers in Physiology* 2, n.º 00094 (2011). http://www.frontiersin.org/Journal/Abstract.aspx?s=465&name=gastrointestinal_sciences&ART_DOI=10.3389/fphys.2011.00094.

Hafner, Katie. «Bracing for the Fall of an Aging Nation». *New York Times*, 2 de noviembre de 2014.

Heaney, Robert P. y Donald K. Layman. «Amount and Type of Protein Influences Bone Health». *American Journal of Clinical Nutrition* 87, n.º 5 (2008): 1567S-1570S.

Huang, Z. B., S. L. Wan, Y. J. Lu, L. Ning, C. Liu y d S. W. Fan. «Does Vitamin K_2 Play a Role in the Prevention and Treatment of Osteoporosis for Postmenopausal Women: A Meta-Analysis of Randomized Controlled Trials». *Osteoporosis International* 26, n.º 3 (2015): 1175-1186.

Hubert, Patrice A., Sang Gil Lee, Sun-Kyeong Lee y Ock K. Chun. «Dietary Polyphenols, Berries, and Age-Related Bone Loss: A Review Based on Human, Animal, and Cell Studies». *Antioxidants* 3 (2014): 144-158.

International Osteoporosis Foundation. «22 Million Women Aged Over 50 Affected by Osteoporosis in European Union». *ScienceDaily*. www.sciencedaily.com/releases/2013/11/131111102425.htm (consultado el 8 de septiembre de 2015).

————. «New Study Quantifies Total Costs of Fragility Fractures in Six Major European Countries». *ScienceDaily*. www.sciencedaily.com/releases/2011/03/110324153511.htm (consultado el 8 de septiembre de 2015).

————. «Osteoporosis-Related Fractures in China Expected to Double by 2035». *ScienceDaily*. www.sciencedaily.com/releases/2015/04/150408102703.htm (consultado el 8 de septiembre de 2015).

————. «Why Men Are the Weaker Sex When It Comes to Bone Health». *ScienceDaily*. www.sciencedaily.com/releases/2014/10/141009091937.htm (consultado el 9 de septiembe de 2015).

Iwamoto, Jun. «Vitamin K_2 Therapy for Postmenopausal Osteoporosis». *Nutrients* 6, n.º 5 (2014): 1971-1980.

Iwamoto, Jun, Tsuyoshi Takeda y Yoshihiro Sato. «Role of Vitamin K_2 in the Treatment of Postmenopausal Osteoporosis». *Current Drug Safety* 1, n.º 1 (2014): 87-97.

Kanis, J. A., A. Odén, E. V. McCloskey, H. Johansson, D. A. Wahl y C. Cooper. «A Systematic Review of Hip Fracture Incidence and Probability of Fracture Worldwide». *Osteoporosis International* 23, n.º 9 (2012): 2239-2256.

Kasukawa, Yuji, Naohisa Miyakoshi, Toshihito Ebina, Toshiaki Aizawa, Michio Hongo y Koji Nozaka. «Effects of Risedronate Alone or Combined with Vitamin K_2 on Serum Undercarboxylated Osteocalcin and Osteocalcin Levels in Postmenopausal Osteoporosis». *Journal of Bone and Mineral Metabolism* 32, n.º 3 (2014): 290-297.

Kawashima, H., Y. Nakajima, Y. Matubara, J. Nakanowatari, T. Fukuta, S. Mizuno, S. Takahashi, T. Tajima y T. Nakamura. «Effects of Vitamin K_2 (Menatetrenone) on Atherosclerosis and Blood Coagulation in Hypercholesterolemic Rabbits». *Japanese Journal of Pharmacology* 75, n.º 2 (1997): 135-143.

Koitaya, Noriko, Mariko Sekiguchi, Yuko Tousen, Yoriko Nishide, Akemi Morita, Jun Yamauchi, Yuko Gando, Motohiko Miyachi, Mami Aoki, Miho Komatsu, Fumiko Watanabe, Koji Morishita y Yoshiko Ishimi. «Low-Dose Vitamin K_2 (MK-4) Supplementation for 12 Months Improves Bone Metabolism and Prevents Forearm Bone Loss in Postmenopausal Japanese Women». *Journal of Bone and Mineral Metabolism* 32, n.º 2 (2014): 142-150.

Kolirin, Lianne. «Women Risking Heart Disease from Calcium». *Express*. http://www.express.co.uk/lifestyle/health/377316/Women-risking-heart-disease-from-calcium.

Landecker, Hannah. «Food as Exposure: Nutritional Epigenetics and the New Metabolism». *Biosocieties* 6, n.º 2 (2011): 167-194.

Marshall, Deborah, O. Johnell y H. Wedel. «Meta-Analysis of How Well Measures of Bone Mineral Density Predict Occurrence of Osteoporotic Fractures». *BMJ Clinical Research* 312, n.º 7014 (1996): 1254-1259.

Massachusetts Institute of Technology. «Engineering Bone Growth: Coated Tissue Scaffolds Help Body Grow New Bone to Repair Injuries or Congenital Defects». *ScienceDaily*. www.sciencedaily.com/releases/2014/08/140819155332.htm (consultado el 8 de septiembre de 2015).

McGruther, Jenny. «GMO-Free Foods: A List for Those Who Are GMO Free». *Nourished Kitchen*. http://nourishedkitchen.com/gmo-free-food/ (consultado el 8 de septiembre de 2015).

Nair, Arun K., Alfonso Gautieri, Shu-Wei Chang y Markus J. Buehler. «Molecular Mechanics of Mineralized Collagen Fibrils in Bone». *Nature Communications* 4, artículo n.º 1724 (2013). http://www.nature.com/ncomms/journal/v4/n4/full/ncomms2720.html.

Plataforma SINC. «Genetic Factor in Osteoporosis Discovered». *ScienceDaily*. www.sciencedaily.com/releases/2010/09/100922082333.htm (consultado el 8 de septiembre de 2015).

Raggatt, Liza J. y Nicola Chennell Partridge. «Cellular and Molecular Mechanisms of Bone Remodeling». *Journal of Biological Chemistry* 285, n.º 33 (2010): 25103-25108.

Reynaud, Enrique. «Protein Misfolding and Degenerative Diseases». *Scitable*. http://www.nature.com/scitable/topicpage/protein-misfolding-and-degenerative-diseases-14434929 (consultado el 8 de septiembre de 2015).

Robbins J. A., A. M. Schott, P. Garnero, P. D. Delmas, D. Hans y P. J. Meunier. «Risk Factors for Hip Fracture in Women with High BMD: EPIDOS Study». *Osteoporosis International* 16, n.º 2 (2005): 149-154.

Rude, R. K., F. R. Singer y H. E. Gruber. «Skeletal and Hormonal Effects of Magnesium Deficiency». *Journal of the American College of Nutrition* 28, n.º 2 (2009): 131-141.

Scholz-Ahrens, Katharina E., Peter Ade, Berit Marten, Petra Weber, Wolfram Timm, Yahya Asil, Claus C. Glüer y Jürgen Schrezenmier. «Prebiotics, Probiotics, and Synbiotics Affect Mineral Absorption, Bone Mineral Content, and Bone Structure». *Journal of Nutrition* 137, n.º 3 (2007): 838-846.

Schroeder, Lawrence J., Michael Iacobellis y Arthur H. Smith. «Heat Processing and the Nutritive Value of Milk and Milk Products». *Journal of Nutrition* 49 (1953): 549-561.

Schwartze, E. W., F. J. Murphy y R. M. Hann. «Studies on the Destruction of Vitamin C in the Boiling of Milk». *Journal of Nutrition* 2 (1930): 325-352.

Seelig, Mildred S. «Skeleletal and Renal Effects of Magnesium Deficiency: Magnesium, Bone Wasting, and Mineralization». En *Magnesium Deficiency in the Pathogenesis of Disease: Early Roots of Cardiovascular, Skeletal and Renal Abnormalities*. Nueva York: Plenum Publishing, 1980.

Smilowitz, Jennifer T. y J. Bruce German. «Mammalian Milk Genomics: Knowledge to Guide Diet and Health in the 21st Century». *NABC (National Agricultural Biotechnology Council) Report 22: Promoting Health by Linking Agriculture, Food, and Nutrition* (2010): 71-79.

Stevenson, M., M. Lloyd-Jones y D. Papaioannou. «Vitamin K to Prevent Fractures in Older Women: Systematic Review and Economic Evaluation». *Health Technology Assessment* 13, n.º 45 (2009): iii-xi, 1-134.

Union of Concerned Scientists. *Failure to Yield: Evaluating the Performance of Genetically Engineered Crops*. Union of Concerned Scientists. http://www.ucsusa.org/food_and_agriculture/our-failing-food-system/genetic-engineering/failure-to-yield.html#.Ve_V0K2und5 (consultado el 8 de septiembre de 2015).

University at Buffalo. «Strong Association Between Menopausal Symptoms, Bone Health». *ScienceDaily*. www.sciencedaily.com/releases/2015/01/150122132849.htm (accessed September 8, 2015).

University of California —San Francisco (UCSF). «Sugared Soda Consumption, Cell Aging Associated in New Study». *ScienceDaily*. www.sciencedaily.com/releases/2014/10/141016165951.htm (consultado el 8 de septiembre de 2015).

University of Cambridge. «Hunter-Gatherer Past Shows Our Fragile Bones Result from Inactivity Since Invention of Farming». *ScienceDaily*. www.sciencedaily.com/releases/2014/12/141222165033.htm.

University of Surrey. «Potassium Salts Aid Bone Health, Limit Osteoporosis Risk, New Research Finds». *ScienceDaily*. www.sciencedaily.com/releases/2015/01/150114115340.htm consultado el 8 de septiembre de 2015).

Wallach, S. «Effects of Magnesium on Skeletal Metabolism». *Magnesium and Trace Elements* 9, n.º 1 (1990): 1-14.

Weaver, C. M. y Karen Plawecki. «Dietary Calcium: Adequacy of a Vegetarian Diet». *American Journal of Clinical Nutrition* 59, n.º 5 (supl.) (1994): 1238S-1241S.

Weaver, Connie M., William R. Proulx y Robert Heaney. «Choices for Achieving Adequate Dietary

Calcium with a Vegetarian Diet». *American Journal of Clinical Nutrition* 70 (supl.) (1999): 543S-548S.

Wellcome Trust Sanger Institute. «Pathway Between Gut, Liver Regulates Bone Mass: Biological Process Behind Role of Vitamin B_{12} in Bone Formation Unravelled». *ScienceDaily*. www.sciencedaily.com/releases/2014/06/140609205304.htm (consultado el 8 de septiembre de 2015).

Wiley. «Sleep Problems May Impact Bone Health». *ScienceDaily*. www.sciencedaily.com/releases/2015/02/150203104104.htm (consultado el 8 de septiembre de 2015).

Wilkinson, Emma. «Calcium Pills 'Increase' Risk of Heart Attack». BBC News. http://www.bbc.com/news/health-10805062 (consultado el 8 de septiembre de 2015).

Wu, Wei-Jie, Hwa-Young Lee, Geum-Hwa Lee, Han-Jung Chae y Byung-Yong Ahn. «The Antiosteoporotic Effects of Cheonggukjang Containing Vitamin K-2 (Menaquinone-7) in Ovariectomized Rats». *Journal of Medicinal Food* 17, n.º 12 (2014): 1298-1305.

Zand, Janet. «Your Doctor's Bone Treatment Raises Your Risk of Heart Attack by 86%». *Womens Health Letter*. http://www.womenshealthletter.com/Health-Alert-Archive/View-Archive/2471/Your-doctors-bone-treatment-raises-your-risk-of-heart-attack-by-86.htm.

Índice temático

Sobre las autoras

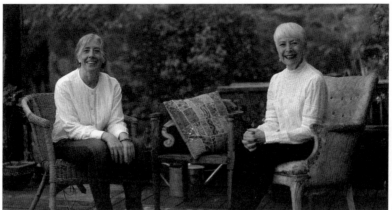

PATRICK FRASER

Laura Kelly es licenciada en medicina tradicional china y doctora en acupuntura y Medicina oriental. Concluyó sus estudios y obtuvo el doctorado en medicina en la Universidad Yo San de Los Ángeles. En su práctica privada se centra en la asistencia sanitaria primaria y las enfermedades crónicas. Trabaja con un grupo de investigación para documentar los efectos bioquímicos de las hierbas chinas sobre la fatiga, y está al frente de la investigación sobre tratamientos no quirúrgicos para la parálisis.

Escribe sobre sus experiencias en su práctica clínica en su blog, *Case Notes*, que puede visitarse en laurakellylac.wordpress.com. En 2017, concluirá el Institute of Functional Medicine's Certificate Program. Vive y trabaja en Topanga (California).

Helen Bryman Kelly es una escritora de investigación galardonada que se especializa en medicina y gestión. Ha colaborado con varias universidades de Estados Unidos y del Reino Unido como profesora visitante y tiene una larga experiencia como conferenciante. Su lista de clientes incluye la Universidad de Yale, IBM y McGraw-Hill Books. Fue la editora europea, con base en Londres, de theworkingmanager.com durante más de una década y es editora *freelance* de Advantage Business Media desde 2008.

El doctor **Sidney MacDonald Baker**, autor del prólogo, se graduó en la Facultad de Medicina de la Universidad de Yale y posteriormente fue miembro del profesorado. Es médico de familia, director del Gesell Institute of Child Development, fundador de Defeat Autism Now! y Autism360 y editor asociado de *Integrative Medicine: A Clinician's Journal*. Fue galardonado con el Premio Linus Pauling y es el autor de *Detoxification and Healing*.

Índice